생활 속의 최고 건강수련법

홍익기무공

정두진 | 이지영 | 제해철

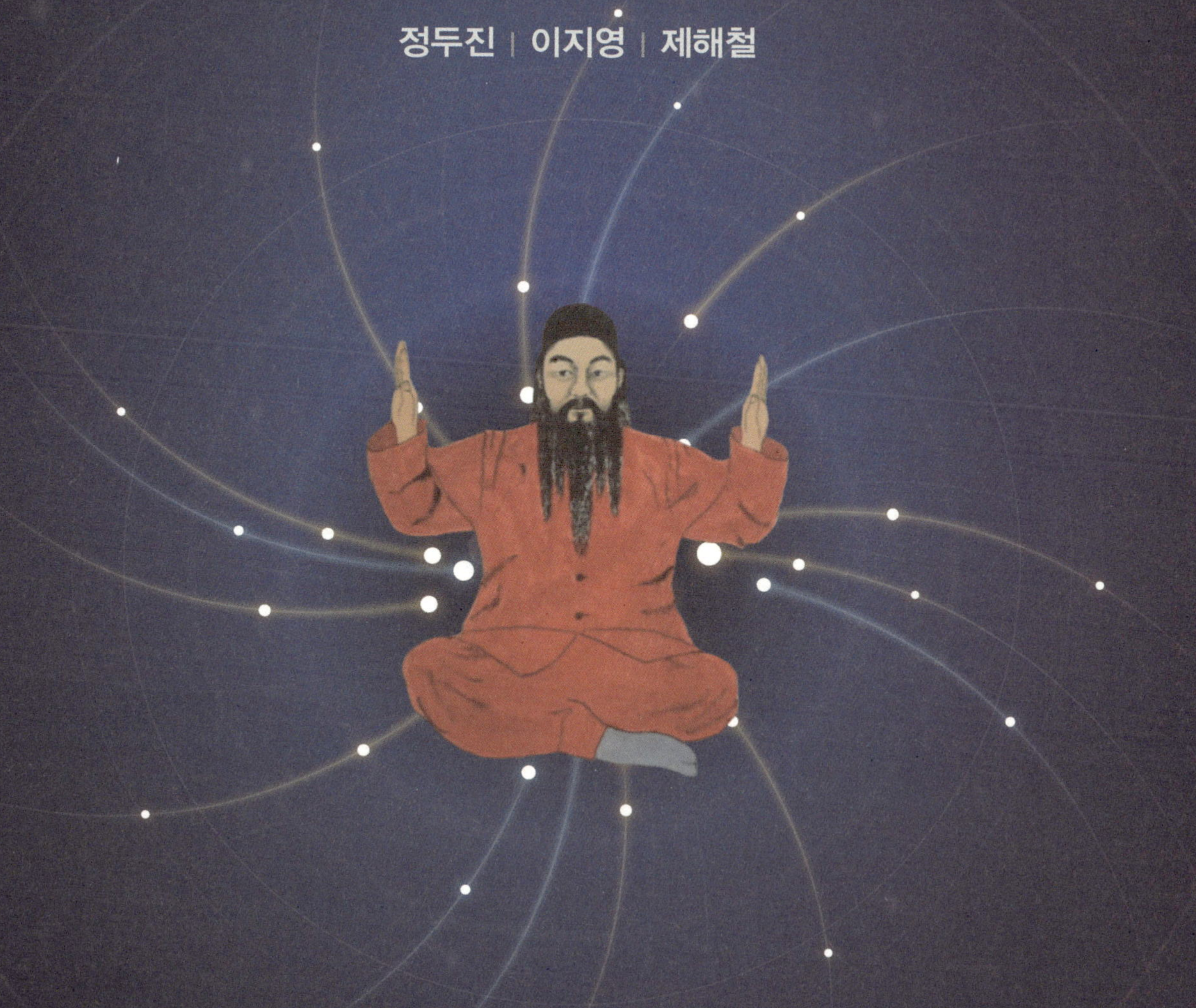

도서출판 청람

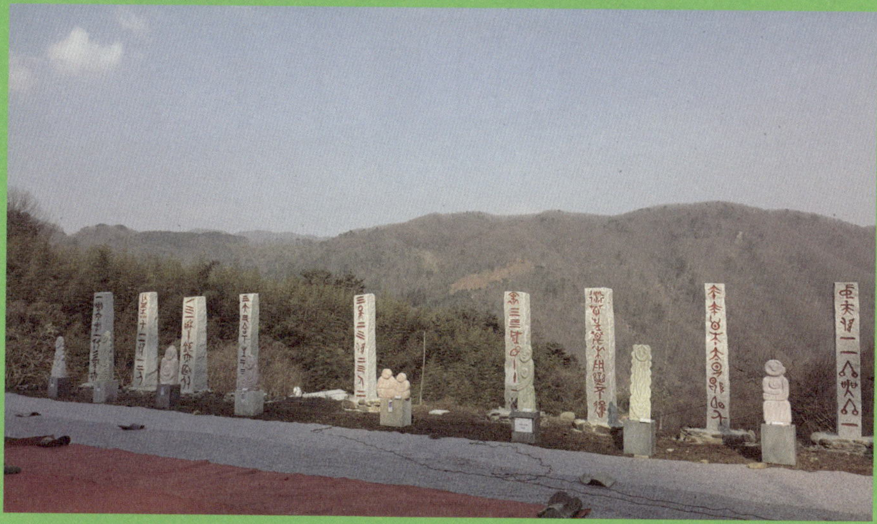

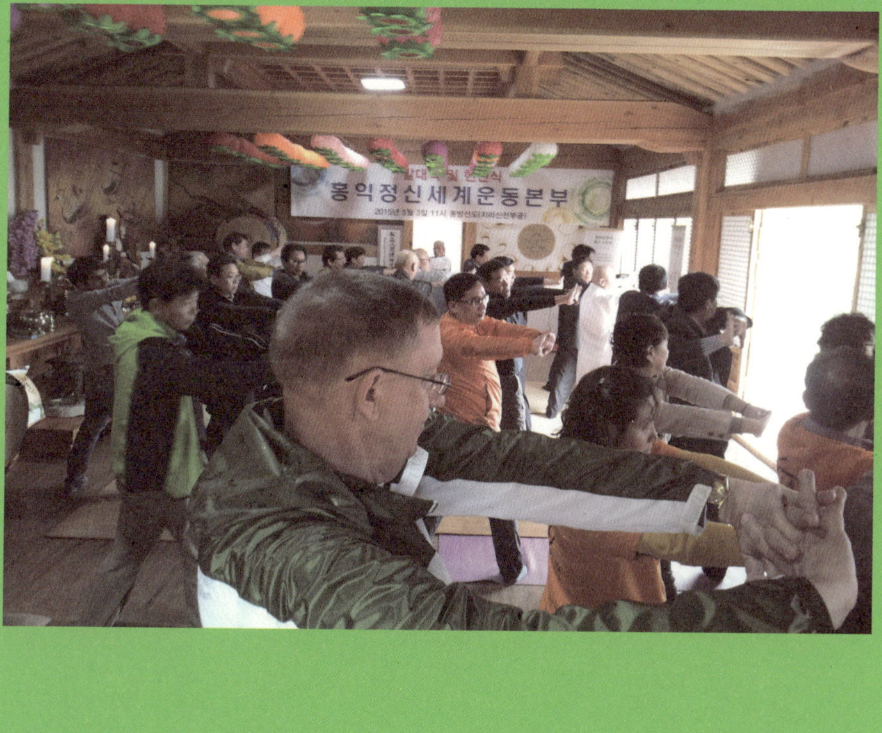
홍익정신세계운동본부

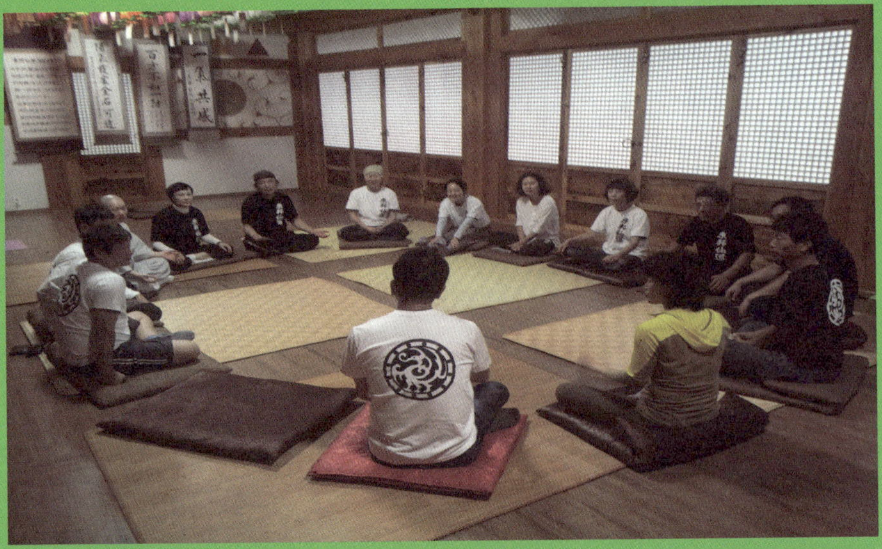

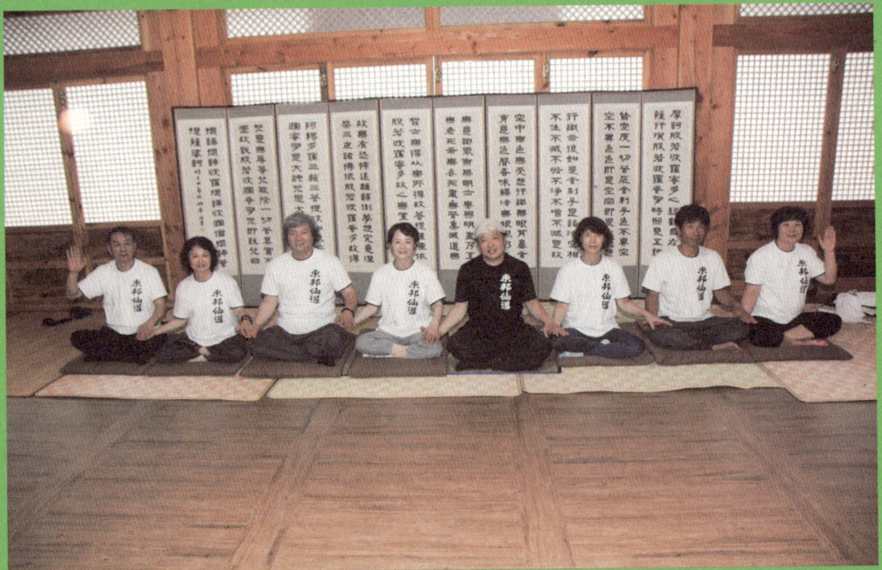

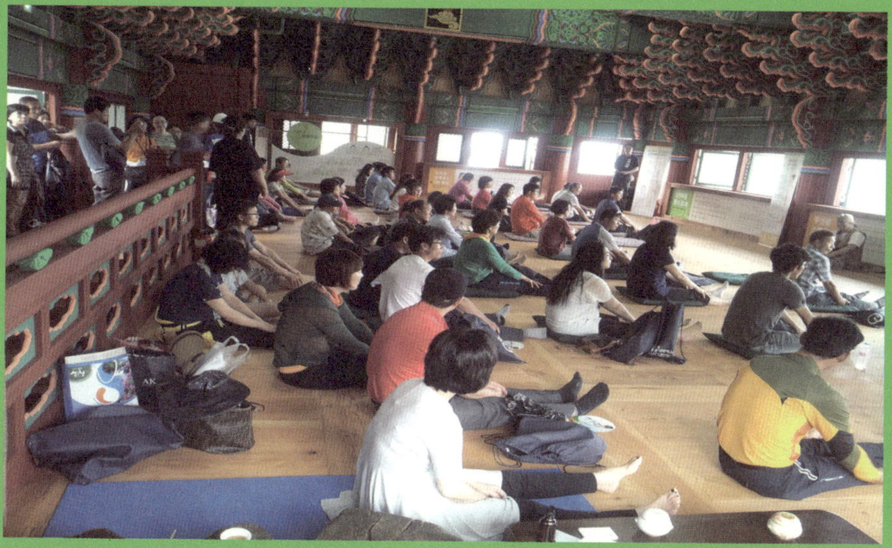

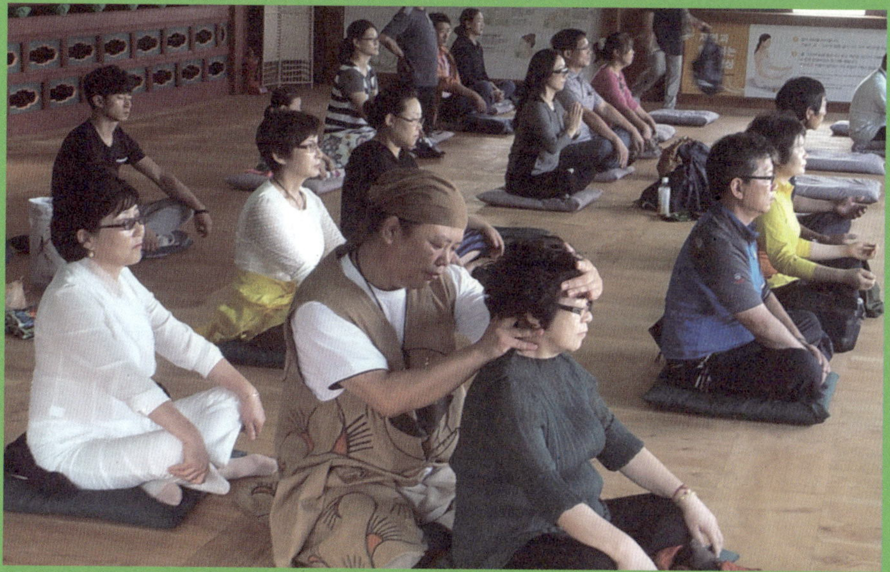

머리말 1

홍익기무공은 2013년 산청세계전통의약엑스포에서 가장 많은 관심과 인기가 있었던 프로그램 중 하나로 홍익기무공을 공개한 기체험장에는 약 100만 명의 방문객이 직접 기공을 체험한 바 있다.

홍익기무공은 단군시대부터 선인들에게만 전수되어오던 명상법과 단전호흡법은 지리산 동방선도와 홍익정신세계운동본부에게 전수되어 온 우리민족 고유의 기무공이다. 또한 홍익기무공은 체내의 기혈순환을 원활하게 하는 이치와 우주의 생명에너지와 인체에너지가 상호 유통하는 이치를 직접 체험함으로써 우주의 순환법칙과 생명의 참 모습을 온전하게 깨달을 수 있도록 하는 것이다.

무구한 세월을 거쳐 오는 동안 현대 일반인들도 기공에 대한 관심은 있으나 쉽게 다가가지 못하고 있는 점을 안타깝게 여겨 바쁘게 살아가는 현대 생활인에 맞게 쉽게 배울 수 있도록 설명한 생활기공요법으로 인간이면 누구나 가지고 태어나는 생명활동의 근원이 되는 기(氣, 생체에너지)를 연구, 조절하고 활용하여 스스로 인간완성에 이르게 하는 우리 민족 고유의 건강수련법으로 기존의 수많은 힐링법과 기공보다 수준과 완성도가 높은 기수련법이라 할 수 있다.

홍익기무공을 수련함으로써 최고의 명상호흡법의 세계를 느낄 수 있으며, 남녀노소가 일상생활 속에서 힐링할 수 있는 방법을 터득할 수 있을 것이다. 또한 홍익기무공은 시대의 유행을 타는 건강법이 아니며 더구나 종교는 더욱 아니다. 홍익기무공은 이론과 원리만으로 존재할 수 없으며, 심신의 단련과 더불어 생활 속에서 직접 체험하고 실행되어야 그 효과를 느낄 수 있다.

기공의 효과와 활용방법들은 현대에 와서 다양하게 발전하고 있으며 현대의 학계에서도 단전호흡과 명상호흡은 면역력, 건강증진, 행복호르몬, 엔도르핀, 세로토닌 등을 향상시키고 스트레스 호르몬 코르티솔, 혈압 등이 조절되며, 생리학과 심리학 측면에서 신경증, 심신증, 자율신경 실조증 등의 과학적인 치료효과가 있다고 검증되고 있다.

그리고 기공이 일정수준에 도달한 분들은 면역기능이 일반인들보다 높다는 것은 이미 의학계에 보고된 내용이므로 기공의 사실적 효과에 대한 유무관계를 논한다는 것은 이제 더 이상 의미가 없다고 할 수 있다.

현대인은 심각한 환경오염과 도덕성 타락, 가치관의 혼란과 살아남기 위한 경쟁위주의 사회구조 속에서 심리적 불안정과 각종 심인성 질환 등으로 몸과 마음이 지치고 병들어 외부로부터 무방비상태로 노출되어 있으며 어떤 사상과 철학, 종교, 교육, 정치제도 등도 이러한 문제에 대하여 실질적인 해결방법을 제시하지 못하고 있다. 그 해결방법의 대안이 바로 우리 민족의 건국이념이었던 '홍익인간(弘益人間) 이화세계(理化世界)'의 현대적 실현인 홍익기무공(동방선학)이다.

대체의학에서는 몸을 단순한 물질로 보지 않고 한걸음 더 나아가 몸이 생체에너지로 둘러싸여 있는데 어떤 원인으로 그 에너지 장에 난조가 생기면 병이 생기는 것으로 파악하고 있다. 즉 몸에 특별한 병균이 침입하여 병이 생긴 것이 아니라 몸에 기혈이 막히거나 면역력이 저하되는 등의 이상이 먼저 생긴 결과로 병이 발생한다고 본다. 따라서 치료도 몸 전체를 대상으로 몸의 균형과 순환면역력을 회복하는 것에 목표를 두고 있다. 즉 인간이 본래 지녔던 자연치유력을 회복시키고 기력(氣力)을 찾게 하는 기(氣)의 원리가 지배하는 치료법이다.

본서는 2014년 2월부터 집필하기 시작하여 일반인들이 이해하기 어려운 기공 전문용어들을 홍익기무공 수련생들이 접근하기 쉽도록 가능한 우리말 생활용어로 풀이하여 이해가 용이하도록 노력하였다.

이제 우리나라 국민 모두가 우리 고유의 건강수련법인 홍익기무공(동방선학)을 수련하여 현대인들의 생체에너지를 활성화하여 만병의 원인인 생활에서의 스트레스를 해소하고 정신적·육체적 건강의 밸런스를 되찾아 행복한 삶을 누렸으면 하는 마음으로 본서를 저술하였다.

2019년 1월

정두진·이지영

머리말 2

많은 사람들이 복식, 단전호흡, 요가, 명상, 좌선, 태극권 등 기공이 육체적·정신적 건강에 좋고, 잠재능력 개발, 인재양성, 치매예방에도 많은 도움이 된다는 사실을 잘 알고 수련을 시도하는 사람은 많았으나, 쉽게 자기 것으로 만들지 못하고 중도에 포기하고 말았다.

그 이유는 기공을 지도했던 지도자나 그와 관련된 책들도 본질을 잘 이해시키지 못했고, 개념도 종교와 유사한 형이상학적으로 되어 있었기 때문이다. 그리고 기공을 이해하는 데 많은 시간과 노력과 비용이 필요한 줄 알았으며, 용어 또한 어려운 단어로 되어 있었기 때문이다.

그러나 저자는 일차적 건강을 책임지는 체육관 관장직과 종합무술가, 고등학교 교사, 대학교수, 가요 작사·작곡가 겸 보컬트레이너, 현직 신문기자 생활의 경험을 활용하여 홍익기무공의 대중화에 심혈을 기울여 왔다.

오랜 시간 속에서 의성 화타의 오금희 기공, 보국대사, 달마대사, 의상대사, 사명대사 등 여러 큰스님들이 수행하셨던 조사 선법, 기공 참선법을 큰 뿌리(大根)로, 동방선도, 국선도, 요가, 태극권 등을 작은 뿌리(小根)로, 지리산 천부궁 동방선도 총본사 이지영 스승님, 대한불교 해인종 종정 혜지 큰스님, 김두조 님, 변철규 님, 정두진 교수님, 채주옥 님, 최행호 님 외 여러 스승님의 가르침을 줄기(脈)로, 고교교사, 대학교수, 프로권투, 킥복싱과 이종격투기, 경호무술, 신인왕과 챔피언, 경호원을 지도하는 과정에서 체득한 무술 현장에서의 경험, 각종 부상과 질병을 바로잡는 과정을 가지(枝)로, 공수도 5단, 킥복싱 7단, 프로 태권도 7단, 검도 6단, 경찰복싱 8단 등 40여 년의 무술인 생활을 잎(葉)으로, 30여 년의 문학예술 등 거의 모든 교육과정에 홍익기무공을 기초로 지도하여, 그로 인해 적은 시간과 노력, 비용으로 큰 성과와 건강의 효과를 볼 수 있는, 나아가 호신술도 되고, 세계적인 인재와 훌륭한 예술인을 양성할 수 있었던 꽃(花)과 열매(實)인 홍익기무공편이 완성되었다.

그러므로 홍익기무공이 널리 펴져서, 이 책을 만나는 분 모두가 홍익기무공을 쉽게 익혀서 일상 생활화되어 건강하고, 무병장수와 호신에 도움이 되고, 예체능 꿈을 이루는 전문가와 세계적인 인재가 되는 에너지의 원천이 되기를 바라며, 더불어 득도에 전념하는 구도자에게도 길잡이가 되었으면 한다.

2019년 1월

제해철

감사의 글

홍익기무공(동방선학) 교본이 출간되기까지 직간접적으로 도움을 주신 많은 분들께 깊은 감사를 드립니다.

먼저 우리나라 기무공 발전을 위해 노력해 오시고 헌신하신 선배 제현님들께 고개 숙여 감사를 드립니다.

사진촬영과 감독을 맡아주신 이용식 대구예술대학교 교수님과 직접 기무공 모델을 맡아주신 정기윤 한국스포츠과학지도자협회장과 정화경 사무국장님께 다시 한 번 감사를 드립니다.

그리고 홍익기무공 교본의 출판을 도와주신 도서출판 청람의 이수영 대표님과 편집에 수고를 아끼지 않으신 직원 여러분께 고맙다는 말씀을 드립니다.

또한 지금은 영면하신 영화배우 겸 탤런트 김영애 님께도 감사를 드립니다. 병중에도 홍익기무공을 수련하시면서 기꺼이 기무공 모델을 자청해 주신 은혜에 홍익기무공 관계자 여러분들은 오랫동안 김영애 님을 사랑하고 기억할 것입니다.

감사합니다.

2019년 1월

지리산에서 저자 일동

차 례

1부 왜 현대인은 기공에 열광하는가

1장 기공의 세계적 현황

2장 기공과 대체의학

3장 기공과 관련한 문헌조사와 연구논문

4장 기공의 다양한 효과

2부 홍익기무공의 이해

3부 기공의 실행

5장 단전호흡

6장 홍익 건강 기무공 분류

4부 생활 기무공

1장 생활 명상호흡법

2장 생활 복식호흡 수련법

3장 생활 속 기무공 수련법

4장 신선 체조 기무공 수련법

5장 건강 기무공 수련법(경혈 마찰법)

5부 홍익기무공 동방선학(東邦仙學)

제 1 부

왜 현대인은 기공에 열광하는가

1장 기공의 세계적 현황

1. 미국과 유럽

기공과 관련하여 최근 40년 전부터 미국, 독일, 핀란드, 캐나다, 스위스, 영국, 이탈리아 등의 국가로 확대되어 가고 있는데 유럽에서는 이미 1984년에 200만 명 넘게 기공요법을 시행하고 있는 것으로 추산되었다. 프랑스, 독일, 핀란드 등 유럽에서도 동양의 수련 붐이 크게 일고 있으며, 동양인이 운영하는 요가나 기공수련원은 크게 성업 중이다.

'뉴밀레니엄 스포츠'라고도 불리는 기공은 전 세계로 확산되어 미국언론에서는 기공, 요가 등 동양의 심신수련법이 이미 대중문화로 정착했다고 평가하고 있다. 1990년대 이후 대체의학 붐이 일고 있는 미국에서는 국립보건원(NIH : National Institutes of Health)을 필두로 수십 개의 연구원과 대학이 한의학에서 명상, 기공 등 폭넓은 주제로 동양의 신비한 힘에 대한 탐구에 나서고 있다. 세계적 생의학연구기관인 NIH는 이미 1992년 산하에 동양의학을 연구하는 대체의학연구소(OAM : Office of Alternative Medicine)를 설립해 난치병 치료의 연구를 시작했으며 한의학 및 기공, 요가 등이 핵심주제라 할 수 있다. 대체의학연구소의 1년 예산은 설립 당시 200만 달러에서 1999년에는 5,000만 달러로 대폭 증액된 사실만으로도 미국의 높은 관심을 엿볼 수 있을 것이다.

미국의 100여 개 의과대학 중 이미 87개 의대가 기공과 한방치료를 주요내용으로 하는 대체의학을 정규교과목으로 채택하고 있으며, 1999년 하버드대학의 대체의학센터는 우리나라 아산병원과 함께 대체의학에 대한 세미나를 개최한 바 있다. 현재 미국에는 기과학연구에 물리학·화학 등의 분야에서 뛰어난 업적을 이룬 학자 4천 명 이상이 참여하고 있는 것으로 알려져 있다.

미국 캐피털 대체의학대학의 브래드 포드 박사는 "현대의 대체의학 현황에 대해 최근 미국에서는 동양의학과 사상적 전통이 같은 대체의학이 급속도로 확산되고 있으며 환자 2명 중 1명은 대체의학으로 치료를 받고 있다"고 한다. 또한 그는 "현대의학이 병에 걸린 인간에 대한 관심보다 바이러스나 세포에만 매달려 있는 데에 대한 일련의 반작용이다"라며 "현대의학이 스스로의 한계를 벗어나기 위해서 대체의학과 통합해야 한다"고 역설하였다.

캐나다의 Atlantic 의학회에서는 300여 명의 의학박사가 기공에 관심을 고조시키고 있고, 미국의 스탠퍼드대학연구원, 캘리포니아대학, 머신이공과대학 등의 대학원에서도 모두 기공과 관련한 분야에서 연구를 하고 있다. 1973년 이후 보라카이, 모나코, 로마에서 3차에 걸쳐 기공에 관련된 국제적인 학술회의가 열렸으며 미국에서는 'Biofeedback과 자아 조절'이라는 잡지가 창간되었으며 1975년 스위스 리스에는 '마하 스위스-유럽 연구대학'이 설립되어 기공을 전문적으로 연구하고 있는데(여러 대학에서도 기공을 전공하는 대학원생들을 배출하고 있음) 1975년부터 1978년까지 이 대학에서는 각국의 저명한 과학자들을 초빙하여 기공을 중심으로 한 세미나가 수차례 개최되었으며, 이 과학적인 연구는 어느 정도 과학적인 성과를 거두었다.

즉 기공을 하는 사람의 뇌파를 측정하여 그들 뇌파의 알파파가 현저히 높아지고 또 부분적으로 알파파가 갈수록 동조하여 뇌세포의 전위활동이 유기화되고 그에 수반하여 전반적으로 대뇌피질의 기능이 고조화되니 이것이 바로 기공요법으로 병을 치료할 수 있고, 건강을 증진시킬 수도 있다는 이론적 근거를 마련했던 것이다(그밖에도 기공을 수련하는 사람의 생화학적인 지표로 여러 방면에서 연구가 진행되고 있는데 prolactin의 농도가 높아지고 noradrenalin의 농도가 낮아져 이런 상황의 변화는 고루 단백질의 전변율이 비교적 낮아져서 인체의 노화가 지연되어 "기공을 하면 장수할 수 있다"는 이론적 근거도 제시했다).

1) 미국 의료계 대체요법 수용(컬럼비아대학 기공치료연구 '寄與요법센터' 개설)

첨단의료수준을 자랑하는 미국 의료계가 대체요법을 수용하기 시작하였는데 대체요법은 주로 자연요법을 주장하는 사람들에 의해 체계화되어 시행되고 있는 의료행위이지만 근거나 효능이 현대의학적으로 검증되지 않는다는 이유로 제도권으로부터 배척당해 왔다.

각종 최신의료시설이 갖춰진 미국 컬럼비아대학 부속병원의 수술실에서는 심장이

식수술을 위해 이미 마취상태에 빠진 환자에게 기공치료사가 기치료를 하고 있다.

기공치료사는 "당신은 당신의 새로운 심장을 아무런 거부감 없이 기쁜 마음으로 받아들일 것"이라는 생각을 담은 기를 환자에게 주고 있다. 기공치료가 끝난 후 환자는 수술을 받고 회복실로 옮겨진다. 아직 마취에서 깨어나지 못하고 있는 환자에게 간호사들이 번갈아가며 기공치료를 한다.

기공치료를 처음 도입한 이 병원 심장외과 전문의 마메스토 오즈 박사는 수술 성공률이 높아지는 것은 물론 회복기간도 짧아지는 등 탁월한 효과가 있다는 사실을 증명했다. 처음엔 부정적이던 대학 측도 3천여 명의 환자에게서 확실한 효과가 있음을 확인하고 암시를 이용한 최면요법, 수기안마요법, 손에너지방사요법이라고 명명한 기공치료법 등을 연구하는 기여(寄與)요법센터를 개설했다.

또한 뉴욕대 간호학과는 학생들은 물론 현직 간호사들에게도 수기안마 및 손에너지방사치료법을 가르치기 시작했다. 미국 의료계는 이 같은 현상을 '의료혁명'이라고 부르고 있다(참고자료 : 중앙일보, 김인곤 전문기자).

2) 미국 남서부의 대체의학 열풍

미국 앨버커키에서는 '제12차 전통 및 토착의료 국제회의'가 열렸다. 이 회의에 앞서 열린 축제 행렬에 정신과 전문간호사인 엘레나 아빌라는 화려한 장식을 한 마야의 치유자들과 밝은 깃털 모자를 쓴 아즈텍의 댄서들과 함께 자리하였다.

엘레나 아빌라는 의사들과 같이 일하면서 동시에 개인적으로 영적 치료도 하고 있다. 엘패소의 텍사스대학에서 학사학위를 받은 그녀는 20년간 스스로를 '치유자(curandera)'라고 자칭해 왔다.

미국 서남부에서는 이러한 의료행위가 낯설지 않은데 뉴멕시코인의 38%와 9%를 각각 차지하는 스페인계 사람들과 아메리칸 인디언들은 질병을 치료하는 데 흔히 전통 약초나 영적 치료 혹은 다른 민간 시술에 의존하고 있다.

앨버커키와 같은 도시 일부 약국에서는 스페인산 약초를 팔고 있으며, 의사들도 토착 아메리카인들의 치유의식과 같은 전래치료에 이미 익숙해져 있다.

뉴멕시코의 농촌보건프로그램의 1차 의료계획 책임자인 킴 킨제이는 "이들이 전통의료를 찾는 것은 정규적인 치료체계가 없기 때문만은 아니다"며 "많은 사람들에게 그것은 선택사항일 뿐 사람들은 서양의료로 치료를 받으면서 동시에 전통적인 스페인계나 토착 아메리카인 치유자를 찾기도 한다"고 말한다. 그는 또 인디언 보건서비스의 경우 전통치유자들이 병원 내에서 양 의사와 함께 환자를 치료할 수 있는 방을 따로 배정해 두기도 한다고 덧붙였다.

위스콘신주 밀워키 인디언의 진료에 관한 미국 가정의학회지의 한 보고에 의하면 조사 대상의 약 38%가 민간 치료를 받았으며 앞으로도 이들에게 치료받겠다는 사람들이 86%에 이른다고 한다. 뉴멕시코대학에서 열린 한 모임도 정규적인 정통의학의 영역 밖에 있는 보조의학이나 치료법에 대한 대중의 관심을 반영한다고 할 수 있다.

미국의학협회지(JAMA)의 한 보고에 의하면 미국 성인의 약 3분의 1이 카이로프랙틱, 침술, 동종요법, 약초와 민간요법 등을 이용하고, 미국 의과대학의 절반 이상이 대체의학의 교육과정을 개설하고 있으며, 환자들도 주류의학뿐 아니라 대체의학에도 정통한 의사들을 찾고 있다고 한다.

독일의 경우 10만여 명 이상이 80여 개의 기공수련단체에 참가하여 여러 가지 질병 예방 및 치료에 놀라운 효과를 실제로 보고 있으며, 아주 많은 유수한 과학자들이 이 기공연구의 대열에 직접 참여하고 있다. 독일의 한 대도시에서는 기공 모임과 강습회가 연일 열리고 있으며 일부 지방자치단체는 요가나 기공에 대해 의료보험 혜택까지 주고 있는 실정이다.

뉴멕시코 의대의 가정의학 및 지역사회 의학부서의 부책임자인 크리스토퍼 어비나 박사는 자기 환자들도 그 지역 치유자들로부터 배운 고유의 요법이나 전통적 치유법을 배워온다고 전한다. 그래서 피부질환에 알코올과 아보카도의 씨를 섞어서 관절부위에 바르거나, 알로에베라나 다른 약초로 찜질을 한다는 것이다.

의과대학에서는 전래의 요법이나 다른 대체의료가 하나의 교육과정으로 통합돼 있어 대체의료 치유자들과 함께 세미나에도 참석하고, 환자들도 자유롭게 치유자나 전래요법을 배운다고 말한다.

따라서 대체의학의 효과를 연구하는 의사들의 수가 점차 늘어나고 있으며 의사들도 환자들과 편안하게 대체의학에 대해 의논하고 이를 치료에 이용할 방법을 찾고 있다.

독일 본대학의 생화학 교수인 헬무트 비덴펠트 박사는 멕시코 농촌지역 전통적 치유자들과의 공동연구와 당뇨병에 대해 기술했다. 미국 인디언들에게는 '제2형 당뇨병'이 일반인에 비해 2배 이상 많다. 그 이유로 멕시코의 농촌지역은 대부분 패스트푸드 상점과는 떨어져 있지만, 거의 모든 마을에 가당(加糖) 음료를 파는 가판대가 있다는 점을 비덴펠트 박사는 지적했다.

그는 멕시코 인디언마을에서의 현장 연구과정에서 전통의료를 구가하는 치료사들에 대해 새로운 평가를 하게 되었다. 그들은 혈당 수치를 알아내는 장비도 없이 당뇨의 고전적 증상을 알아내 '콜라 드 카발로(학명 equisetum myriochaetum)'라는 약초로 만든 차(茶)로 당뇨를 치료하고 있다. 그런데 이 약초가 특히 당뇨를 앓는 여성 환자들의 혈당치를 안정시키는 것으로 확인됐다. 그는 대체의학의 허와 실 모두를 수량화할 수 있을 것으로 믿고 있다. 어번 박사는 우리의 삶의 방식은 "과학적인 증거와 우리 자신의 문화적 믿음 간의 균형이다"고 정의 내렸다. 현재 미국에서는 3명 중 1명꼴로 주류의학 이외의 치료법을 이용하고 있다(참고자료 : 문화일보, 1998년 9월 28일 의학 섹션).

이제 서양의학은 방향을 바꾸어 동양의학의 주된 치료수단이 되었던 기치료, 침술과 약초요법, 자연식 요법, 척추교정요법, 동종요법(同種療法), 소리요법, 냄새요법 등을 망라한 대체의료의 제 분야를 포용하여 환자 중심의 통합치료의 방향으로 나아가고 있는 현실이다.

결론적으로 현재 기공요법은 이미 선진 외국에서 상당한 반응을 일으키고 있으며 이에 대해 여러 분야의 과학자들이 비중 있게 다루고 있기 때문에 앞으로 그 발전은 상당히 빠르게 진행되리라는 것이 지배적이며 머지않은 미래에 기공은 물질문명의 병폐를 해소하는 심신치유와 완전한 건강프로그램으로 지구촌 어디서나 널리 각광받게 될 것이 분명하다.

2. 중국

중국(1990~현재)은 공산화 이후 기공(氣功)이 한때 설자리를 잃었는데 불교·도교의 사찰들은 대부분 파괴되고, 기공수련은 봉건미신을 숭배하는 행위로 심한 처벌을 받았다. 그러나 등소평(登小平)의 집권 이후 현대과학적 방법으로 기공을 연구하는 움직임이 표면화되기 시작하여 1978년 상해중의연구소(上海中醫硏究所)는 과학 실험기기(實驗器機)로 기공의 물질적 기초에 대한 연구를 시작했고, 기공사가 발하는 외기(外氣)가 물리적 반응을 일으킨다는 사실을 입증하였다.

1981년에는 중국 최고 명문대학인 청화대학(靑華大學)에 '기공과학연구소(氣功科學硏究組)'가 설립되어 육조음(陸祖蔭 : 물리학) 교수의 지도하에 초음파 실험기 등 기기로 기공의 연구실험을 하였으며 1985년 동 연구소는 기공사의 외기가 액정처럼 고분자 물질로 된 세포막(細胞膜)에도 작용한다는 중요한 사실을 발견하게 된다. 동 연구소는 1986년 대기공사 엄신(嚴新)이 참여한 후 '외기(外氣)가 핵산(核酸)에 미치는 실험' 등을 통해 외기가 유전자(遺傳子)에까지 영향을 미친다는 놀라운 사실을 입증함으로써 세계과학계에 비상한 관심을 불러일으켰다.

이런 움직임을 바탕으로 마침내 1986년 전국적인 '중국기공과학연구회(中國氣功科學硏究會)'가 설립되어 많은 활동을 한 바 있으며 중국의 기공 인구는 3억 명 이상 달했던 것으로 추정된다.

또한 중국에서는 전통문화의 장려정책으로 기(氣)의 연구와 더불어 기공을 임상에 적극적으로 활용을 시작했다. 기공의 발전이 시작된 것은 당국의 지원으로 당산기공요양원이라는 중국 최초의 기공 전문의료시설을 개설하여 진료에 적극 활용했으며 임상실천경험을 토대로 전래의 각종 기공 양생법을 현대적으로 정리함으로써 현대기공의 이론적 기초를 세웠다.

또한 1959년 '제1차 전국 기공경험 교류회'에서 기공요법이 위궤양 등 각종 질병에 탁월한 치료효과가 있음이 보고되어 의료기공의 실용성을 뒷받침하게 되어 의학계에서 기공의 인체 생리기능에 미치는 영향을 연구하여 과학적 실험연구가 진행되었다. 그 후 기공은 문화대혁명 동안에는 봉건미신이라는 틀을 쓰고 쇠퇴기에 들어갔다. 문화대혁명이 끝난 1970년대 말부터 새로운 공법의 출현이 다양하게 나타나기 시작했다.

1990년 말까지는 각종 방법들이 난립하여 기공의 춘추전국시대라고도 불렸다. 그러나 제대로 검증이 되지 않은 기공단체들이 점점 늘어나고, 유사종교단체의 성격을 띠는 기공단체들도 많아져서 이러한 단체들에 대해 정부는 사회주의의 위협을 느끼게 되었고, 대대적인 기공의 정화작업에 들어가게 되었다. 따라서 많은 공법들이 중국에서 축출되었다.

따라서 정부가 주도하여 기공을 재정비하고, 전통기공의 신비화를 버리고, 기공의 과학화, 사회화, 대중화, 생활화로 전통기공에서 기공과학으로의 변화를 시도하여 국민의 심신건강을 위해 종사하고 정신문명건설을 위한 형식으로 변환이 된 것이다.

1998년 말에는 중국 국가체육총국에서는 열한 개의 건강기공을 사회에 추천하였으며, 이 중 북경에시 상급에 보고하여 인증을 얻은 것은 엄신기공(嚴新氣功), 곽림신기공(郭林新氣功), 마예당양기공(馬禮堂養氣功), 대안공(大雁功)의 네 가지이다

그리고 2000년 7월에는 '의료기공관리 임시시행규칙'을 공포하고, 중의사가 아니면 의료기공을 할 수 없다고 법을 제정하였으며, 지역제한, 물품의 제조・사용・선전도 규제를 시작하였다. 즉 "중의사가 아니면 의료기공행위는 물론 의료기공의 효능을 가진 물품도 취급할 수 없다"고 하였으며 "의료 일률적으로 단속하여 처벌해 나가겠다"고 밝히고 있다. 즉 신비주의적이고 초능력적인 기공에서 벗어나 현실적이고 생활에 적용할 수 있는 새로운 형태의 기공이 자리 잡을 것으로 보인다.

중국기공과학의 산실인 상하이 중의학원은 기공을 국가에서 관리하고 있다. 건강기공은 중국 정부의 체육부에서 관장하고 의료기공은 위생부에서 관장한다. 건강기공은 구기(球技), 육상 등 일반체육과 동등하게 인정받으며 국민건강과 체력증진이 주 목적이다. 이와 관련한 지침을 1996년에 중앙정부 7개 부서(중앙선전부, 국가체육위, 위생부, 공안부, 민정부, 국가 중의약관리국, 국가 공상행정관리국)가 연합하여 작성한 바 있으며 각 부서별 담당업무를 구분하고 있다. 이 지침에서도 기공은 중화민족의 귀중한 역사유산이라는 것을 강조하였다.

기공과학의 출발지는 상하이(上海)였으며 '상하이 중의학원'은 중국 내에서도 최대 규모에 들어가는 중의대(中醫大)이고 임상, 교육, 연구 모든 면에서 우수한 연구실적을 내고 있다. 이 중의학원의 부속 연구소로 1985년에 '상하이 기공연구소'를 설립하면서 의료기공 분야의 연구가 활발해졌다. 120여 명 의사, 연구자들이 종사하였으며 그동안 40여 명이 정년퇴직하고 2000년 말 현재 약 60여 명이 재직 중이다.

이 중의학원은 의료기공 분야에서는 중국 최대이자 정부가 인정하는 유일한 기관이다. 연구소 내에 의료기공병원이 있으며 기공마취로 유명한 린호우셩(Lin, 林厚省)은 이 연구소의 부원장이었다. 상하이 중의학원은 일본과 교류가 많았으며 일본은 중

일합작연구소를 세워 연간 80만 엔을 지원하였다. 1990년대 중반에는 미국의 하버드 대학에서 공동연구에 대한 제의가 있었으며 9명의 하버드 의대교수가 방문하여 기공마취 시술현장을 견학하기도 하였다.

베이징에서는 가장 큰 중의 종합병원인 서원(西苑)병원에서 1970년대 후반에 최초로 기공과를 개설하였으며 1984년에는 베이징 중의학원 교과과정에서 기공학을 필수과목으로 하였다.

기공연구회 등 학술단체 결성과 동시에 국제적인 기공학술대회도 열리기 시작하였으며 1989년 11월에 상하이에서 '세계의학기공학회 성립대회'를 열렸는데 이것은 중국 정부의 승인을 받은 최초의 공식 대회였으며 당 간부들과 위생부(衛生部)의 각 책임자들이 참여하였다.

1993년 9월에는 제2회 대회를 베이징에서 열었으며 26개국 545명이 참가하였고 논문 76편을 발표하였다. 특기할만한 점은 참석한 외국인들 절반 이상이 일본인으로서(262명) 일본이 기(氣)에 대해 지대한 관심을 가지고 있음을 시사하고 있다. 중국에서 열리는 학술대회로는 3년마다 있는 '세계의학기공학회'로 2~3년에 한 번씩 열리는 '국제기공학술회'가 있으며 이 학술대회에는 주로 체육관계자들이 참가한다. 또한 2년에 한번씩 '중외(中外) 기공 검토회'가 열린다. 이미 기공 분야 연구논문이 1,600여 편 이상에 이르고 있을 정도로 많은 연구를 진행하였다.

중국 기공연구의 현황*

중국에서 기공 붐이 한창이던 시절에는 기공 관련 단체나 수련법의 종류가 약 200여 가지에 이르렀던 것으로 알려져 있다. 학회로는 중국의학기공학회, 베이징기공연구회, 중국기공과학연구회, 앤신기공과학학회, 중국체육기공연구회, 중국중의학약학

* 윤유식 외, 기의 의학적 연구, 한국한의학연구원, 2쪽 (2001).
'表揚名單', 5(1), p. 21 (1995).
정문조, "중국의 기공관련 연구현황", 출장보고서, KIST (2000).
정문조, Private Communication (2000).
Xin Yan et. al., "Certain physical manifestation and effects of external Qi of Yan Xin life science technology," *Jounal of Scientific Exploration*, 16(3), pp. 381-412 (2002).
Xin Yan et. al., "Structural and property changes in certain materials influenced by the external qi of qigong," *Material Research Innovations*, 2, pp. 349-359 (1999).

회, 의학기공학회, 중국인체과학학회 등의 학회와 세계의학기공학회, 세계기공학회 등의 기공 관련 학술대회가 있다.

전문잡지 및 학회지로는 동방기공(東方氣功, 1987), 기공과 과학(氣功與科學, 1989), 기공과 체육(氣功與體育), 기공잡지(氣功雜誌), 중국기공(中國氣功), 중화기공(中華氣功) 중국기공과학(中國氣功科學) 중국인체과학(中國人體科學,1990), 인체특이공능연구(1983) 기공과학문집(1989) 자연잡지(1978) 등의 다양한 학술지가 있다.

1998년 말에 중국국가체육총국에서 추천한 국가 공인 공법으로는 11개가 있는데 하지능공(夏智能功), 행복공(幸福功), 앤신기공(嚴新氣功), 대안공(大確功), 마례당육자결(馬禮堂六字決), 혜명공(慧明功), 심공(心功), 반산음양공(盤山陰陽功), 궈린신기공(郭林新氣功), 허령공(虛靈功), 원극공(沉極功) 등이다. 이 중에서 최종적으로 인증을 받은 것은 앤신기공(嚴新氣功), 궈린신기공(郭林新氣功), 마례당육자결(馬禮堂六字決), 대안공(大雅功)의 네 가지이며 궈린신기공(郭林新氣功)은 수차 이야기하였듯이 암에 특히 효능이 있는 것으로 알려져 있다. 다양한 공법이나 여러 종류의 학술지 등에서 보는 바와 같이 중국의 기과학에 대한 연구 잠재력은 매우 크다.

실제로 중국에서 1995년도에 인체과학회 창립 15주년을 기념하여 장기적으로 연구에 협력한 기공사들을 표창하였는데 그 명단을 보면 장바오성(張寶勝), 왕치앙, 왕빈(王鐵), 유루이화(手瑞華), 순쩌린, 가오와, 탕유(康雨) 등으로서 그 능력이 익히 알려진 사람들이다. 그리고 과학기술자로서는 첸쇼량(陳守良) 외 36명이 표창을 받았는데 여기에는 왕여우청(王友成), 앤신(嚴新) 등과 같은 기공사 겸 과학기술자도 일부 포함되어 있다.

이를 보면 중국의 기공사들 및 연구자들의 층이 두터운 것을 알 수 있다. 중국 정부는 앞서 설명하였듯이 국가적 차원에서 기공에 대한 연구가 중요하다고 판단하여 이를 유물론적 사관과 어긋나지 않는다고 공식적으로 승인하면서 인체과학연구원과 인체과학학회 등을 창설하여 지원하였다. 인체과학 분야의 연구를 적극적으로 지지한 첸쉐센(錢學森)은 20세기의 과학혁명이 상대성이론과 양자역학에 의해 일어났다면 21세기에는 인체과학에 의해 그러한 일이 일어날 것이라고 전망하였다.

1990년대에 중국에서 기(氣)에 대한 연구를 하는 과학자들은 약 500여 명을 헤아린다고 보고되고 있다. 앤(Yan Xin)의 능력이 미국에도 알려지기 시작하면서 앤은 전

부시 대통령과도 3회 만났고 미국 뉴욕주 상원에서는 앤이 주도(州都)인 올버니를 방문하는 것을 축하하는 결의안을 내기도 하였다. 1997년에는 국제 앤신(Yan Xin) 기공대회가 열렸으며 2001년 현재 앤은 미국 내에서 활동하고 있다.

위에서 소개한 다양한 실험결과들은 주로 앤의 능력에 의존하여 얻어진 것들로서 칭화대학교 및 베이징대학교 상하이 기공의학연구소 등의 과학자, 의학자들과 함께 수년 동안의 기간에 걸쳐 같이 실험하면서 얻어진 것들이어서 매우 신뢰도가 높다. 그의 능력은 거리에 관계없이 자유자재로 능력을 구사할 정도로 뛰어난 것이다. 중국에서 지난 20여 년간 발표된 기공 관련 논문은 이미 1,600여 편을 넘어섰고 다른 기공사들도 앤과 유사한 능력들을 보이는 것으로 보고되고 있다.

1988년 9월에는 칭다오(Qingdao)에서 열린 중국기공과학연구회의 2차 기공과학학술대회에서 8개 연구그룹이 별개의 실험결과를 발표하였는데 그 내용들은 한결같이 기공에 의한 물질적 변화가 관찰되었다는 것이다. 연구의 내용 및 대상도 다양하여 실리콘(Si) 결정, 이스트의 RNA, 브롬화 은(AgBr) 염료의 특성 변화, 로다민(Rhodamin)의 형광 특성 기공수 브라운운동 등등으로서 매우 넓은 응용 가능성을 예상할 수 있다.

중국에서는 그동안 기(氣)에 대한 연구결과를 바탕으로 2종의 기(氣)치료기를 개발하였으나 지금의 상황으로 보아서는 짧은 시일 안에 기능이 더욱 강화된 고급의 장비가 나올 것으로 예상되지는 않는다. 또한 앤의 협력에 의해 많은 연구결과가 얻어졌으나 전반적인 내용을 보면 아쉽게도 기(氣)의 존재와 작용현상을 확인하는 데 그친 상태이다.

기(氣)에 대한 연구를 학문적으로 발전시키려면 기(氣)의 작용 기전과 본질에 대한 연구를 단계적으로 수행하여야 한다. 그러나 현재로서 기(氣)에 대한 연구가 기공사의 능력에 절대적으로 의존하는 처지에서 벗어나지 못하고 있기 때문에 연구를 보다 더 객관적으로 다양하게 수행할 수 있는 기술적 기반이 취약하며 앞으로 상당한 기간 동안은 아마도 기(氣)의 효능을 확인하는 수준의 연구에 그칠 것으로 예상된다. 2004년에 이르러서야 체육부가 담당한 건신(健身)기공 분야의 활동이 재개되면서 '건신기공'이라는 잡지가 창간되었다.

중국이라는 나라의 속성상 기공에 대한 연구가 한창이었던 때의 수준을 회복하려면 상당한 시일이 걸릴 것으로 예상된다. 기공에 대해 20여 년에 걸쳐 연구한 내용을 살펴보면 기공현상의 확인과 과학적인 실증은 거의 완료된 상태이나 기(氣)의 실체를 파악하고 그 작용 기제를 밝히려면 아직도 넘어야 할 장벽이 많다. 기(氣)에 대한 연구는 이제야 겨우 본격적인 연구활동이 필요한 단계에 진입하고 있는 상황이라 할 수 있다.

기(氣)에 대한 연구가 지속적으로 전개되기 위해서는 기(氣)발생장치와 기(氣)측정장치에 대한 연구개발이 병행되어야 할 필요성이 크다. 현재 기(氣) 발생장치로서의 활용 가능성을 보이고 있는 것은 러시아에서 개발된 '소용돌이장(torsion fie1d)' 발생장치이다.

최근 들어 미국 의회에서 '국립 대안의학 및 보완의학 연구센터(NCCAM)'의 연구비를 대폭 늘리면서 기공에 대한 연구도 강화하고 있다. 그리고 몇몇 대학에서 기공에 대해 관심을 보이는 경향으로 보아 중국에서 기공에 대한 연구가 주춤하는 동안 연구의 중심이 미국으로 옮겨갈 가능성도 있는 것으로 보인다. 최근에는 앤이 보여준 기의 물질적 작용에 대한 관심이 증대되고 있어 학술논문만 아니라 학술대회도 열리고 있다.

3. 일본

일본에도 기공인구가 폭발적으로 증가하여 1990년대 중반에 이미 300만 명을 넘어섰으며 현재 수많은 기공단체가 활동하고 있다. 특히 일본은 파동학(波動學)을 중심으로 한 기과학(氣科學) 분야에서 세계 최고수준이라는 평가를 받고 있으며, 기(氣)배터리 등 기를 이용한 실용상품이 등장하고 있다. 그리고 이러한 기술은 10년 이내에 에너지 관련 제 분야로 널리 확산될 것으로 보고 있다.

기공 열풍에 휩싸인 일본에선 기(氣)용품만도 수백 가지가 있으며, 기를 응용한 건강산업은 규모를 헤아리기 어려울 정도로 방대하며 미용실에서는 '기공 헤어트리트먼트'가 큰 인기를 끌고 있으며, 일류호텔들까지 기공의 상품화에 나서고 있다. 호텔 닛코도쿄는 여름 기획상품으로 기공숙박 플랜을 마련해 2박3일간 기공을 배우는 데 5~8만 엔으로 비싼 가격에도 예약이 조기마감이 되고 기공 관광상품 역시 성황 중이다. 명승지를 찾아가 기공을 하며 자연의 기를 받고 마음의 안정을 찾게 한다는 것이다.

기를 테마로 한 기(氣)타운도 운영되고 있으며 도치키현에 설립된 기(氣)타운은 온천장이 딸린 기휴양지로 기발생장치가 부착된 숙박시설을 비롯하여 야외 및 실내 기수련장, 기요양원, 기산책로, 기목욕탕, 기호수, 기박물관 등이 마련되어 있다.

일본에서는 관광산업은 물론 생수, 농산물, 분재(盆栽)에 이르기까지 기의 함유 여부에 따라 가격이 차별화되어 판매되고 있다. 건설 부문도 기(氣)를 이용한 특수 분야가 호황을 누리고 있으며, 수맥 차단 동판(銅版)은 일반화된 지 오래되었고, 체질과 기의 상관관계를 고려하여 주택을 설계하고 건축자재와 실내장식도 기를 고려하고 있을 정도이다.

4. 한국

우리나라의 경우 기공에 관해서는 오랫동안 신비주의적 요소로 인하여 의학계의 배제를 받다가 지난 1995년에 이르러 정식으로 대한의료기공학회가 설립되면서 기를 활용한 임상진료가 이루어지고 있다. 특히 한의학에서는 예전부터 의서(醫書)에 기록된 도인법(導引法) 등 양생술(養生術)이 임상에서 연구되어 왔으며, 의료적인 측면에서는 임상에서 기공한의사들이 실제 치료에 적용하고 있다.

경희의료원 한방병원 기공클리닉 개설

인체 내 기(氣)의 흐름을 원활하게 해 건강한 삶을 살아가자는 인식이 일반에 확산되고 있는 가운데 우리나라에서는 기공요법으로 질병을 진단·치료하는 기공클리닉이 설치돼 관심을 끌고 있다. 경희의료원 한방병원은 병원 내에 기공진료실을 열고 진료를 하고 있다.

또한 한의학계에서는 심신을 조절하는 단련을 통해 경락을 소통시키고 기혈의 조화를 이뤄 생명의 기본물질인 정(精), 기(氣), 신(神)을 강화, 체질을 보강하고 저항력을 높일 수 있다고 보고, 촉진이나 맥진 등 한의학이론에 따라 장부나 심신의 질병유무를 진단한 다음 환자의 체질에 맞는 기공프로그램을 선정하고 처방을 하고 있다.

기공진료실 신용철 교수는 "기공요법은 질환의 주치료는 물론 보조치료법으로 폭넓게 응용할 수 있다"고 밝히며 "요즘 같은 시대에는 스트레스에 의한 질환이 많이 발생하는데 이런 질환에는 기공요법의 치료효과가 매우 높다"고 강조한다. 머리가 아프고 소화도 안 되며 매사에 자신감이 떨어지고 항상 피곤하며 삶의 의욕도 없어지는데 이런 경우 기를 살리는 기공법이 효과적이라는 것이다.

신 교수는 특히 이런 경우 이완공이라 하는 이완요법과 의수(意守)법인 경혈기공법이 효과적이라고 조언한다. 이완공은 긴장된 곳 없이 전신을 이완시켜 몸과 마음을 편안한 상태로 유도하는 수련법으로 스트레스질환은 물론 그 밖의 만성질환 치료에 도움이 된다.

이완공에는 부분이완, 환부이완, 명상이완 등이 있는데 부분이완은 머리 → 양어깨 양손 → 가슴 → 복부 → 양다리 → 양발 혹은 머리 → 목 → 양상지(上肢) → 가슴, 배, 등, 허리 → 양대퇴 → 양소퇴 하는 식으로 전신을 몇 단계로 나눠서 위에서 아래로 이완시키는 방법이다.

환부이완은 잡생각을 없애고 생각을 통일시켜 질병부위를 이완시키는 방법이며 명상이완은 신체의 일부분을 상상으로 이완시키는 것으로 머리에서 발을 따라 물이 흐른다고 생각하며 이완시키거나 신체가 밖으로 이완된다고 상상하는 방법이다.

신 교수는 "이완공은 실증(實證)과 양증(陽症)에 좋으며 내기(內氣)를 키우는 데도 응용할 수 있다"고 조언한다. 경혈기공은 특정부위나 특정혈을 호흡과 명상으로 단련하는 기공요법으로 특히 단전(丹田)이 많이 이용된다.

배꼽 9㎝ 아래에 위치한 단전은 원기가 집합하고 기가 발동하는 근원으로 호흡법 등으로 단련한다. 또 간에 이상이 있거나 심화(心火)가 가득한 사람, 고혈압환자 등은 발바닥 중심에 위치한 용천을 이용하기도 한다. 신 교수는 “앞으로는 자기특수공법, 향기공, 음악기공 등을 도입하여 폭넓은 질환의 치료법으로 자리 잡을 수 있도록 하겠다”고 밝혔다(참고자료 : 중앙일보, 1997년 4월 17일).

2장 기공과 대체의학

1. 대체의학이란

대체의학이란 보완의학(補完醫學 : Complementary Medicine)이라고도 표현하는데 정통(正統 : orthodox)의학이 아닌 의학, 곧 서양의 정통의학을 대신하거나(alternative) 보충 또는 보완(complementary)한다고 하는 의료방법을 말한다.

현대의학에서 풀지 못하는 질병들을 현대의학에서 사용하는 방법을 제외한 모든 치료법이나 예방법을 통틀어서 일컫는 말로 우리 주위에서 흔히 대할 수 있는 민간요법, 한의학, 건강식품, 기공, 요가, 단식요법, 척추요법 등이 모두 대체의학에 속한다.

대체의학의 계보는 시대와 상황에 따라 그리고 지역에 따라 전통적 치료의학, 선택의학, 자연(natural)의학, 대안(alternative)의학, 비주류(unorthodox)의학, 전인적(holistic)의학, 신(新 : new)의학 등으로 부르기도 한다.

대체의학은 그동안 동양사상에 바탕을 둔 검증되지 않은 사이비 의술로 취급되어 왔으나, 1990년대 들어서는 현대의학의 한계를 극복하는 대안의학으로 연구되기 시작하였다. 1991년 미(美) 국립보건원(NIH) 산하에 2백만 달러의 연구비로 대체의학연구소(OAM)가 설립되었다. OAM은 처음부터 찬반양론으로 논쟁이 뜨거웠으나 한 해 뒤에 의료의 지평을 넓힐 수 있는 한 가지 방법이라는 보고서를 제출하였다.

WHO의 자료에 의하면 세계의료 형태의 30~40%만이 서양 정통의학(conventional western medicine)을 따르고 나머지는 보완 또는 대체의학(complementary and alternative medicine)이 차지하고 있다고 한다. 미국의 경우 3명 중 1명이 대체의료를 찾고 있고 우리나라의 통계도 비슷하다고 한다.

현재 미국에서는 보건당국에서 대체의학연구를 정책적으로 지원하고 있고 수십 개 의대에서 대체의학을 정식과목으로 채택하여 수업을 진행하고 있으며, 정규 의사들이 운영하는 대체의료센터도 속속 설립되고 있다. 또한 인터넷에는 천 개 이상의 대체의학 관련 사이트들이 대부분 미국인들에 의해 개설되어 있다고 한다. 대체의학은 더 이상 사이비 의술이 아니라 세계적인 흐름이라고 할 수 있다.

1998년 미국의학협회지(JAMA)의 대체의학 특집호에 미국의 대체의학 현황이 나와 있다. 이 논문에 따르면 대체의학 이용 빈도가 점차 증가했다고 하며, 주로 기치료(energy healing), 약초요법(herbal medicine), 안마(massage), 비타민(megavitamins), 자연치유(self-help groups), 민간요법(folk remedies), 동종요법(homeopathy) 등을 이용했다고 한다.

1997년 한 해 동안 성인 인구의 40%가 넘는 약 8천3백만 명이 대체의학을 찾았고, 그 비용은 2백70억 달러였다고 한다. 또한 미국 내에 125개 의과대학을 대상으로 조사한 결과 전체 의과대학의 64%가 대체의학을 정식과목으로 채택하고 있다고 한다. 인터넷에서 검색한 바에 따르면 1999년 기준 34개 대학에서 대체의학을 정규과목으로 채택하고 있다고 한다.

대체의학을 찾는 사람들은 미국에서는 고등교육을 받은 사람들, 낮은 건강상태, 불안, 요통, 만성통증, 비뇨기질환 등의 문제 그리고 환경주의, 페미니즘에 속한 집단과 영적인 것에 관심을 갖는 집단의 문화적 배경 등과 관련이 있다고 한다.

우리나라에서 서울에 위치한 3차 의료기관의 암환자 283명을 대상으로 1997년에 실시한 조사에서 대체요법을 사용한 경험이 있다고 응답한 사람은 150명으로 조사대상자의 53.0%에 해당되었으며, 암환자들이 이와 같은 대체요법을 이용한 이유는 대체요법으로 좋아졌다고 듣고서 한 경우가 가장 많은 55.0%를 차지하고 있으며, 병원치료로 부족할 것 같아서 실시한 경우는 38.6%, 기타 병원치료로 호전되지 않아서와 치료가 불가능하다고 해서 사용한 경우는 6.5%로 나타났다고 한다.

대체요법 이용결과에 대한 환자들의 반응은 효과를 모르겠다고 응답한 사람들이 46.6%, 암의 진행 억제와 같은 치료에 효과가 있다고 응답한 사람들이 30.4%, 치료효과는 없으나 심리적으로 도움이 되었더라고 응답한 사람이 21.6%로 나타났다. 대체요법에 대한 환자들의 만족도는 보통이 47.7%, 만족이 45.0%, 불만은 6.0%, 후회는 1.3%로 나타나고 있어 대체요법에 대하여 92.7%가 긍정적인 입장을 가지고 있다고 한다.

1999년 서울중앙병원 10주년 기념세미나에서 대체의학과 보완의학에 대한 현대적 접근방법이 논의되었는데 이곳에서 하버드 의대의 한 교수는 다음과 같이 말하였다.

"지금 미국은 거대한 대체의학의 물결이 흐르고 있다. 이제 의사들이 한방치료, 양방치료로 갈라져서 치료할 수 있는 환자들을 더 이상 유인할 수도 없다. 이제는 검증된 의학과 검증되지 않는 의학, 그리고 효과 있는 의학, 효과 없는 의학의 구분이 있을 뿐이다."

미국 국립보건원(NIH)의 대체의학연구소에서 발간한 대체의학사전에서는 모두 48종의 대체의학을 소개하고 있다. 오늘날 통용되고 있는 대체의학의 개념은 대체로 미국 국립보건원의 정의에 따르고 있다. NIH에서 지정하는 대체의학의 분야는 다음의 일곱 가지이다.

① 정신신체치료법(Mind-Body Interventions : 기공, 최면, 바이오피드백, 명상, 요가, 이완요법 등)
② 생전자기장치료법(Bioelectromagnetics Applications in Medicine : 경피신경자극)
③ 대체의학체계(Alternative Systems of Medical Practice : 한(중국)의학, 인도의학, 동종요법 등)
④ 손치료법(Manual Healing Methods : 마사지, 지압, 경혈 마사지, 카이로프랙틱 등)
⑤ 약물치료법(Pharmacological and Biological Treatments : 상어연골제품, 벌침[봉독] 등)
⑥ 약초치료법(Herbal Medicine : 인삼, 식물 추출물, 한약재 등)
⑦ 식이와 영양요법(Diet and Nutrition in the Prevention and Treatment of Chronic Disease : 비타민, 제한 식이요법 등)

서구의 대체의학은 대부분 동양의학을 수입하여 개량한 것이거나 동양의학의 원리에서 발상법을 얻은 것들이다. 따라서 대체의학의 토양은 우리나라가 구미 각국에 비해 훨씬 풍부한 편이다.

2. 기공은 대체의학의 최고핵심이다

최근 국내외적으로 대체의학에 관심이 높아지고 있으며 특히 기공에 대한 관심과 과학적 검증에 많은 연구결과가 나타나고 있다. 대체의학에 관심이 높아지고 있는 것은 각종 난치성 질환에 대해 현대의학이 효과적으로 대처를 하지 못하기 때문에 자연발생적으로 나타난 현상이라 할 수 있다.

대체의학에 대한 관심이 높아지자 환자들은 효과가 높은 대체의학을 찾기 위해 고심하고 있으나 믿을만한 대체의학을 하는 곳을 찾기가 쉽지 않다. 특히 국내에서는 합법적으로 허가한 치료행위가 아니기 때문에 정확한 정보를 찾아 자신의 귀중한 생명을 맡기는 것은 참으로 쉽지가 않다.

따라서 환자들은 입소문이나 광고에 현혹되어 치료를 받다가 시간과 돈만 날려버리는 경우가 많으며 심지어 질병치유는커녕 몸이 더욱 망가져버리는 경우도 많이 발생하고 있는데 이것은 정확한 정보를 모르고 남들이 하는 이야기를 가볍게 받아들여 맹신하기 때문에 일어나는 현상이라 할 수 있을 것이다.

따라서 가장 귀중한 우리 몸을 건강하게 할 수 있기 위해서는 대체의학의 개념과 현실에 대해 정보와 지식을 갖추어야 할 것이다.

현재 미국을 중심으로 한 대체의학의 핵심은 기치료, 수기치료, 명상을 통한 마음치료, 음식치료, 전통의학치료 등 다섯 가지로 분류될 수 있는데 그밖에도 대체의학은 수없이 많은 종류가 있다.

다섯 가지 대체의학 중에서 기치료는 가장 핵심적인 대체의학이라고 할 수 있다. 기치료는 기공수련, 일부 수기요법을 포함한 기치료를 말한다. 수기요법은 카이로프랙틱, 추나요법, 마사지요법, 활법, 교정술, 지압 등 주로 손의 힘을 이용해 물리적인 힘을 가함으로써 질병을 치료하는 치료법을 말한다.

마음치료는 각종 심리치료, 종교, 수련 등이 포함된다. 음식치료는 단식을 포함한 각종 기능성식품, 한약치료 등이 포함될 수 있다. 마지막으로 전통의학은 티베트의학, 중의학, 한의학, 인도의 아유르베타의학 등 각국의 전통의학을 말한다.

이 분류는 어디까지나 미국이나 서양의 입장에서 분류한 것으로 국내에서는 한의학이 정규의학으로 분류되어 있으므로 국내에서는 대체의학이라고 할 수 없는 것이 특징이다. 대체의학은 어디까지나 해당국의 정규의학이 아닌 민중의술에서 찾아야 한다. 국내의 대체의학은 서양의학뿐만 아니라 한의학을 제외한 치료술 중에서 치료효과가 높은 분야를 대체의학이라고 할 수 있다. 또한 국내법상 법률의 보호를 받고 있는 치료술은 대체의학이라고 할 수 없다.

또한 주의해야 할 점은 미용이나 단순한 건강을 목적으로 하는 각종 요법은 대체의학의 범주에 들어가지 않는다는 점이다. 예를 들면 족부반사요법, 스포츠마사지, 각종 운동요법 등은 대체의학이라고 할 수 없다. 대체의학이라고 한다면 현대의학으로 치료가 곤란한 각종 난치성 질환이나 불치병에 대해 정규의학으로 치료가 곤란한 질환을 치료할 수 있는 대안적인 의료체계라 할 수 있다.

따라서 건강보조요법을 대체의학이라고 혼동하는 경향이 있는데 주의해야 한다. 국내에서는 한의학 분야가 정규의학이므로 대체의학과 구별이 쉽지 않다. 하지만 한의학에서는 침, 뜸, 부항, 한약 등의 핵심치료법이 있으므로 대체의학을 발전시키고자 하는 사람들은 한의학의 범위를 침해하지 않도록 하여야 하며 대체의학을 하고자 하는 사람들은 우선 의료도구나 약물을 사용하는 것을 금지해야 하고 의료법의 적용 여부를 숙지하여야 한다. 국내에는 세계적으로 알려진 각종 대체요법들이 우리의 전통민중의술에 많이 있다.

그리고 의료인들이나 학자들은 탁월한 효과가 있는 대체의학을 많이 발굴하고 발전시키는 것이 중요하다. 대체의학은 비의료인들에게만 관심이 있는 것이 절대 아니다. 의료인들이 더욱 관심을 가지고 활용하는 것이 필수적이다. 최근에 국내 굴지의 병원들이 통합의학을 제창하고 각종 대체의학을 접목하여 의료발전을 선도하고 있는 병원이나 대학들이 있는데 매우 고무적이라 할 수 있다.

따라서 의료인들은 비의료인들의 대체의학연구나 활동을 적극 지원하는 것이 중요하다. 치료효과가 높은 대체의학은 대부분 비의료인들의 숨은 노력에서 많이 발견되기 때문이다. 난치병 만연시대에 살고 있는 현대에서 의료인, 비의료인 모두 힘을 합쳐 국민의 생명을 지키는 것이 가장 중요하다 할 것이다.

국내에 대체의학대학원이나 통합의학대학원 자연치유학과 등 각종 대체의학 관련 학교와 힐링센터가 증가하고 있는데 분명한 역할 분담을 통해 상호 이익이 되도록 법적인 뒷받침이 있어야 할 것이다.

3장 기공과 관련한 문헌조사와 연구논문

1. 기치료의 의학적 증명

단전호흡이 혈액순환을 빠르게 한다는 연구결과가 대체의학(*The Journal of Alternative and Complementary Medicine*) 학술지 최근호에 발표되었다.

성균관 의과대학 삼성서울병원 심장혈관센터 홍경표 교수팀은 평균 9.6년 수련한 단전호흡 전문가 20명(남성 11명, 여성 9명)에게 심장 초음파검사를 시행하면서 호흡에 따라 대정맥 지름이 얼마나 변화하는지 측정해 일반인의 변화와 비교하는 연구를 하였다.

연구결과 일반인은 1분당 10회 숨을 들이마실 때 대정맥 지름이 26% 줄어든 반면, 단전호흡 전문가는 동일 호흡에 대정맥 지름이 48% 줄어들고, 단전호흡 시에는 62%나 줄어드는 것으로 나타났다. 이는 정맥의 피를 심장으로 빨리 보내 혈액순환이 더욱 빠르게 되는 것을 의미한다.

이처럼 혈액순환이 빨라지는 경우 빨라진 만큼 더 산소와 영양분을 각 세포에 공급하여 면역력을 높이게 된다. 이 외에도 혈류속도가 빨라지는 것은 노폐물이 빠르게 배출되고, 콜레스테롤도 감소되는 효과가 있다.

이번 연구결과는 스트레스 해소, 마인드컨트롤 등 정신적으로 도움이 된다고 알려진 단전호흡과 명상이 처음으로 신체적으로도 유효하다는 의학적 증명이 되었다.

2. 2000년 이전 연구

기공(氣功 : Qigong : ChiKung)이란 용어를 말 그대로 풀어본다면 기(氣 : Qi : Chi)를 공(功 : Gong : Kung)하는 것으로서, 기공에 대한 연구는 결국 "氣란 무엇인가(What is Qi?)"라는 주제와 "인체를 통해 氣를 효과적으로 다루는 방법(How do you control Qi?)은 무엇인가"라는 주제로 압축된다고 볼 수 있다.

이러한 주제들에 대해 과학적인 연구를 수행한다는 것은, 현재의 과학적인 용어와 개념 그리고 과학적 방법론(원광대학교 생명공학연구소 기의학분과, 기의 시대 면역의 시대, 언립, 서울, 1996)에 의하여 氣 개념을 과학화하는 작업을 위시(류훈 외, "기 시술이 인체에 미치는 정신신경면역학적인 효과", 제5회 한국정신과학학술대회 논문집, pp.80~84, 1996)하여 기공을 통한 신체상의 변화를 과학적으로 관찰하며 기공의 효과에 대한 과학적 분석을 수행하는 연구들로 크게 대별된다고 여겨진다.

현재 전 세계적으로 기공에 대한 연구가 활발하게 진행되고 있는 추세이며 국내에서도 이러한 연구 성과물은 흔하게 볼 수 있을 정도이다.

스스로 기공수련을 행하거나 혹은 기공사로부터 기치료를 받았을 경우에 인체의 정신건강회복이나 질병치료에 현저한 효과가 있다는 것은 거의 객관적인 사실로 받아들여지고 있는 것이다.

보편적으로 사용되고 있는 과학적인 개념과 용어들 중에서 기라는 동양적 개념을 설명하기에 가장 유용한 것은 에너지(Energy)라는 단어이다. 또한 현재 서구의 과학자들 중에서 氣的인 현상을 연구하는 사람들은 이 氣를 셔틀에너지(Subtle Energy) 즉, '미묘한 에너지'라고 호칭하기도 한다(방건웅, 신과학이 세상을 바꾼다, 정신세계사, 1997).

또한 연구에서는 정상인을 대상으로 한 단전호흡이 근력, 직무만족, 심박동 수, 혈압하강 및 불안감소에 효과가 있는 것으로 보고된 바 있으며(신광균, 1971), 단전호흡의 심리신경면역학적 효과에 관한 연구에서 단전호흡이 대상자의 면역기능을 증가시키고 불안을 현저하게 감소시킨 것을 보여주었다. 수련의 긍정적인 변화로는 질병회복 및 호전, 악화지연, 특히 상기도 감염예방 그리고 자세교정, 활력증가, 혈액순환증가에 의한 열감, 변비교정, 몸의 유연성, 경쾌감, 호흡순화, 피로회복, 체중감량을 들고 있으며, 특히 당뇨, 위장병, 상기도 감염 등의 질병회복에 긍정적인 효과가 있는 것으로 보고하고 있다(변주나, 1996).

우리 조상들은(동양인들은) 오랜 동안 氣와 함께 생활을 해 왔다. 氣의 전통문화 속에서 그들은 氣를 호흡하고 氣를 먹고, 氣를 느끼면서 생활해 온 것이다. 사상적으로 氣를 다루어도 좋고 과학적으로 氣를 추구하는 것도 좋다. 그러나 氣의 탐구는 무엇보다도 우선 그것을 느끼는 데서 시작된다.

단전호흡이 면역세포 수의 변화와 스트레스 감소에 영향을 미치는가를 규명하기 위하여 실시한 연구에서 단전호흡은 면역세포 수의 증가와 스트레스, 우울, 불안을 감소시키는 효과가 있음을 확인하였다. 따라서 단전호흡은 간호사들의 심신건강을 위한 효과적인 개인적 중재방법으로 활용할 수 있음을 시사하였다(안성희, 1996).

고대 동양철학과 의학의 이론은 점차 발전하면서 서로 영향을 주고받았는데, 기에 대한 인식 역시 철학에서 많은 영향을 받았다. 따라서 한의학의 기는 한의학을 이론적으로 설명하기 위하여 도입된 철학적 방법이며 가설의 의미를 가지고 있다. 예를 들면 생체의 기는 천지, 음양, 오행의 기가 변화하면 인체 내의 기에도 변화를 일으킨다고 본다.

따라서 인체 각 기관의 기능이 조화를 잃으면 질병이 발생한다. 인간은 능동적인 작용으로 자연, 천지 음양오행의 기, 인체 내의 생리적인 기, 그리고 이들의 상호관계를 인식할 수 있다. 그러므로 인간은 자각적으로 자연의 氣를 받아들여 신체의 氣를 기를(養) 수 있고, 이 같은 생리적인 기로 정상적인 평형상태를 견지하면 신체의 건강을 유지할 수 있는 것이다. 하지만 생리적인 기의 평형이 파괴되면 인체의 각 기관과 기능이 문란해져서 질병이 발생하게 된다.

3. 최근 연구

최근에 기를 현대물리학, 의학 등과 같이 발달된 방법으로 기를 해석 또는 이해하다 보면 기의 본질을 망각하는 것이므로 과학적인 방법으로 연구해서는 안 된다고 주장하는 측과 최근의 첨단과학인 현대물리학, 생리학, 생화학, 생태학적인 면에서 동양의 기 개념에 접근하여 기를 현대적 과학방법으로 인식하고 연구해야 한다고 주장하는 측이 있다. 이런 갈등 속에서 총체적으로 기를 연구하는 사람들 중에 확실히 이해되는 것은 의학의 세계라 할 수 있다.

기공의 한의학적인 가치개발에 대한 연구에서 일반인들은 건강증진 및 만성질환 관리방안으로의 생활기공에 대한 요구도가 높게 나타났고 또한 국민운동으로의 학교보급의 필요성을 제안하였다.

또한 전문수련가들의 경우 기공의 표준화, 기공지도자 양성의 필요를 제안하여 기공인력의 전문성과 대중적 보급에 대한 방안 수립이 필요한 것으로 나타났다(참고자료 : 동의대학교, 김경철, 2011).

4. 앞으로의 기공 방향

현재 기공은 건강증진과 질병치료의 방안으로 활용되고는 있으나 향후는 질병에 대한 과학적 효능검증, 각종 암재활사업 활용, 기공산업화 등에 대한 연구활동이 필요하고, 나아가 기공사업의 체계적 보급과 핵심연구를 할 수 있는 센터 등이 운영되어야 할 것이다.

따라서 기공의 대중화와 국제화에 앞서 그 효과에 대한 객관적·과학적인 조명이 수반되어야 할 것이며 우리나라도 기공의 원류 국가답게 한국형 기공의 표준화와 더불어 국내 보급뿐 아니라 세계적 보급에 대한 국가적 차원의 계획과 지원이 필요하다고 판단된다.

4장 기공의 다양한 효과

한때 전통적인 기치료는 일반적으로 중국의 기공술에서 많이 발전되어 온 것으로 알려져 있다. 중국에는 기공단체가 약 2,000여 종이 있는데 대부분의 기공단체는 나름대로 기치료를 발전시켜 왔다. 중국의 기치료술은 대부분 사기를 제거하는 거사법, 기를 보충해주는 보기법 위주로 발전되었다. 중국의 기치료술은 대부분 신체를 접촉하지 않고 기장을 통해 사기를 제거하거나 보기를 하면서 치료한다. 하지만 포기법의 경우 가벼운 신체적인 접촉을 통해 기를 주입하는 경우도 많다.

기치료가 서양으로 건너간 후에는 인도의 에너지장과 차크라와 결합하여 에너지힐링, 차크라힐링의 형태로 발전되었다. 미국의 간호대학에서 교육하는 기치료는 접촉치유(TT : Therapeutic Touch)요법으로 에너지장을 통해 사기를 제거하고 포기를 통해 치료하는 방식으로 발전되었다.

또한 일본의 레이키요법은 특정한 문자나 부호를 상념화하여 질병치료에 사용한다. 인도의 에너지장과 차크라힐링 등이 또한 발달되어 왔다. 이런 기치료의 수법은 최근에는 에너지힐링이라는 명칭으로 사용된다. 국내의 대체의학 관련 학과에서 에너지힐링이라는 과목을 편성하여 학생들에게 교육하고 있는데 대부분 미국의 접촉치유나 인도의 차크라힐링이 주류를 이루고 있다.

국내에서는 초능력시술법, 전통기치료 등이 책자로 발간된 바 있는데 이러한 기치료술은 나름대로 개인교습 등의 사사를 통해서 보급되고 있다. 그러나 대부분의 이러한 기치료의 형태는 난치병을 치료하는 것이 아니라 보조요법으로 사용되는 경우가 많고 또한 과장된 경우도 많다.

일부 단체에서는 1주일이면 기공사를 만들 수 있다고 허위광고를 하고 있다. 대체의학에서 말하는 각종 난치성 질환치유에는 거리가 멀다고 할 수 있다. 국내의 기치료 중에서 세계인을 놀라게 했던 전통기치료술이 있는데 에이즈환자 12명 중 7명을 쾌유시켜 미국 방송뿐만 아니라 국내의 방송에도 크게 이슈가 되었던 기치료술은 한국의 전통대체의학의 실력을 나타낸 것이라 할 수 있다.

에이즈환자를 기공술로 치료가 가능하다는 사실을 알고 있는 의료인이나 국민들은 거의 없을 것이다. 실험은 미국 정부에 의해 과학적으로 실시되었으므로 과학성이 없다고 부정할 수도 없다. 어떻게 기치료가 난치병치료에 효과가 있었는지, 왜 예수가 안수 기치료로 수많은 난치성 환자를 구했는지 분명히 할 수 있는 원리가 여기에 있다고 보아도 무방할 것이다.

전통적인 기치료술은 에너지장이나 경락 등을 정상화시키고 타통시키는 데 중점이 있으나 쾌뇌기공치유의 치유의 대상은 중추신경이다. 외기를 발사하여 중추신경을 이완시켜주면 대부분의 질환은 자연치유된다고 볼 수 있다.

기치료의 종류는 수없이 많이 있지만 난치성 질환을 치유시키는 대체의학은 많지 않다. 또한 기치료술이 효과가 있다고 하더라도 기치료는 기치료사의 능력에 달린 경우가 많기 때문이다.

기치료의 효과를 말하려면 어떤 종류의 기치료라도 기치료사의 기공수련능력과 치유의 경력을 보아야 제대로 알 수가 있다. 의사들 세계에서도 명의가 존재하는 것처럼 기치료술 역시 개인차가 매우 많다. 심장질환 하면 국내의 어느 병원의 누구 의사라고 알려질 정도로 편차가 심하다. 같은 심장의사라고 하더라도 치료의 차이는 하늘과 땅 차이만큼 많다. 따라서 기치료의 효과를 일반화하기에는 매우 어렵다. 치료사는 기료사의 치유에너지에 전적으로 달려 있기 때문이다.

현재까지 임상으로 확인된 기치료의 효과는 우리가 생각하는 것보다 더욱 놀라운데 현대의학으로 가장 난치성 질환에 속하는 암, 에이즈, 루프스 등 자가면역성 질환, 당뇨나 생활습관병이 유능한 기치료사를 만나면 치유된다는 것은 사실로 잘 알려져 있다.

국내에 기치료는 대부분 중국과 교류 후에 국내에 들어온 중국의 기치료사들에 의해서 알려지게 되었고 대부분의 사람들은 한 번쯤은 중국 기치료사에게 시술을 받은 경험이 있을 것이다. 중국의 대 기공사가 심한 복통이 발생한 환자에게 외기를 발사하자 즉각 치료되었고 불임으로 몇 번 실험관 아기마저 실패한 여성에게 외기발사를 통해 임신이 가능하도록 치유가 되는 것이 확인되었으며 암이나 파킨슨환자들에게 일정한 정도의 시술을 하자 눈에 띌 정도의 치유효과가 나타났다는 것을 우리는 많이 들어 왔다.

기치료의 효과는 무궁무진하고 거의 모든 병이 치유되는 것은 사실이다. 하지만 기치료사는 아무나 하는 것이 아니란 점을 분명히 알아야 한다. 난치성 환자들을 쾌유시킬 수 있는 능력을 가지기 위해서는 무한한 노력을 필요로 한다. 그러나 난치성 질환을 제외한 두통, 디스크, 각종 통증 등의 일상적인 질환은 일정한 정도의 교육을 받으면 가능하다.

1. 기공은 스트레스의 최고 해소법

명상호흡이 뇌과학적 측면에서 접근하는 연구를 보면 서울대학교병원 강도형 교수 연구팀(뇌파진동명상)의 심리적·신경과학적 효과 규명(뉴로사이언스레터, 2010)에서 명상을 통한 뇌기능연구가 명상그룹과 일반그룹을 비교분석한 결과 명상수련자집단은 일반집단에 비해 스트레스는 줄고 긍정적인 정서가 혈중 도파민수치가 증가했고 스트레스가 늘더라도 긍정적인 정서가 쉽게 영향받지 않아서 통증을 더 잘 견디는 것으로 나타났다.

몸을 어떻게 잘 활용하느냐, 몸을 어떻게 잘 훈련하느냐 이런 부분들이 스트레스나 긍정적 정서에도 중요한 역할을 하는 느낌을 받은 것으로 나타났다. 유전자형에 따른 명상의 효과차이를 밝힌 연구에서는 명상이 누구에게나 같은 효과를 줄 것이라는 인식을 뒤집고 각 개인마다 자신에게 필요한 부분의 명상의 효과가 나타난다는 점이다.

똑같은 사람이 똑같은 장소에 와서 명상훈련을 하더라도 명상이 그 사람의 마음과 몸에 어떻게 매칭되는지가 다를 수 있다고 한다. 명상이 단순하게 좋은 것이 어니고 뇌를 통한 과학적인 메커니즘을 통해서 효과가 있는 것 같고 앞으로는 명상훈련에 있어서도 개인에게 맞는 그런 것들을 나누어 개발하는 방안이 필요한 것으로 나타났다.

2. 기공수련으로 부정적인 감정을 조절한다

호흡과 명상수련을 통하여 아이들의 집중력도 변화시킬 수 있는 것으로 나타났다. 호흡에 몰입하는 명상은 모든 명상의 근본이며, 스트레스 감소나 '참나'를 발견하는

데 매우 중요한 수단으로 활용되고 있다.

미국이나 유럽 사람들이 명상을 하는 이유는 정신적인 안정감을 얻어 스트레스를 감소시키고, 질병치유에 보조적인 도움을 얻고자 하는 것인 데 반하여 우리나라나 중국, 인도에서는 자신을 깊이 성찰하여 우주와 연결하여 자신을 발견하고, 스트레스에서 자유로워져 영원한 평화와 안정을 얻고자 하는 마음에서 명상을 한다.

명상이라는 용어는 동서양이 함께 사용하지만 추구하는 것은 다르다고 할 수 있는데 서양에서는 명상을 쉽고 효과적인 항스트레스 방법으로 생각하여 학교나 병원, 기업 등에서 상당히 많이 활용하고 있으나, 동양에서는 명상을 하는 사람들이 추구하는 것이 심오하여 보통사람들은 시작도 하기 전에 어렵게 생각하여 접근을 못하거나 명상을 하고 있는 사람들도 높은 경지에 도달하고 싶은 마음을 갖기 때문에 오히려 스트레스를 받는 경우가 발생되고 있다.

때문에 명상에 관심을 갖는 사람들이 많지 않고 특정한 사람들이 명상을 한다고 생각하고 있다. 그러나 동서양 모두가 명상이 스트레스 해결에 매우 필요한 수단과 도구가 된다고 생각하고 있는 것은 사실이다.

스트레스 감소를 위해 호흡명상을 하면 뇌에서 알파파와 세타파가 활성화되어 심리적인 안정감과 깊은 휴식의 효과를 얻을 수 있다. 참나를 발견하기 위해서 호흡명상을 하면 육체 속에 갇힌 내가 아닌 우주적인 존재로서의 나를 깨닫는 데 매우 중요한 해결책을 발견하게 된다.

참나에 대한 인식은 보통의 의식상태, 즉 현재의식에서는 인식되지 않는다. 우리의 습관적 충동적 행동, 사고, 감정을 지배하는 잠재의식은 순수한 무의식에 도달해야만 인식할 수 있는데, 부정적인 생각과 감정을 버리고 뇌에 지속적으로 신선한 에너지를 공급해야만 한다.

호흡명상은 호흡에 잘 몰입함으로써 많은 산소를 뇌에 공급하여 항상성을 유지하고, 감정과 사고의 작용을 억제함으로써 무념무상의 상태가 되어 무의식 속의 참된 나를 느낄 수 있는 좋은 조건을 만들어준다.

결과적으로 호흡에 몰입함으로써 스트레스를 감소시킬 뿐만 아니라 참나를 발견하여 스트레스에서 근본적으로 자유로워지는 데 많은 도움을 받을 수 있다.

3. 하루에 두 번의 명상요법이 병을 고친다

미국 보스턴 소재 베스 이스라엘 디코니스 의료센터(BIDMC) 의사들은 가끔 특이한 처방을 내리는데 그것은 "명상하라"는 것이다. 1차 진료의 애디트 네루카는 "하루에 두 번, 5분씩에서 시작해 점차 늘려나가라고 조언한다"고 말한다.

대안치료를 제공하는 하버드 의대 산하 병원 쳉&추이통합치료센터 부책임자이기도 한 네루카 박사는 "약을 처방할 때와 마찬가지다. 처음부터 많은 양을 처방하진 않는다"고 덧붙인다. 불면증이나 장증후군(IBS) 같은 증상을 앓는 환자들에게 명상을 처방하는 데 나중엔 20분까지 하도록 권한다.

요즘 미국에는 명상을 포함한 통합의료프로그램을 선보이는 병원이 늘어나고 있다. 최근 연구에 따르면 명상은 혈압을 낮춰주고, 만성질병을 앓는 환자가 고통과 우울증을 극복할 수 있게 도와준다고 한다. 지난 해 나온 연구는 명상이 심장발작(마비)이나 뇌졸중을 일으킬 확률을 크게 줄여준다고 밝히고 있다. 베스 이스라엘 디코니스에서는 명상 등 심신요법을 점차 1차 치료의 하나로 활용해 가는 추세다. 앞으로는 단체 명상강좌도 개설했으면 하는 바람이라고 네루카 박사는 말했다.

NCCAM는 명상 및 호흡기법과 이런 기법들이 폐경기에 얼굴이 화끈거리는 것 같은 다양한 증상에 어떤 영향을 미치는지에 관한 연구들을 후원하고 있다. 명상의 효과가 증명될 경우 해로운 부작용을 일으킬 수 있는 호르몬치료 대신 활용할 수도 있을 것이다. 의사들이 가장 많이 권하고 있으며 병원에서도 가장 많이 사용하는 명상기법은 '스트레스 감소훈련프로그램(MBSR)'이다. 네루카 박사는 직접 시범을 보인다. "매우 간단하다. 편안하고 조용한 자세로 앉아 눈을 감고 자신이 호흡하는 걸 지켜보는 것뿐이다."

듀크대 의료센터의 무랄리 도레스웨미 정신의학 교수는 명상이 인체에 미치는 영향은 아직 100% 파악되지 않았다고 말한다. 어떤 종류의 명상은 부교감 신경계를 자극해 인체의 이완반응을 촉진하고, 혈액공급을 개선하고, 심장박동과 호흡을 늦추며, 소화활동을 증가시키는 것으로 알려졌다. 코르티솔 같은 스트레스 호르몬 분비도 늦춘다. 도레스웨미 교수는 우울증, 공황 및 불안장애, 만성적 스트레스환자에게 혹은 전반적인 뇌의 경계력과 심혈관 건강관리를 위해 명상을 권한다.

명상에 관한 연구는 수천 건에 이른다. 이 중 500건은 다양한 질병에 명상이 효과가 있는지를 임상실험했으나 장기연구는 40건에 불과하다. 어느 정도 명상을 하는 것이 가장 효과적인지 혹은 명상을 통해 수명을 연장하거나 특정질병을 예방할 수 있는지는 아직 파악되지 않았다.

일부 단기연구에 따르면 명상은 주의력과 기억력 같은 인지능력을 향상시킬 수 있다고 한다. 뇌영상 촬영을 통해 특정뇌 회로기능이 향상되고, 노화에 의한 일부 뇌 영역(특히 알츠하이머병 같은 질병에 취약한)의 축소를 어느 정도는 방지할 수 있다는 것이 증명됐다.

미국심장협회(AHA) 저널 '혈행 : 심혈관계 상태 및 성과'에 게재된 연구에 따르면 심장질환을 앓는 아프리카계 미국인 200명을 두 그룹으로 나눠 5년여에 걸쳐 실험한 결과 정기적으로 초월명상(TM)을 한 이들이 건강교육강좌를 들은 이들에 비해 심장마비나 뇌졸중을 일으키거나 사망할 확률이 48%나 적었다. 명상그룹에서는 20건이 발생한 반면 대조군에서는 32건이 발생한 것이다.

최근 연구는 명상이 텔로미어(말단소립) 길이에 영향을 주는 분자 변화를 일으킬 수 있다고 한다. 텔로미어는 염색체 끝부분을 감싸고 있으며 노화로 인해 길이가 짧아진다. 본 연구는 40명의 치매환자 케어기버들을 대상으로 했다. 절반은 매일 짧은 시간 명상을 하게 했고 나머지 절반은 하루 12분씩 긴장을 완화시키는 음악을 듣도록 했는데, 명상을 한 이들의 텔로머레이즈(텔로미어 길이를 조절하는 효소)활동이 43%나 개선된 것으로 나타났다. 대조군은 경우 3.7%의 개선효과밖에 없었다. 명상을 한 그룹은 대조군에 비해 정신 및 인지기능도 향상됐으며 우울증 수준도 낮았다. 본 연구는 '국제노인정신의학저널'에 실렸다. 현재 명상이 다이어트와 우울증에 미치는 영향에 관한 연구도 진행 중이다

THE WALL STREET JOURNAL 기사 발췌

At Beth Israel Deaconess Medical Center in Boston, doctor's orders can include an unlikely prescription : meditation.

"I recommend five minutes, twice a day, and then gradually increase," said Aditi Nerurkar, a primary-care doctor and assistant medical director of the Cheng &

Tsui Center for Integrative Care, which offers alternative medical treatment at the Harvard Medical School−affiliated hospital. "It's basically the same way I prescribe medicine. I don't start you on a high dose right away." She recommends that patients eventually work up to about 20 minutes of meditating, twice a day, for conditions including insomnia and irritable bowel syndrome.

Integrative medicine programs including meditation are increasingly showing up at hospitals and clinics across the country. Recent research has found that meditation can lower blood pressure and help patients with chronic illness cope with pain and depression. In a study published last year, meditation sharply reduced the risk of heart attack or stroke among a group of African−Americans with heart disease.

At Beth Israel Deaconess, meditation and other mind−body therapies are slowly being worked into the primary−care setting. The program began offering some services over the past six months and hopes eventually to have group meditation classes, said Dr. Nerurkar.

Health experts say meditation shouldn't be used to replace traditional medical therapies, but rather to complement them. While it is clear that "when you breathe in a very slow, conscious way it temporarily lowers your blood pressure," such techniques shouldn't be used to substitute for medications to manage high blood pressure and other serious conditions, said Josephine Briggs, director of the National Center for Complementary and Alternative Medicine, part of the National Institutes of Health. In general, she said, meditation can be useful for symptom management, not to cure or treat disease.

Dr. Briggs said the agency is funding a number of studies looking at meditation and breathing techniques and their effect on numerous conditions, including hot flashes that occur during menopause. If meditation is found to be beneficial, it could help women avoid using hormone treatments, which can have detrimental side effects, she said.

Martha O'Boyle, a 51-year-old in Fremont, Calif., has suffered from chronic pain in her arms, chest and elsewhere since suffering from a heart attack two years ago.

"Here's a cardiologist telling me to go and meditate," said Ms. O'Boyle. "I'm thinking, does she think I'm crazy?"

Ms. O'Boyle began taking meditation classes at Stanford Hospital & Clinics in 2011. The eight-week class consisted of once-a-week sessions lasting two to three hours. "Once I started the class I saw the benefits of it," she said. Now, Ms. O'Boyle meditates every day for 20 to 45 minutes. "The pain is not gone, but it helps me cope with it," she said.

The most common type of meditation recommended by doctors and used in hospital programs is called Mindfulness-Based Stress Reduction, which was devised at the University of Massachusetts Medical School. Dr. Nerurkar said she doesn't send patients to a class for training. Instead, she and other physicians at Beth Israel Deaconess will demonstrate the technique in the office. "Really it's just sitting in a quiet posture that's comfortable, closing your eyes and watching your breath," she said.

Murali Doraiswamy, a professor of psychiatry at Duke University Medical Center in Durham, N.C., says it isn't clearly understood how meditation works on the body. Some forms of meditation have been found to activate the parasympathetic nervous system, which stimulates the body's relaxation response, improves blood supply, slows down heart rate and breathing and increases digestive activity, he said. It also slows down the release of stress hormones, such as cortisol.

Dr. Doraiswamy says he recommends meditation for people with depression, panic or anxiety disorders, ongoing stress, or for general health maintenance of brain alertness and cardiovascular health.

Thousands of studies have been published that look at meditation, Dr. Doraiswamy said. Of these, about 500 have been clinical trials testing meditation for various ailments, but only about 40 trials have been long-term studies. It isn't known whether there is an optimal amount of time for meditating that is most effective. And, it hasn't been conclusively shown that the practice causes people to live longer or prevents them from getting certain chronic diseases.

Some short-term studies have found meditation can improve cognitive abilities such as attention and memory, said Dr. Doraiswamy. Using imaging, scientists have shown that meditation can improve the functional performance of specific circuits in the brain and may reduce age-related shrinkage of several brain centers, particularly those that may be vulnerable in disorders such as Alzheimer's disease.

In a study published last year in the American Heart Association journal Circulation : Cardiovascular Quality and Outcomes, African-Americans with heart disease who practiced Transcendental Meditation regularly were 48% less likely to have a heart attack or stroke, or to die, than those who attended a health-education class. Among the meditation group, there were 20 such occurrences, compared with 32 in the control group. The study, which ran for more than five years, involved about 200 people.

Recent research found that meditation can result in molecular changes affecting the length of telomeres, a protective covering at the end of chromosomes that gets shorter as people age. The study involved 40 family caregivers of dementia patients. Half of the participants meditated briefly on a daily basis and the other half listened to relaxing music for 12 minutes a day. The eight-week study found that people who meditated showed a 43% improvement in telomerase activity, an enzyme that regulates telomere length, compared with a 3.7% gain in the group listening to music. The participants meditating also showed improved mental and cognitive functioning and lower levels of depression compared with the control group. The pilot study was published in January in the International Journal of Geriatric Psychiatry.

Government-funded research also is exploring meditation's effect on dieting and depression.

(출처 : 월스트리트저널, 17, April 2013)

4. 기공수련으로 암을 예방하고 치유할 수 있다

건강한 사람의 정상 체온은 섭씨 36.5~37.1도 사이에 있다. 강재헌 서울백병원 가정의학과 교수는 "몸을 평소 체온보다 따뜻하게 하면 혈액흐름이 원활해지면서 면역기능을 가진 백혈구의 활동력이 높아진다"고 말했다.

체온이 1도 올라가면 면역력이 5~6배 높아지고, 1도 내려가면 30% 낮아진다. 체온상승의 효과는 크게 혈액순환 개선과 기초대사량 증가 두 가지에서 비롯된다. 혈액순환이 좋아지면 장의 연동운동이 활발해져 변비가 개선되고 대장암 예방효과가 있으며 뇌의 혈행도 개선돼 기억력 저하와 치매예방에 도움이 된다. 그리고 노쇠한 세포의 교체가 활발해져 피부도 좋아지며 기초대사량이 증가하면 인체의 에너지소비량이 많아져 비만개선에도 도움이 된다.

여러 가지 병의 원인 중 하나로 냉증을 들 수 있다. 본인에게 냉증이 있다고 하여 특정병에 걸린다는 의미가 아니라 만성질환자 대부분은 몸이 차가우면서 발병하기 쉬운 특징을 갖고 있다는 것이다. 냉증은 모든 병의 원인이며 몸을 따뜻하게 데우면 병은 치유된다고 한다. 몸이 차가워지면 혈관이 수축하고 자율신경 균형이 깨져버려 교감신경 작동이 활발해진다고 한다.

그리고 교감신경 작동이 활발해지면 체내 염증을 촉진시킨다고 한다. "냉증은 항상 교감신경이 더 우위를 차지한 상태가 지속되고 이로 인해 혈액순환이 나빠지면서 영양분이나 효소를 세포 안으로 공급할 수 없어서 신체 면역력이 떨어지는 현상이 발생하는 것이다"라고 말한다.

"암환자를 진료하다 보면 환자의 대부분이 저체온증인 것을 알 수 있다. 원래 체온이 낮아 암에 걸렸는지 암으로 인해 저체온증이 되었는지 알 수 없다. 하지만 체온이 낮으면 면역력이 떨어지고 신진대사가 원활하지 못해 우리 인체는 병에 잘 걸리게 되며 병이 있는 사람, 특히 암환자에게는 치명적 조건이 될 수 있다."

일반적으로 폐암, 위암, 유방암 등은 서양의학에서는 신체의 한 부분에 한정된 병으로 취급되어 왔다. 그러나 모든 암은 전신으로 퍼져나가는 병이기 때문에 국소치료법(수술 및 방사선 치료)뿐만 아니라 전신 체력(면역력)을 증강시켜 암과 싸워야 한다. 기존의 3대 암치료법만 고집하지 말고 정말로 효과적인 치료법을 도입하여야 한다. 암에 대한 통합의료의 일반화를 위해서 임상 현장에서 증명된 새로운 암치료법을 받아들여야 한다고 그는 말한다.

따라서 암을 예방하고 치유할 수 있는 모든 열쇠는 운동이나 기공수련을 통한 발열에 있다고 볼 수 있다. 체온이 1도 올라가면 면역력이 3~5배 올라간다. 실제로 자궁암세포와 정상세포를 떼어내어 32도와 43도 사이에서의 변화를 지켜보았더니, 39.5도 이상의 온도에서 암세포가 10일 만에 사라졌다고 한다.

체온이 떨어졌을 때 신진대사능력과 면역력, 효소활성도, 소화능력, 혈액순환 등 인체의 많은 활동능력이 저하되고, 체온을 상승유지하면 혈액순환이 잘되고 면역력이 높아져 고혈압, 당뇨병, 관절염, 치아질환 등의 습관성 질병에 안 걸리게 된다.

건강한 사람은 1주일에 3~4회씩 땀 날 만큼 조깅할 수 있으나 비만환자, 관절염 환자는 그럴 수 없으므로 1주일에 3~4회씩 실내에서 땀 날 만큼 단전호흡과 기공체조수련으로 치유할 수 있다.

5. 기공수련으로 자연치유능력을 극대화시킨다

현대인들이 겪는 많은 질병은 특별한 병인이 없이 과도한 스트레스로 인해 발생하는 경우가 많다. 특히 도시생활 중에서 빈번하게 노출되는 각종 도시 소음으로 인한 스트레스는 정신뿐 아니라 몸상태를 예민하고 불안정하게 만들기 쉽다.

최근 기공요법은 수기요법, 정신치료와 함께 3대 대체의학으로 주목받고 있다. 한의학의 4대 치료요법은 약물요법, 침구요법, 안마요법, 기공요법이 있는데 기공요법은 인체에서 생성할 수 있는 에너지인 기를 통해 건강회복과 건강유지를 돕는 방법으로 기의 원활한 흐름을 유도하고 외면의 건강과 내면의 건강을 지킬 수 있는 자연치유법이다.

특히 기공요법은 남에게 의존해 질병을 치료하는 것이 아닌 스스로 기공수련으로 자신의 면역력과 자연치유력을 높여 스스로 치료하는 셀프치료의 개념으로 전혀 부작용이 발생하지 않는 무공해 대체의학이다. 기공요법은 음양의 부조화현상으로 나타나는 증세를 음양으로 조화시켜 자연치유력을 극대화하여 자연치유가 되도록 해야 한다.

현대인들이 기공을 수련하는 가장 큰 이유는 오장육부의 건강 때문이다. 오장육부는 음양오행의 원리에 의해 움직이는데 우주의 거대한 에너지인 기(氣)는 크게 음과 양으로 나눌 수 있는데 음(陰)은 어둡고, 소극적이고, 축소 지향적인 기운이며 양(陽)은 밝고, 적극적이고, 확대 지향적인 기운이다. 이러한 음양의 기(氣)는 오행으로 나뉘어 상생과 상극에 의해 조화·유지된다.

기공요법은 정신적인 안정과 호흡 조절을 통해 심신을 수양함으로써 질병, 특히 어떤 종류의 만성병을 예방하고 건강을 회복하며 수명을 연장하려는 요양치료법이며 호흡과 정신의식을 상호 결합하여 심신쌍방의 일치를 유도하려는 방법으로 인체의 저항력을 강화하면 병사는 자연 그 활동이 저지된다는 이론에 근거를 둔 일종의 정체요법, 자연요법이라 할 수 있다.

인간의 상태에 따라 뇌파는 크게 세타파, 델타파, 알파파, 베타파 등의 네 가지로 구분할 수 있는데 델타파는 깊은 수면상태에서 발생되어 성장호르몬을 생성시키며, 베타파는 외적 의식의 긴장상태에서 일을 처리하는 상태로서 이러한 상황이 지속되면 뇌는 혼돈에 이르고 심리불안이나 초조함을 불러오면서 학습이나 업무의 효율을 저하시킨다. 세타파는 지각과 꿈의 경계상태로 나타나는데 순간적인 통찰력이나 창조적 아이디어로 연결되기도 하고 초능력이라는 미스터리한 비현실적 상태로 보여지기도 한다.

명상단전호흡은 알파파의 생성에 커다란 효과를 볼 수 있는 기공요법이다. 알파파는 가장 중요한 뇌파로써 통일된 정신상태를 보여주며, 집중력과 기억력의 향상을 이룬다. 뇌파를 알파파상태로 유지할 수만 있다면 기억력과 집중력뿐 아니라 창의력이 높아지며 긴장된 상황 속에서도 흥분하지 않고 밝은 성격을 가지게 되며 두뇌의 최적상태가 유지되는 것이다. 명상단전호흡은 알파파의 생성에 커다란 효과를 볼 수 있는 기공요법이다.

현대사회의 질병은 잘못된 습관이나 극심한 스트레스 생활환경으로 인한 만성질환이 대부분으로 기공수련(명상, 단전호흡)을 하게 되면 체온이 상승되어 면역력이 증강되며, 웬만한 질병을 이겨 나갈 수 있는 건강한 신체를 가질 뿐 아니라 정신적 상태에서도 평상심을 유지하게 되고, 자신감이 생성되며, 긍정적 사고방식을 가지게 된다(참고자료 : 뉴스메이커, 명상단전호흡과 기체조수련을 통한 자연건강법명상, 2014년 12월 2일 안상호 기자).

6. 기공수련은 집중과 의식을 강화시킨다

명상은 집중과 의식을 훈련시키는 것을 포함하며 자발적인 조절로 정신적 안정결과를 가져온다. 명상은 물리적이고 정신적인 행복을 증진시킬 수 있는 이점을 가진 자아발전에 대한 접근으로 구성되어 있다. 오늘날 대부분의 명상은 본질적으로 동양에 그 기원을 두고 있다. 명상은 좌선(坐禪)이나 초월명상(TM)과 같은 형태도 있으나, 그보다 더 의미심장하고 활발한 형태도 있다.

요가 수행자들에 의하면 명상은 브라만과 절대자를 결합시킨 것을 의미한다. 하지만 오늘날 서구의 많은 사람들은 그것이 특별한 종교적 신념이 필요하지 않은 실질적인 자체 기법이라 한다.

1) 과학적인 증거

1960년대 초기 이후 연구진들은 인간의 정신과 육체에 대한 명상의 특별한 효과를 연구해 왔다. 물리학에 의하면 명상은 감응적인 신경조직을 평온하게 하고 심장박동을 감속시키고 호흡률은 낮추어주고 혈압과 신진대사를 원활하게 해준다고 한다.

특별한 질병(하나 혹은 다른 기법과 연관되어 있는 것)을 치료하는 데 사용되었던 명상의 연구는 조직적인 기초가 없는 긴장과 관련된 질병들의 예방과 치료에 가장 효과적이라는 것을 보여준다.

예를 들면 병적인 공포증과 신경성 긴장, 고혈압과 정신적인 불안증세는 모두 명상에 의해 성공적으로 치료되어 왔다. 그리고 여러 형태의 두통이나 만성적인 통증, 불면증도 개선되어 왔으며 약물중독과 알코올중독을 치료하는 데도 사용된다.

긴장에 대한 반응을 조사하는 연구를 살펴보면 명상하는 사람들은 가능한 위협들에 대하여 보다 신속하고 적절하게 대응한다고 밝혀졌다. 그러나 그들의 심장박동은 명상하지 않은 사람들이 위협을 물리쳤을 때보다 더 빨리 정상적인 상태로 되돌아온다.

2) 계획수립과 목적달성, 문제해결에 도움을 준다

고대의 전통적인 명상은 우리 자신은 동등한 존재이며 내적 자아를 소유하고 있어 그것이 우리에게 지혜를 주고 길잡이가 된다고 역설한다. 명상하는 훈련은 내부적인 힘의 원천을 얻는 데 도움을 준다.

명상은 또한 우리들이 생각과 감정들에 의해서 보다 더 조절이 잘 된다는 사실을 가르쳐준다. 보통 우리의 정신은 끝없이 이어지는 연상 속에서 한 주제에서 다른 주제로 스쳐 지나가며 그것은 우리가 자신을 주의 깊게 바라볼 때 간파될 수 있다.

예를 들어 어떤 차가 도로를 가로막고 서 있어 자신의 진로를 방해한다면 우리는 즉시 화를 내며 욕설을 내뱉기 시작한다. 다른 운전자에게 우리가 생각하는 것과 하나의 생각이 연달아 다른 생각을 연상시키는 것, 그리고 노여움을 발생시키는 것이 무엇인지를 이야기하는 것이다. 만일 이런 형태의 주관적인 비평을 계속하게 된다면 당신은 정신적·육체적으로 심각한 영향을 받게 된다. 그러나 명상은 당신의 주의를 훈련시킴으로써 주관적인 작용이 어떻게 시작되고 그것이 유용한 것인지 어떤지 결정하는 데 대한 지각을 증가시킬 수 있다. 만일 그렇지 않다면 당신은 명상을 그만두거나 적어도 그것을 상당히 늦출 수 있다.

명상은 또한 계획하고 문제를 해결하는 것과 과정을 형성하는 데 도움을 준다. 그리고 헛된 망상 속에서 정처 없이 떠돌아다니지 않고 문제에 대한 당신의 주의를 집중시킬 수 있도록 도와줌으로써 보다 더 효과적이다. 따라서 명상은 "어떠한 때에 한 가지 일을 하는 것" 혹은 "지금 바로 여기에서 살아가는 것"으로 이야기되어 왔다.

3) 자가치료를 위한 명상

국제 TMJ-CRANIAL 연구회가 발표한 자가치료를 위한 명상방법에 대해 알아보면 다음과 같다.

(1) 명상에 몰입하는 과정

명상은 많은 형태를 가지고 있고 어떤 것은 매우 복잡하기도 하다. 그러나 여기 권장된 기술들은 간단하고 효과적이며 일상적인 짓으로 쉽게 이루어낼 수 있다.

어떤 형태의 명상을 하더라도 규칙적이고 일관성 있게 그리고 헌신적으로 하는 것이 가장 중요하다. 만일 당신이 작업과 일상생활의 문제에 명상의 원리를 적용시킨다면 연습이 심화됨에 따라 강화될 미묘하지만 일정한 변화를 스스로 감지하기 시작할 것이다.

(2) 시간과 환경

명상을 위해서는 반드시 10~20분 정도의 시간을 준비한다. 아침과 저녁에 한 번씩 너무 피곤하지 않을 때를 선택한다. 식사 직후나 졸음이 올 수 있는 피곤한 때에 명상하는 것을 피한다. 무엇에도 방해받지 않을 조용하고 편안한 장소를 선택한다. 그리고 필요하다면 전화를 꺼놓는다. 되도록 너무 낯설지 않은 시간과 장소를 설정하도록 한다. 이는 명상을 더 쉽고 가치 있게 해준다.

(3) 명상을 위한 준비

명상을 시작할 때 마룻바닥이나 방석 위 혹은 등받이 의자에 앉을 수 있다. 그렇지만 졸음이 오게 하는 푹신한 의자나 소파에 앉는 것을 피한다. 앉는 자세는 졸음을 없애주거나, 정신을 차리는 데 도움을 줄 수 있어야 한다.

지나치게 긴장하지 말고 똑바로 몸을 세워 편안하게 앉을 수 있을 때까지 자세를 잡아본다. 등과 머리가 똑바로 세워진다면 졸음을 덜 느끼게 되는 것이다. 일단 모든 것이 만족스럽다면 눈을 감고서 몇 번 천천히 그리고 깊이 호흡해 본다.

(4) 명상자세

가부좌 또는 반가부좌자세는 이상적이고 안정된 자세로 만들어준다. 먼저 두 다리를 편 채로 바닥에 앉는다. 그런 다음 무릎을 굽히고 반대쪽 다리의 허벅지 위에 발을 올려놓는다. 나머지 한 다리는 반대편 다리 밑에 두든가 다리 위에 올려놓는다.

그리고 깊이 호흡을 해본다. 몸을 자세히 살펴보고 긴장을 서서히 풀도록 한다. 다음은 정신적인 상태를 살펴본다. 만일 다른 생각들이 당신을 괴롭힌다면 그 생각으로부터 주의를 떨쳐버려라. 정신이 완화되고 밝아졌다면 이제 시작할 준비가 된 것이다.

(5) 호흡의 집중방법

이 기법에서는 호흡을 집중하게 된다. 복부를 팽창시켰다 줄였다 하거나 코로 공기를 내보내는 데 집중한다. 자연스럽게 호흡을 하되 의식적으로 호흡을 조절하려고 노력하지 말라. 마치 연인의 부드러운 호흡을 지켜보는 것과 같은 초연함으로 호흡을 지켜보라. 당신의 이러한 집중이 어떤 스쳐 지나가는 생각이나 이미지로 전환되었다는 사실을 인식하게 되면 바로 그때 심호흡으로 되돌아온다.

차츰 경험이 쌓임에 따라 주의가 산만하더라도 지각은 오랫동안 집중할 수 있게 될 것이고 주의가 전환되었을 때를 신속하게 알아차리는 것은 시간을 조절할 수 있기 때문에 방해받지 않는다.

(6) 호흡계산방법

만일 호흡을 집중하는 것이 어렵다는 것을 알게 된다면 그것이 조용히 호흡수를 헤아리는 데 도움이 될지도 모른다. 하나부터 시작해서 숨을 들이마시고 내뿜는 횟수를 1부터 10까지 헤아린다. 그리고 나서 다시 시작해 본다.

주의가 산만하다면 단지 지각을 심호흡에만 집중시키고 다시 시작한다. 수를 헤아리는 것은 정신집중을 하도록 도와주고 주의가 산만할 때 매우 명확한 지시를 내려준다.

(7) 만트라(신성한 소리, mantra) 명상

이 방법은 심호흡을 하면서 자기가 좋아하거나 자신의 심오한 감정, 신념을 표현하는 낱말이나 구절을 조용히 반복하는 것을 포함한다. 어떤 사람들은 '자유'나 '하나'와 같은 친숙한 낱말들을 사용하거나 혹은 명상하는 동안 자신의 지각을 더 높은 상태로 끌어올려 줄 낱말들을 사용한다.

기원 후 가장 잘 알려진 만트라(mantra ; 신성한 소리)는 위에서 볼 수 있듯이 뇌를 진동시키는 '음(Om)'이다. 이때 입술만 가볍게 다문 상태에서 성악 발성식 두성 형식의 '음(Om)'이 최상이다.

(8) 집중적인 명상

한 곳을 고정시켜 응시하는 것은 '트라탁(tratak)'으로 잘 알려져 있는 요가의 전통적인 방법으로 훌륭한 명상의 한 방법이다. 이것은 눈을 깜박 거리지 않고 움직이지 않으며 비교적 작은 물체에 시선을 집중하는 것이다. 그러고 나서 눈을 감고 사물을 눈앞에 떠오르도록 해본다.

당신이 주시하는 목표물은 1미터 정도 떨어진 지점에 있어야 한다. 이 방법에서 가장 보편적으로 사용되는 사물은 불타고 있는 초이다. 긴장을 풀고서 사물을 주시하되 멍하니 바라보아서는 안 된다. 꾸준히 주시하되 긴장하지 말고 약 1분 동안 눈을 가늘게 뜨고 주시한다. 사물의 상이 흐릿해진 후에 눈을 뜨고 다시 그 과정을 반복한다.

(9) 명상 후

약 10~20분 동안 명상에 잠겼을 때 서서히 정신의 지각이 주위환경으로 되돌아와서 눈을 뜨게 된다. 천천히 주의를 이동시키고 주위를 확장시킨다. 지각이 주위환경에 다시 초점을 맞추는 것과 마찬가지로 당신은 이제 신선하고 긴장이 풀린 느낌을 가지게 되며 당신 앞에 놓인 작업들을 할 준비가 되어 있을 것이다.

(10) 잠재적인 문제

어떤 사람들은 명상이 특히 처음 몇 번 시도하는 동안에는 신체적으로 불편할 뿐 아니라 불안하게 만들고 마음을 동요시키며 혹은 속을 약간 메스껍게 한다고까지 말하기도 한다. 만일 이러한 어떤 감각을 느낀다면 몇 분 동안 명상하는 것을 중단하고 눈을 뜨고 주위를 둘러본다.

일단 그 느낌이 사라지면 다시 한 번 명상을 시작한다. 명상의 또 다른 효과는 정신의 이성적 부분이 계속적으로 존재하고 보통 정신의 무의식적인 부분으로부터 나온 생각과 이미지가 당신의 지각 속에서 다시 재현될 때 일어난다고 한다.

우리는 우리가 전혀 생각하지 못하는 삶의 부분을 가지고 있다. 아마도 그러한 부분들 때문에 우리는 난처하게 되고 놀라고 혹은 불쾌하게 된다. 명상과정은 우리 자신에 대한 이러한 것을 인식하는 부분을 포함하고 또 그것을 우리 인생의 한 부분으로 받아들이고 적절하게 처리함으로써 사람들은 점차 감정적인 영향을 잃게 되고 그런 부분들은 쇠퇴하게 된다(참고자료 : 국제 TMJ-CRANIAL 연구회).

7. 기공수련이 운동보다 건강에 더욱 좋다

현재 국내에는 다양한 기공이 유행하고 있는데 기공수련이 신체를 건강하게 하고, 운동을 하면 신체에 어떤 변화가 오는지에 대하여 미국의 한 면역학 전문가가 이에 대한 답을 내놓았다. 현대인들은 신체가 건강하게 되기를 바라며 운동에 열성이다. 사람마다 건강을 위해 헬스클럽에서 땀을 흘리고, 아침마다 조깅, 수영, 축구 등에 열심이다. 이런 사람들에게 운동은 이미 먹고 자는 것만큼 중요한 일이다.

운동이 인체 건강에 미치는 촉진효과에 대하여 휴스턴 베일러대학의 면역학 교수 펑리리(封莉莉)는 최근 하버드대학의 초청을 받아 강연을 했다. 펑 교수는 "인체의 세포는 사람의 일생에서 분열 횟수가 한정되어 있고, 세포의 생명은 짧다.

운동선수들은 경기에 좋은 상태를 유지하기 위해 지속적으로 운동하는데 이렇게 하면 신체 속의 세포의 생존시간은 더 짧아진다고 하였으며 아주 빨리 새로운 세포에 의해 대체된다고 하였다. 새 세포는 생명력이 강하고 에너지가 많아 운동선수들이 일시적으로 좋은 경기상태를 유지하게 하고 건강해 보이게 한다. 그러나 이런 과도한 소모로 면역력은 대사율이 너무 빨라 오히려 저하되고 수명도 짧아지는 경향이 나타난다. 때로 운동선수들이 경기상태가 아주 좋은 상황에서 갑자기 죽는 사례를 볼 수 있다. 이것은 운동선수들이 보기보다는 건강하지 않다는 것을 설명하고, 과도한 강화훈련은 그들의 노쇠를 가속화한다는 것을 말해준다."고 발표했다.

보통사람들에게 적당한 운동은 체내에 산소를 보충해 몸을 가뿐하고도 활력이 넘치게 해주며 일정한 기간 지속해도 피로를 느끼지 않게 한다. 그러나 일단 운동을 중지하면 세포의 주기는 원상태로 돌아와 피로를 더 심하게 느끼게 된다. 신체를 건강하게 하려는 것은 운동과 같지만 동양의 기공수련은 운동과 반대로 동작이 느리고 완만하며 심지어는 정지하고서 움직이지 않아 심장박동 수를 최소한으로 줄이고 혈액순환도 느려지게 한다.

이때 인체 세포의 분열 횟수가 적어져 세포의 수명이 연장된다. 뿐만 아니라 연구에 의하면 기공수련은 인체의 면역능력을 높여주는 것으로 나타났다. 펑리리 교수는 기공을 연마하는 사람의 세포에서 1만2천 개의 유전자를 분리해 배열해 놓고 유전자 발현의 전반적인 변화를 관찰했다.

그 결과 펑리리 교수는 샘플을 얻은 사람의 체내에 단백질 분해물질이 보통사람보다 적고 바이러스를 소멸하는 능력이 비교적 좋다는 것을 발견했다. 인체에서 단백질 분해체계는 병을 초래하는 미생물을 소멸하는 역할을 하며, 암(癌)과도 밀접한 관계가 있다. 예를 들면 암환자 체내의 단백질 분해체계 대사율은 특별히 높은데 이것은 암환자에게서 빠른 속도로 죽어가는 세포를 보충하기 위해 끊임없이 새로운 세포를 만들어야 하기 때문이다.

다른 한 연구에서는 에이즈 바이러스에 대한 항체 R309가 기공을 연마하는 사람에게서 10배나 증가한 것을 발견했다. 미생물 소멸과 관련된 유전자도 보통사람의 8, 9배로 증가하고, 노쇠를 막는 호르몬 등도 증가했다. 이런 물질들은 모두 인체의 아주 중요한 항체로 평가된다.

펑리리 교수의 이 연구결과는 기공이 인체 면역능력을 개선하는 데 뚜렷한 효과가 있다는 것을 설명해준다. 그녀는 과학적인 방법으로 세포 내 분자를 분해하고 비교해 운동에 대한 통념에 도전해 "운동이 신체를 튼튼하게 한다"라는 선입관을 다시 한 번 되돌아보게 했다.

기공을 수련하면 인체에는 어떤 영향이 있으며 그 이유는 무엇인가? 또한 해로운 점은 없는가?에 대해 기공에 관심이 있는 사람은 누구나 궁금해할 것이다.

중국의 기공수련작용에 관하여 보고된 글에는 만성형 환자들에게 시행해 보니 확실히 치료효과가 있었다고 한다. 또한 사람에 따라서 차이는 있으나 시행한 환자와 시행하지 않고 일반의학적 치료만 한 환자들의 경우에 있어서도 기공수련을 시행하면서 치료를 한 쪽이 월등히 결과가 좋은 것으로 나타났다. 또 나이가 많은 노인들의 경우에는 몸이 허약하고 힘이 없어지나 기공단련을 한 후 몸이 좋아지고 건강상태가 아주 좋아지고 있다고 한다.

기공은 안정된 상태에서 단련하므로 대뇌피질을 고요한 상태에 이르게 하며, 내장기관을 움직이는 상태에 처해 있게 한다고 할 수 있다. 고요한 상태에 있는 대뇌피질은 억제상태에서 충분한 휴식을 보장받게 된다. 그러므로 기공은 만성질병을 치료할 뿐 아니라 칠정(七情)의 손상에서 일어난 질병도 예방하고 치료할 수 있다.

기공을 수련하면 경락의 흐름을 느낄 수 있다. 특히 진기운행법을 시행하면 임맥과 독맥을 확실히 느끼게 된다. 즉 학문적으로 막연히 공부한 경락을 완전히 느끼게 되므로 산지식이 되며 침구학의 이론을 확실히 터득하게 된다. 경락이 전신의 기혈이 운행되는 통로임을 인정하고 이를 조절해 오장육부의 질병을 치료할 수 있는 확실한 믿음이 생기고 자신이 생긴다.

기공을 수련하다 보면 신체의 어느 부분이 시큰하고 저리며 붓는 것 같고 열감을 느끼거나 어느 부위에 더운흐름이 경락노선을 따라 더운 감이 이동하는 현상을 느끼게 된다. 그런가 하면 어느 부분에서 딱 정지하고 통증을 느끼는 경우도 있다.

이것은 그곳의 경락이 운행되지 않기 때문이다. 그 통하지 않는 경락과 장부와 결부해 보면 그 장부에 반드시 이상이 있음을 안다. 이때 기공을 장기간 수련한 사람이 기를 발산하여 운행시켜 주면 통하게 된다. 그리고 통하면 그 통증도 사라지며 아울러 비장기도 치료가 된다. 이런 수련과 치료를 통하여 질병을 예방하고, 또한 병이 커지기 전에 치료할 수 있게 되는 것이다.

중추의 보고서의 기록을 보면 더욱 놀라울 수밖에 없다.

첫째로 기초대사를 낮추고 에너지의 소모를 적게 한다. 즉 기초대사란 안정상태에서 심장이 박동하고 숨을 쉬며 각 기관이 활동하기 위해서 소모하는 에너지를 말한다.

대사율이란 사람이 에너지의 대사평도를 가리킨다. 사람은 안정상태에서 심장, 호흡, 소화 등 내장활동이 가장 낮으며 체력과 뇌력의 활동도 낮다. 일반적으로 새벽에 깨어나 잠자리에서 움직이지 않고 아무런 생각도 하지 않을 때 기초대사가 가장 적다.

대사과정은 신경계통에 의하여 조절된다. 생리적으로 볼 때 교감신경이 흥분되면 호흡이 강화되고 심장박동이 빨라지며, 골격근이 긴장해지면서 에너지가 소모되는데 이런 반응을 에너지 소모성 반응이라 한다.

이와 반대로 호흡이 약해지고 심장박동이 늦아지며 교감신경계통이 억제되고 골격근이 늦추어지는 반응을 에너지 저비성 반응이라 하는데 이때는 에너지의 소모가 점차 감소된다.

기공단련은 정신을 안정시키고 전신을 늦추며 호흡이 온화하게 하기 때문에 사람이 에너지 소비를 즐기게 된다. 중국 자료에 의하면 기공 시 산소 소모량은 기공 전보다 약 30% 감소되며 에너지 대사도 약 20% 감소되고 심지어 깊은 잠에 들었을 때보다도 더 낮아진다고 한다.

기공 시의 호흡 빈도와 매 분 안의 기체 통과량도 감소된다. 정상적인 사람은 깊은 잠이 들었을 때의 산소 소모량이 각성상태에 있을 때보다 약 10% 낮아지지만 기공 시의 산소 소모량은 각성상태의 사람의 산소 소모량보다 약 34%까지 낮아질 수 있다고 한다. 아울러 혈당량도 낮아진다고 한다. 기공단련은 사람으로 하여금 대뇌의 기능을 높임과 동시에 기초대사를 보다 더 낮춘다.

적당한 운동은 건강에 아주 유리하다. 또 건강하려면 적당한 운동을 하여야 한다. 근데 운동에도 무양운동과 유양운동이 있다. 무양운동은 말대로 산소가 없는 운동인데 격렬한 운동을 가리킨다. 유양운동은 산소가 있는 운동으로 유연하고 느린 운동을 가리킨다.

무양운동은 근육조직이 산소가 결핍한 상태에서의 격렬한 운동을 일컫는다. 무양운동을 하면 근육이 발달되고 정력이 충만해진다. 아울러 인체의 영양물질의 소모도 빨라진다. 그리고 운동 중에서 땀을 통하여 많은 영양물질이 소모됨과 동시에 인체 내의 노폐물-독소의 배출도 증가된다. 그런데 세포의 활력이 강화되는 반면에 세포의 노화를 가속화시키는 결점도 갖고 있다. 이런 의미에서 말하면 무양운동은 일종의 만성자살이라고 할 수 있다. 예를 들면 사람의 세포의 수명을 백 시간이라고 하자. 정상적인 세포는 생겨나서부터 50시간이 되면 그 생명력이 왕성해진다. 그 후 50시간은 점점 쇠퇴하다가 결국 죽어버리고 다시 새 세포가 생겨난다. 그런데 그 쇠퇴하는 후(後) 50시간의 세포는 격렬한 운동의 수요에 부합되지 않게 된다.

격렬한 운동을 하려면 이때에 새로운 세포가 생겨나면서 후 50시간의 세포를 대체하여 격렬한 운동의 수요에 부합되게 하여야 한다. 세포를 구성하는 물질에는 각종 기초영양이 있는데 단백질, 탄수화물, 지방과 비타민, 미네랄, 물 등이 있다. 이런 영양소들이 모여서 세포를 구성한다. 따라서 새로운 세포가 재생하려면 이때에 인체 내에 충분한 영양소들이 있어야 한다.

때문에 이적에는 새 세포가 생겨나면서 낡은 세포를 대체하게 된다. 다시 말하면 낡은 세포는 50시간의 수명밖에 못살게 되는 것이다. 이게 바로 전문운동선수(이하 운동원)들의 수명이 보통사람들보다 짧은 원인이 된다. 따라서 운동원들이 일정한 나이가 되면 각종 질병들에 많이 걸리는데 가장 보편적인 것으로 운동원들 중에 심근경색이 많은 것이다. 자세히 살펴보면 운동원들은 같은 또래의 사람들보다 또 겉늙어 보이기도 하다.

이런 뜻에서 보면 영양이 결핍한 운동은 만성자살이라 해도 과언이 아니다. 그러면 유양운동은 어떠한가? 유양운동은 산소가 있는 운동으로 장시간에 걸쳐 진행하는 내력운동으로 심장(순환계통)과 폐(호흡계통)가 충분한 자극을 받아서 심폐의 기능이 제고되어 전신의 각 기관과 조직이 충분한 산소와 영양을 공급받게 하고 인체가 아주 훌륭한 기능을 유지하게 한다. 하지만 이 운동 역시 소모하는 영양이 평소보다 많이 증가한다. 따라서 충분한 영양공급이 따라가지 못하면 만성자살이나 마찬가지이다.

유양운동에는 걷기운동, 기공, 요가 등이 포함된다. 그러면 유양운동이 어떻게 건강에 좋은가에 대하여 알아보면 물리학에는 공명이란 현상이 존재한다. 즉 외계의 주파수와 물체 내부의 주파수가 같을 때 공명현상이 나타난다. 인체도 마찬가지로 공명현상이 있다.

또한 인체는 오장육부로 구성되었다. 그 오장육부도 자체의 고유한 운동주기를 갖고 있다. 그런데 만약에 사람의 움직임의 주기가 그 인체 내부 장부의 고유의 주기와 같거나 접근할 때는 각 장부는 공명현상이 나타나게 되며 따라서 각 장부(臟腑)도 충분한 기능을 발휘하는 것이다. 이게 바로 중화양생익지공과 같은 기공이나 요가와 같은 운동이 인체에 건강을 가져다주는 기본 원리이다.

그 전제조건은 충분하고 균형적인 영양공급이 따라가야 한다는 것이다. 만약에 그렇지 못하면 그건 완전한 만성자살이다(참고자료 : 2011년 1월 23일 천화문화기공).

8. 호흡법으로 여러 질환을 해소시킨다

"입으로 길게 숨을 토하면 몸 안의 압력이 현저히 낮아져 코로 들이키는 호흡"이 저절로 되고 책을 읽거나 걸어가면서도 할 수 있다. 3분여 만에 입안이 마르고 타는 냄새가 나는 것은 혈관을 막고 있는 노폐물을 태우기 때문이다.

세존(世尊)은 '억지로 숨을 참는 호흡법'은 백해무익하다고 판단, '들숨과 날숨'으로 몸과 마음을 다스리는 호흡법을 창안하여 불교경전에 수록하였다(佛說安般守意經).

"혈액 중의 산소부족으로 세포가 당분을 충분히 산화 연소시키지 못하면 혈액의 점도(粘度)가 높아져 혈관에 노폐물이 죽처럼 부착, 만성질환을 유발한다(1932년 노벨 생리의학상 수상자 : 바르부르크 박사)."

"몸 안에 사리(舍利)가 생성되면 무병장수를 누린다. 복부의 하단전을 뜨거운 탕(湯)처럼 태워버리면 청명한기(淸明寒氣)만이 남게 되고, 그 청명한기의 결정체가 사리(舍利)가 된다(북창(北窓) 정염의 용호비결(龍虎秘訣))."

하단전을 뜨거운 탕(湯)처럼 태우기 위해서는 '땔감'이 있어야 하고 이를 태울 수 있는 '연료'가 있어야 한다. 혈관 벽에 죽처럼 눌어붙어 만성질환의 원인이 된 노폐물이 바로 땔감이 된다.

노폐물을 태울 수 있는 것은 대기 중의 산소밖에 없다. 보다 많은 대기 중의 산소를 끌어들일 수 있는 '입으로 길게 숨을 토하는 호흡법'은 질환의 원인을 제거함과 동시에 생활 자체가 '舍利(사리)를 생성시키는 호흡법'으로 이어진다.

우리 몸을 생리적으로 활성화시킬 수 있는 대기 중의 어떤 요소, 즉 '산소'에 대해서는 이미 과학적인 연구가 많이 이루어져 있다. 1997년 노벨 화학상은 인체 내에서 에너지가 생성되는 과정을 규명해낸 폴 보이어와 존 워커 두 사람의 과학자에게 수여되었다.

폴 보이어와 존 워커가 1997년도에 노벨 화학상을 수상하였는데 인체의 기관이나 조직을 구성하고 있는 각 세포는 혈액을 통해 공급받은 산소를 가지고, 역시 혈액을 통해 공급받은 당분을 산화 연소시켜 그로부터 아데노신 3인산(ATP)이라고 하는 화학에너지를 얻고 아데노신 3인산(ATP)으로부터 인산을 떼어내, 아데노신 2인산으로 전환시킬 때 나오는 열을 이용해 체온유지, 근육운동 등의 생명활동을 한다는 것을 밝혀낸 것이다.

그리고 그러한 일을 수행하는 것은 세포 내의 특별 연소기관인 미토콘드리아라는 것을 밝혀내었다. 특별 연소기관인 미토콘드리아는 혈액을 통해 공급되는 산소를 가지고 또한 혈액을 통해서 공급된 당분을 산화 연소시켜 인체가 살아가는 데 필요한 생체에너지를 만든다는 뜻에서 각 세포는 미토콘드리아라고 이름 붙여진 내연기관(內燃機關)을 가지고 있는 셈이다(참고자료 : 전북대학교 의과대학 교수팀 발표).

전북대 의대 간호학과 변주나 교수팀은 기공(국선도 서울본원) 수련생 80명에게 매일 80분간 단전호흡을 시킨 뒤 수련 전과 후의 신체상태 변화를 측정해 그동안 말로만 효과 있다고 하던 단전호흡의 효과를 검증하였는데 면역물질은 1.8배 증가, 심리불안은 1.3배 감소하였다. 이는 단전호흡(丹田呼吸)을 한 직후 수련자들의 몸에 생긴 변화를 과학적으로 연구한 검증결과였다.

수련을 마친 80명의 침을 조사하자 그 속에 면역물질인 면역글로불린A가 수련 전보다 1.8배 증가했다는 것이다. 이에 비해 80분간 휴식을 취한 대조군 30명의 면역글로불린A 수치는 변화가 없었다. 또 자가 심리측정검사표를 이용하여 심리불안상태를 측정한 결과 실험군에서는 수련 후 심리불안 정도가 수련 전에 비해 1.3배 감소한 것으로 나타났다. 휴식을 취한 대조군에서는 심리불안 정도에 변화가 없었다.

변 교수팀은 4일 한국종합전시장에서 열린 국선도연구회 개원 29주년 기념 학술대회에서 이 연구결과를 담은 논문 "한국 전통건강문화로서의 국선도 단전호흡의 심리신경면역학적 효과에 관한 연구"를 발표했다.

변 교수는 "요즘 환경변화가 심신에 미치는 영향을 연구하는 심리신경면역학이 선진국에서 새로운 의술로 각광받고 있다. 이 중 단전호흡은 환경변화로 인한 심신의 충격을 완화시켜주는 치료법으로 관심을 모으고 있는데 이의 효과를 과학적으로 검증해낸 것에 의의가 있다"고 소개했다(참고자료 : 동아일보, 1996년 5월 5일).

9. 불면증은 의료기공으로 해결된다

불면증으로 고생하여 밤에 잠을 이룰 수 없었으며 부족한 수면은 신경을 더욱 예민하게 만들어 주변의 모든 일들이 짜증이 나고, 쉽게 화가 나고, 손발이 저린 증상, 가슴이 답답한 증상 등 여러 가지 증상들이 나타나 고통을 호소하는 사람들이 생각 외로 많다.

병원에 가서 수면유도제를 복용하면 겨우 잠이 들지만 깊게 잠들지 못해 아침에 일어날 때는 전혀 개운한 느낌이 들지 않는다. 이런 경우 기공치료와 한약치료, 침구치료를 한 달간 시행하면 수면유도제 없이 깊은 잠을 잘 수 있게 되고 여러 가지 증상들도 더불어 없어진다.

기공과 불면의 연관성에는 기공 중 환자들을 치료하기 위한 특수한 목적을 가지고 수련하는 것을 의료기공이라고 하는데 건강유지나 건강증진을 위해서 혹은 정신적인 수양을 위해서 개인적으로 또는 단체로 수련을 하여 불면증을 극복할 수 있다.

기공요법은 인접 학문과의 결합으로 인해 새로운 시점을 맞이하고 있는데 체육, 음악, 심리학, 정신과학, 대체요법 등의 결합으로 인하여 새로운 방법들을 개발해 나가고 있으며 과학적인 접근도 다각도로 실행되고 있다. 또한 객관적인 임상실험 데이터들을 통해서 이를 입증해 나가고 있으며, 복잡한 시대의 흐름에 따라 정신적인 명상법이 많이 보강되고 있다.

기공요법이란 몸과 마음을 조절할 수 있는 모든 방법을 총괄해서 일컫는다고 볼 수 있다. 기공은 몸의 건강에도 많은 유용한 점이 있지만, 특히 마음의 안정을 가져온다. 마찬가지로 의료기공 또한 신경과에 아주 효과가 탁월하다. 의료기공은 현재처럼 바쁘고 스트레스를 많이 받는 시대에는 더욱더 중요한 치료법 및 건강유지법이다. 특히 불면, 우울증, 화병, 가슴답답증, 초조불안, 만성두통 등 신경정신과 치료에 탁월한 효과가 있으며, 앞으로 의료기공은 건강과 관련하여 그 중요성이 더해질 것으로 보고 있다. 한약요법과 의료기공이 병행되었을 때 불면을 비롯한 신경과 질환의 치료율이 현격하게 높아지는 것은 우리 주변에서 쉽게 확인할 수 있다.

10. 자연치유요법으로 면역력 높여 여성암을 극복시킨다

우리나라 국민 35명 중 1명 이상은 암유병자인 것으로 조사됐다. 보건복지부와 중앙암등록본부는 우리나라 국민의 2014년 암발생률, 암생존율 및 암유병률 현황을 분석한 결과, 지난 1999년 이후 발생한 암환자 중 2015년 생존이 확인된 암유병자는 약

146만 명이었다고 20일 밝혔다. 이는 35명 중 1명꼴이다.

암종	발생자수(명)		차이	
	2013 (A)	2014 (B)	발생자수(명) (C=B-A)	백분율(%) (C/A*100)
갑상선	42,823	30,806	−12,017	−28.1
위	30,328	29,854	−474	−1.6
대장	27,870	26,978	−892	−3.2
폐	23,401	24,027	626	2.7
유방	17,398	18,381	983	5.7
간	16,344	16,178	−166	−1.0
전립선	9,594	9,785	191	2.0
췌장	5,545	5,948	403	7.3
담낭 및 기타담도	5,315	5,576	261	4.9
비호지킨 림프종	4,860	4,948	88	1.8
전체	227,188	217,057	−10,131	−4.5

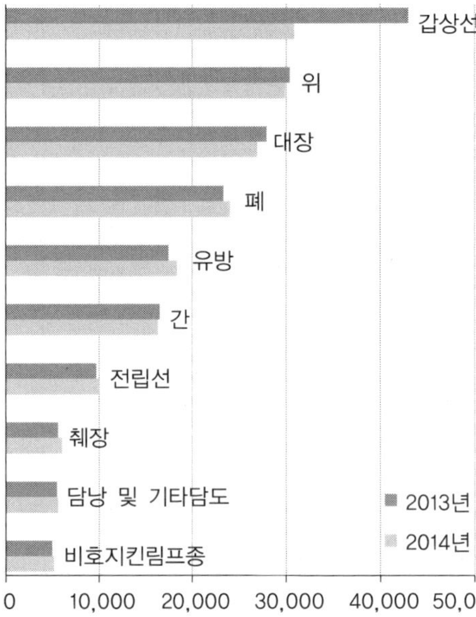

2014년 주요 암종 발생자수 및 발생분율

2016년 12월 20일에 발표한 '2014년 암등록통계자료'에 따르면 전국민 암발생률이 3년 연속 감소하였음을 알 수 있다. 보건복지부(장관 정진엽)와 중앙암등록본부(국립암센터, 원장 이강현)는 국가암등록통계사업에 따른 우리나라 국민의 2014년 암발생률, 암생존율 및 암유병률 현황을 발표하였다. 2014년 새로 발생한 암환자 수는 217,057명(남 112,882명, 여 104,175명)으로, 2013년 227,188명에 비해 10,131명(△4.5%) 감소하였다.

특히 여성암 발병률 1, 2위를 차지하는 갑상선암이나 유방암을 치료했다는 사람은 하나 건너 한 명은 있을 정도로 흔히 찾아볼 수 있다. 조기발견으로 빠른 치료도 중요하지만, 치료 이후 재발을 방지하고 몸을 잘 관리하는 것 또한 무엇보다 중요한 일이다.

1) 림프순환 원활화로 통증 없애고 재발 막을 수 있어

가장 발병률이 높은 갑상선암이나 유방암은 초기에 발견하여 조기치료를 하면 완치율이 90퍼센트에 이를 정도로 치료 예후가 좋은 편이다. 그러나 암을 제거한 뒤 검사결과상 완치되었다 하더라도 몸이 무겁고 힘들다고 호소하는 경우가 많다. 또 암 진단 이전에 드러나진 않았지만 약하고 힘들었던 신체 부위들이 암을 통해 드러나기도 하고 이런 이유들 탓에 무기력감에 빠지기도 한다.

청담미즈한의원의 서좌남 원장은 "여성암 한방치료의 장점은 암시술 이후 체력을 증진시켜 면역력을 강화하고, 림프순환을 도와 전이 및 재발을 최소화하는 데 있다. 또한 단전호흡과 명상훈련으로 마인드 컨트롤을 할 수 있도록 돕는다"고 말했다.

유방암 환자의 경우 시술받은 쪽으로 림프부종이 나타나면서 통증을 호소하기도 하고, 유방절제 후 자존감이 떨어져 분노와 재발에 대한 두려움 등으로 심리적인 불안상태가 된다. 갑상선암 또한 목과 어깨의 통증을 호소하고 심장에서 발생하는 열이 컨트롤이 안 되면서 갑상선기능에 이상이 생겨 스트레스와 화 조절에 어려움을 겪는다.

서 원장은 "한방에서는 이런 환자들을 위해 한방 마사지인 수기치료로 부종을 해소시키고 림프 마사지와 경락으로 통증을 제거한다. 몸을 편히 만들어줌으로써 마음의 안정도 찾을 수 있도록 돕는다"고 설명했다.

2) 암과 함께 살아가는 데 필요한 긍정적 마인드 가져야

예전에는 여성암을 진단받는 연령이 40~50대가 가장 많았지만 최근에는 30~40대로 발병시기가 낮춰지는 추세이다. 비교적 젊은 나이인 이 시기에 암진단을 받게 되면 남은 인생은 암과 함께 살아가야 한다. 이는 곧 암과 공존하면서 암과 함께 살아가는 자세가 필요하다는 의미이다.

양방처치 이후 암과 어떻게 잘 지낼 수 있을까? 암과 함께 건강한 생활을 하기 위해서는 무엇보다 마음을 잘 다스리는 것이 중요한데 다시 재발하는 것에 대한 두려움과 불안감을 없애고 마음을 편안히 갖는 것이 필요하다. 특히 유방절제 이후 상실감을 잘 추스르는 것도 중요하며, 침이나 뜸, 부황, 단전호흡 등의 대체의학프로그램으로 여성암을 관리할 수도 있다.

이를 위해 마음의 에너지인 기를 다스리는 방법인 단전호흡과 명상훈련으로 마인드 컨트롤을 하고 정서적 안정 등 심리적 안정을 찾을 수 있는 명상과 호흡법으로 몸과 마음을 수련하여 암을 예방하고 치유하는 데 큰 도움이 된다.

서 원장은 "우리 몸에 에너지가 들어오는 방법은 호흡과 음식물뿐이다. 단전호흡으로 피부호흡, 대장호흡 등 전신호흡을 원활하게 해서 암의 확대를 막아준다. 이밖에 근육운동, 스트레칭, 외공프로그램 등으로 호흡을 스스로 컨트롤하고, 내 몸을 스스로 만들어 나가면서 자존감을 키워 암을 극복할 수 있다"고 말한다. 또한 가족치료로 환자 본인뿐 아니라 가족들의 정서적인 부분까지도 다독이면서 밝고 긍정적인 생활을 해 나갈 수 있도록 돕고 있다.

3) 개인 몸상태에 따라 맞춤 처방하는 한약과 자연치유요법

암재발 방지 및 전이의 최소화를 위해서는 몸을 잘 만들어주는 것이 필요한데, 이를 위해서 한약과 식품보조제를 제대로 섭취하는 것도 중요하다. 한약은 항암제와 비교해서 독성이 없고 혈관을 확장시켜 약물이 잘 작용할 수 있도록 도와주며 면역성을 강화시켜준다는 장점이 있다. 더불어 겨우살이, 버섯 등을 섭취함으로써 면역력을 높이고 체력을 향상시켜주는 식품을 발효 형태로 먹을 수 있도록 개인별 맞춤 처방을 한다.

특히 유방암의 경우 여성호르몬이 자연스럽게 분비되는 것이 중요하다. 시험관 아기 시술처럼 여성호르몬인 에스트로겐을 인위적으로 조절하는 일이 많은데, 이럴 경우 여성호르몬 과다투여로 호르몬 분비가 불규칙해지면서 밸런스가 깨지기 쉽다. 이는 유방암 발생의 원인이 되기도 한다. 이처럼 초경과 사춘기, 임신과 출산, 모유수유를 거치면서 여성호르몬 분비가 자연스럽게 잘 이루어지도록 밸런스를 맞춰주어야 한다.

11. 기공으로 날씬해질 수 있다

인류가 아름다움을 추구하는 것은 하나의 본성이다. 옛날부터 아름다움을 추구하는 방법은 미용법, 정형미용법, 음식미용법 등 여러 가지가 있으나 기공처럼 단기간 내에 크게 효과를 볼 수 있는 미용법은 아마 없을 것이다.

기공수련 중 실제로 많은 사람들은 얼굴에 여드름, 가려움증이 없어지고 흰머리가 검어지기도 하는데 심지어 어떤 사람은 대머리에서 새로운 머리카락이 돋아나기 시작한다. 그러므로 기공수련을 지속하는 사람은 얼굴 피부에 광택이 있고 피부색이 붉으며, 탄력성도 좋아지고 약간 기름기가 흐르게 된다. 즉 기공은 전신의 기혈을 소통시켜서 피부 밑의 혈관을 확장하여 얼굴 피부의 신진대사를 가속시키고 영양을 충분히 보충시켜 얼굴 피부가 불그스레하게 빛나며 매끄럽고 윤기가 생기게 된다.

기공수련으로 사람의 몸을 건강하고 아름답게 할 수 있는데, 마른 사람은 체중이 늘 수 있고, 뚱뚱한 사람은 체중이 줄며 근육이 탄탄해지고 유연하고 부드러워져서 '군살'이 빠지는 것을 쉽게 볼 수 있다.

건강한 아름다움에는 '섹시하다'는 것이 포함된다. 외모가 건강해지면 아름다운 정신상태가 반영되어 결국 얼굴 모습과 체격이 아름다워지는데, 정신적으로 의기소침했던 성적 능력도 좋아지니 진정한 아름다움이라고 할 수 있다. 게다가 기공은 인간의 精, 氣, 神을 충족시켜주어서 일에 대한 능률을 높여주고 피곤한 줄도 모르게 해준다.

12. 기공으로 젊어질 수 있다

중국 각지에서 발견할 수 있는 것은 항상 기공수련을 지속하는 사람은 장수할 뿐만 아니라 나이가 많은 노인이라도 눈과 귀가 밝으며, 수족의 움직임이 민첩하고, 백발동안(白髮童顔)이라서 언뜻 보기에 실제 나이보다 훨씬 젊어 보이며, 정신 또한 건전하고 정력도 왕성하다. 이에 대한 재미난 에피소드를 하나 소개한다.

중국의 기공가인 마예당은 실제로는 84세인데 모두 그를 50~60세 정도로만 본다. 하루는 마옹이 60세 된 그의 아들과 함께 버스를 탔는데, 어떤 사람이 경로 정신을 발동하여 자리에서 일어나더니 마옹의 아들에게 자리를 양보했다. 그러자 마옹의 아들이 옆에 있는 자기 아버지에게 자리에 대신 앉으실 것을 권하니 버스 안의 승객들은 크게 놀라지 않을 수가 없었다.

"어떻게 그렇게 나이가 들어 보이지 않습니까?"라고 승객들이 묻자 마옹은 웃으면서 대답하길, "기공 덕분이지요"라고 하였다. 아무튼 그 사건 이후 마옹의 제자들은 마옹에게 가죽가방을 만들어주었는데 그 가죽가방 위에는 "팔순 노인께서 기공 때문에 젊어지셔서 피곤한 줄 모르고 열심히 다닙니다"라고 쓰여 있었다고 한다.

그런데 어떻게 하여 기공으로 사람을 젊게 할 수 있다는 것일까? 그것은 간단하게 말해 기공수련이 곧 정·기·신의 수련이기 때문이다. 정이 충만하면 기가 굳건하고, 기가 굳건하면 신이 왕성해진다. 신이 왕성하면 몸이 튼튼하고 몸이 튼튼하면 병이 적어진다.

정·기·신이 충족하면 사람으로 하여금 내부에서 오장의 기능을 북돋우고 외부에서 피부가 윤기 있고 광택이 나게 하며 얼굴에 광채가 있고 귀와 눈이 밝아지고 나이가 들어서도 건장해진다. 현대의학으로 해석해 본다면, 기공이 대뇌의 보호 억제작용을 가능하게 하여 해로운 스트레스를 감소시키고 노쇠현상을 늦출 수 있는 것이다.

13. 노인들의 건강관리는 기공이 최고

1) 단전호흡과 걷기운동효과

인체의 기능 측면에서 여성의 경우 20대 초반, 남성의 경우 20대 중반까지 성장, 발달을 지속하다가 30대 이후부터는 점차적으로 모든 신체기능들이 저하되는데 이를 노화라 한다. 인간의 노화는 신체의 모든 기관이 감소, 약화(weakness), 피로(fatigue), 움직임이 늦어짐(slowing of movement)을 증명하는 것이다. 이러한 요인들은 노인들의 운동능력과 일상생활의 활동 수행능력을 제한하고 변화시킨다.

특히 여성노인의 경우, 폐경과 연령 증가에 따른 신체기능 저하로 생활 스트레스와 우울증 등의 심리적 부담감이 남성 노인보다 높아 극단적인 자살의 비율이 증가하고 있어 사회적인 문제점으로 부각되고 있다.

또한 노인들은 저강도운동이 안전하다. 최근 지속적인 신체활동을 유지하기 위한 걷기 등 저강도의 운동을 도모하는 사회적 현상이 대두되면서, 노인들의 신체기능 저하를 예방하기 위한 저강도의 안전한 운동을 도모하는 사회현상이 현저해졌다. 이에 따라 전통적인 수련법인 단전호흡, 기공, 태극권 등이 널리 보급되어 실시하고 있다. 특히 이 중에서 단전(丹田)은 상단전, 중단전, 하단전 세 가지가 있는데, 보통 하단전을 단전이라고 하며 하단전의 위치는 배꼽에서 4~5cm 아래 배꼽과 치골의 중간부위를 말한다.

단전호흡(丹田呼吸)의 방법은 1차 의식적인 호흡과 2차 실질적인 방법이 있다. 이것을 통해 하단전에 기를 축적시켜 정(精)을 실하게 하고 기혈순환을 원활하게 하여 정서적 균형과 안정을 도모하고, 나아가 마음의 끊임없는 조절을 통해 신(神, 정신)을 강화시킴으로써 심신의 조화를 이루어가는 것을 근간으로 하고 있다. 그래서 단전호흡은 호흡명상을 통한 자기 조절법이라고 할 수 있다.

단전호흡은 스트레스와 우울증에 관련된 신경활동과 호르몬의 변화를 야기하며, 면역기능 및 근, 신경활동과 신장질환자들의 생리기능을 향상시키는 능력이 있다고 하였다. 또한 심신을 안정시키고 노폐물을 제거시켜 순환기능 향상에 도움을 주고 체지방과 동맥경화 지수 등 심리·생리적인 측면에 영향을 미친다고 하였다.

이러한 다양한 효과는 기(氣)의 단련을 통해 몸과 마음을 건강하게 만드는 심신 건강증진의 방법으로 몸의 움직임과 마음에 중심을 두는 호흡과, 호흡에 따라 앉거나 누워서 천천히 움직이는 체조동작으로 구성되어 있는 단전호흡수련만으로도 노인들의 심리적 안정감과 신체기능 향상에 효과적이다.

2) 복식호흡 걷기운동은 체력향상과 더불어 심리적인 효과가 크다

복식호흡을 통한 걷기 등의 유산소운동은 긴장이완, 우울증 감소, 불안 및 스트레스 해소 등에 기여한다. 따라서 노인들은 정적인 운동과 동적인 운동의 다양한 복합운동을 함으로써, 단순한 신체활동의 의미를 넘어 노화방지와 삶의 활력으로 작용하게 되는데 의학적·사회적으로 여러 측면에서 노인들의 건강관리는 중요한 관심사가 되고 있다.

노인들의 건강관리는 단순히 생물학적인 문제뿐만 아니라 심리적·사회적인 문제가 복합된 양상을 가지고 있는데 이러한 측면에서 노인들의 기능 약화에 따른 발병률(유병률)의 예방을 위해서 고려되어야 할 것이 복식호흡을 통한 활기찬 걷기, 성별, 신체질량지수(BMI), 우울증, 연령 등과 관련이 있다. 특히 노인들의 심리적인 문제로는 기억력과 학습능력이 저하되고 신체적 질병과 관련된 우울증과 불안상태 등이 있다. 이러한 노인의 심리적 건강지표인 우울증은 가장 중요한 정서적 변수인 것으로 보고되고 있다.

노인의 우울증에 대한 연구를 살펴보면, 노년기 전반에 나타나는 우울증이 스트레스와 밀접한 관련이 있으며, 고령에 따른 스트레스가 직접적으로 우울증을 야기하는 원인이라고 한다. 즉 신체적 질병, 배우자의 사망, 경제사정의 악화, 가족 및 사회적 고립, 해외이주 등의 스트레스를 통해 구체적인 우울의 증세가 나타난다.

이러한 우울증은 연령이 높을수록, 남성보다는 여성에서 더 흔하게 발견되고, 우울증을 유발하는 다양한 요인 중에서 스트레스는 매우 핵심적이면서도 포괄적인 요인이라고 할 수 있다. 노인들과 관련된 경험적 연구에서 다른 연령층에 비해 노인들은 스트레스를 감소시킬 수 있는 중재 및 매개전략이나 능력이 부족하기 때문에 스트레스가 증가하는 경향이 있는 것으로 제시되고 있으며 이러한 스트레스는 개인에 따라 영향을 받는 정도가 인지기능에 따라 차이가 있다.

노인들의 노화에 따른 우울증, 생활 스트레스, 자아존중감 등의 심리적인 문제를 예방하기 위한 가장 효과적인 방안으로 신체활동과 중정도 강도의 유산소운동의 필요성을 강조하였다. 그리고 노인들의 스포츠 참여 유형과 삶의 질에 관한 연구에서 노인들의 신체활동 중에서 댄스스포츠와 같은 저강도의 리듬운동과 탁구, 배드민턴과 같은 정적인 경쟁스포츠가 바람직하다.

3) 단전호흡과 걷기는 스트레스를 줄일 수 있다

일반적으로 노인들의 신체활동 참여는 건강 향상, 질병과 장애예방, 만성질환의 관리, 활동능력의 향상과 같은 건강 관련 요인과 스트레스, 우울, 불안을 감소시키고 활력과 활동을 향상시켜 정신건강이나 기분을 좋게 하려는 욕구, 외모와 관련된 효과, 즐거움 등의 효과를 볼 수 있다.

노인들의 운동 스트레스 요인 영역으로 체력저하, 자신감 부족, 통증 및 질병, 시간 제약, 환경 제약, 기타 요인으로 분류하고 있다. 스트레스의 첫째 요인이 체력저하와 통증, 질병 요인을 포함한 건강문제인데, 운동프로그램 참여 전에 비해 후에 생활스트레스가 낮아진다는 연구결과가 다수 보고되고 있다.

규칙적인 운동 참여는 우울, 불안과 스트레스 반응 감소, 자신감, 편안함, 증가하는 활동성, 성취감, 창조력 등 긍정적인 경험을 가지게 한다. 이는 신체활동 참여자로 하여금 스트레스와 불안을 해소시켜주고 정서를 안정시키는 최적의 수단이 되기 때문이다. 또한 노인들이 선호하는 신체활동에 참여한다면, 참가에 따른 결과가 만족감이 크고 일상생활 만족이 높아질 수 있다.

상기 내용과 관련하여 가족문제, 건강문제, 주거문제, 상실문제 등 생활 스트레스가 신체활동에 의해 해소된다고 할 수 있다. 특히 낮은 강도의 단전호흡과 중정도 강도의 트레드밀 걷기활동이 노인 여성들의 생활 스트레스를 안정시키는 데 매우 효과적임을 알 수 있다. 그러나 운동프로그램에 참여하지 않는 집단에서는 경제문제나 주거문제 등 스트레스 지수가 증가되는데, 이는 비활동이 생리·심리적으로 안정감을 떨어뜨리는 역할을 하기 때문이다.

규칙적인 낮은 강도의 단전호흡과 중정도의 트레드밀 걷기활동이 가정에서 나타나는 스트레스와 일반적인 생활 스트레스가 긍정적으로 조절되고 그에 따라 심리적 안정감이 나타날 수 있다는 결과는 단전호흡과 걷기프로그램이 노인들의 심리적 안정감과 스트레스를 조절할 수 있음을 시사한다.

4) 단전호흡과 걷기는 우울증을 감소시킨다

운동 참여가 우울증에 영향을 미치는 내용에 있어서 신체활동이 우울증의 정도를 감소시키고 운동이 그 자체로 또는 다른 치료방법들과 혼합하여 사용 시 우울증에 효과적인 치료법임을 알 수 있다.

한 가지 예로 무용 참가가 노인 여성들의 정신건강에 미치는 영향을 분석한 연구에서 참가 빈도가 증가할수록 참가기간이 길어질수록 부정적인 정신건강이 개선되는 것으로 보고하고 있는데, 단전호흡과 걷기운동프로그램 참여시간 및 기간은 우울과 생활만족에 유의한 영향을 미치며 참여기간이 길수록 우울 수준이 감소하는 것을 볼 수 있다. 또한 노인 여성들의 복합운동 참여 여부가 경제와 건강요인 스트레스에 밀접한 관련을 가지고 있는데, 율동운동에 따른 노인들의 우울증에 미치는 영향을 살펴본 결과에서 건강 관련 스트레스와 우울증이 직접적으로 영향을 미친다고 하였다.

노인 여성들은 심리적으로 나약한 상태에 있기 때문에 노인들에게 즐거움을 주고 웃음을 줄 수 있는 재활 레크리에이션이 큰 효과를 보인다. 그리고 운동프로그램 참여로 인해 많은 사람들과의 만남이 새로운 대인관계를 형성해 무기력, 소외감, 그리고 우울을 해소하는 결과를 가져온다.

14. 최고의 건강은 최대의 행복

1) 인생과 운동

매슬로우는 우리 인간의 삶의 최고단계의 목적은 자아실현을 통한 행복을 추구하는 것이라 하였다. 행복의 뿌리는 건강이며 이 건강의 뿌리가 튼튼할 때 권력과 명예, 재물의 가치가 바로 서고, 그 위에 영광과 성공이 열매를 맺어 행복의 경지에 도달할 수 있다는 뜻이다.

많은 사람들은 인명은 재천이다, 사람의 수명은 태어날 때부터 정해져 있으며 하늘에 달려있다는 말을 흔히들 쓰고 그렇게 믿기도 한다. 이 말이 꼭 옳다고는 할 수 없다. 왜냐하면 사람의 수명과 건강은 밀접한 관계가 있고, 타고난 건강체질, 약골체질이 있기도 하지만 그 사람의 건강에 대한 후천적인 노력 여하에 따라 많은 변화를 갖는다. 즉 선천적으로 아주 건강하게 태어났으나, 그 건강을 믿고 관리를 소홀히 하여 건강을 망쳐 일찍 죽은 사람도 많고, 아주 약골로 태어났으나 항상 건강에 유의하여 조화로운 식생활, 규칙적인 휴식, 알맞은 운동을 열심히 하여 건강체형을 이루고 무병장수한 사람 또한 많기 때문이다.

그밖에 또 좋은 예로, 우리나라 1970년대 이전과 이후의 노인 인구수와 활동력, 그리고 평균 수명을 조사해 보면 잘 알 수 있다. 한국인 평균 수명은 2012년 통계청 발표에는 평균 기대수명이 81.44세(남자 77.9년, 여자 84.6년)로 나타났다. 기대수명은 크게 늘어났지만 건강수명은 그다지 길지 않다. 기대수명은 OECD 회원국 평균(남자 77.3년, 여자 82.8년)보다 남자는 0.6년, 여자는 1.8년 더 높다. 하지만 이번에 처음 발표한 건강수명은 남자 65.2년, 여자 66.7년으로 추정됐다. 평균은 66년이다. 이는 질병이나 사고로 인해 아프지 않은 기간으로, 지난해 출생한 남자는 기대수명 중 12.7년(16.3%), 여자는 17.9년(21.2%)을 골골하는 상태로 생존한다는 의미다.

1970년대 이후 경제성장의 발달과 매스컴의 발달로 인하여 첫째, 영양섭취를 골고루 충분히 할 수 있었고, 둘째, 시간 여유로 놀이와 휴식을 적절히 가졌으며, 셋째, 건강에 대한 관심과 지식 습득으로 적절한 운동을 하였고, 의술과 의약까지 발달한 덕분에 보다 건강한 고령인구가 증가하였다. 그래서 예전에는 만 60세 환갑만 지나도 스스로 활동을 꺼리고, 대외적으로도 노인의 대접을 받았으나, 요즘은 인생은 60부터 또는 인생 2막, 인생 후반전이라는 말을 흔히 쓰고 있는 실정이다.

이런 사실만 보아도 건강과 인명은 재천(在天), 하늘에 달린 것이 아니라 그 사람 자신의 노력 여하에 달려있는 재인(在人)인 것이다.

2) 만병통치약은 없다

사람들은 나이가 들수록 불로초, 강장식품, 만병통치약을 찾는 경향이 많다. 그러나 이 세상에 불로초나 만병통치약은 없다. 먹는 음식에는 영양분의 많고 적음의 차이, 질병에 대한 약효의 크고 작음의 차이밖에 없는 것이다. 따라서 영양소가 부족하거나 발병했을 때 보충하고 치료하는 정도만 먹어야지, 장기간 과식하면 오히려 부작용을 불러온다. 굳이 그에 가까운 것이라면 운동밖에 없다고 해야 할 것이다.

운동에는 크게 내공 분야와 외공 분야가 있고, 내공 속에는 호흡운동을 활용한 오장육부의 운동과 뇌운동이 포함된다. 외공 속에는 또 유산소운동과 무산소운동이 있고, 여기에는 또 수많은 종류의 운동이 있다. 그 중에 가장 으뜸인 운동은 호흡운동과 기(氣), 혈(血)의 순환을 위주로 하는 기공운동이다.

3) 자기의 체질, 체력, 나이에 맞는 적절한 기공운동

기공운동은 자기 체질과 체력, 나이에 맞게 운동을 하여야 하는데 이에 대해 알아보면 다음과 같다.

① 기와 혈액순환을 원활히 한다.
② 인체의 면역성과 자생력 內, 外 모든 기관의 활동력을 높인다.
③ 체격을 교정하고 근력과 지구력을 강하게 한다.
④ 각종 스트레스 해소 및 정신 집중력 향상으로 심리적 안정을 꾀하고, 잠재능력을 최대한 개발한다.

운동으로 흘리는 땀은 중금속, 발암물질, 노폐물 등 몸에 나쁜 성분을 함께 배출시키며, 육체가 건강하면 정신적 건강을 함께 가져와서 몸에 이로운 호르몬 분비를 촉진시키므로 거의 모든 병을 예방치유함은 물론, 활동력을 왕성하게 하여 삶의 질을 한층 높일 수 있다. 때문에 기공운동이 곧 불로초이고 강장식품이며 만병통치약이라 할 수 있다.

15. 기치료의 효과를 높이려면

기치료는 대체의학의 핵심으로 향후 난치성 질환치유에 가장 효과를 발휘할 것으로 보인다. 유능한 기치료사는 아직은 소수에 불과하지만 체계적인 지도와 수련을 지도한다면 단기간에 많은 기공사를 양성할 수 있는 시대가 올 것이다. 기치료는 전적으로 기공사의 수련능력과 치유경험에 의존되므로 기치유사가 되려는 사람들은 기치유능력 배양에 높은 관심을 가져야 한다. 인간의 몸은 정, 기, 신의 3중 구조로 구성되어 있다. 이 중 기치료사는 몸과 마음을 연결하는 기를 중심으로 치유하는 자연치유사이기 때문에 무엇보다도 중요한 것은 기치료사는 반드시 고급기공수련과정을 이수하여야 한다. 국내에 알려진 일반적인 단전호흡이나 무술 정도로는 안 되고 인체의 3맥 7륜이 모두 열려야 가능하다 할 수 있다. 자신의 기가 아니라 우주의 고급치유의 기를 모아 환자에게 발사할 수 있는 능력을 갖추어야 하는 것이다.

또한 각종 수기요법에도 능해야 하며 심리학 공부를 통해 인간의 마음을 이해할 줄 알아야 하며 기공수련뿐만 아니라 수기요법, 심리치료 등을 통해 인간의 몸을 홀리스틱으로 이해할 때 기공치료효과를 높일 수 있다. 또한 기치유사는 일일수련을 통해 자신을 힐링하고 에너지를 충전할 수 있는 생활습관을 갖추어야 하는데 기치료능력이 알려지면 하루에 수십 명의 환자가 찾아오게 되는데 치료는 짧은 시간에 높은 효과를 낼 수 있어야 하고 지칠 줄 모르는 강인한 체력을 갖추는 것이 무엇보다도 중요하다.

기치료를 하는 기공사들은 현대의학으로 치료가 곤란한 각종 난치성 질환자들에게 도움을 줄 수 있다는 것이 가장 큰 보람이고 행복이다. 경락 위주의 기치료는 어떻게 보면 주먹구구식 치료술이라고 할 수 있다. 따라서 어딘가를 풀면 경락이 통하게 되어 치유되겠지 하는 요행 위주의 치료가 될 수도 있다.

어떤 질환이든 반드시 근본원인이 있다. 이 병은 어디서부터 왔는가를 한눈에 알 수 있을 때 난치성 질환은 쉽게 치료된다. 현대의학은 질병을 진단하는 데 많은 시간과 비용을 소비한다. 환자가 원치 않아도 여러 가지 진단을 받아야 하고 값비싼 진단료를 내야 한다. 하지만 경험 있는 기공사들은 한눈에 알 수 있는데 그것은 상호 기가 통하기 때문이다. 그 사람의 눈빛이나 얼굴표정만 봐도 질병의 원인을 알 수 있게 된다. 그 사람의 기를 읽을 수 있을 때 정확한 진단과 치유가 가능하다.

이러한 능력은 수련과 수많은 경험을 통해서 얻어지는 것으로 대체의학이나 자연치유사가 되려는 사람들은 수련을 통해 이러한 능력을 갖도록 하는 것이 필수적이다.

본서를 저술하고 있는 저자도 퇴계 선생처럼 나름대로 건강에 대한 자만과 불규칙적인 생활, 나름의 학문연구로 치명적인 건강을 잃은 상태에서 오랫동안 지인으로 지내오던 지리산 천부궁 홍익기무공 전수자를 만나 기공을 수련하고 짧은 시간에 많은 건강을 회복한 상태임을 밝힌다.

제 2 부

홍익기무공의 이해

1장 기공의 유래와 역사

홍익기무공은 단군시대부터 전해 내려오는 전통명상호흡법인 동방선학기공을 바탕으로 활동량과 과중한 업무량으로 바쁜 현대생활에 맞게 발전시킨 것이다. 기존의 수많은 기공보다 그 수준과 완성도가 높은 명상호흡기수련법이라 할 수 있으며, 생활 속에서 인체 면역력과 저항력을 증가시켜 병을 예방치유하고, 자신의 건강을 증진시키는 최고의 장수건강증진법으로 알려져 있다.

1. 우리나라 기공의 유래

기공의 기원은 인류의 기원과 더불어 자연스럽게 시작되었다고 볼 수 있으나, 우리나라의 기공 원류(源流)는 먼저 단군께서 동방 최초의 선가 시조(仙家 始祖)로서 시작되었다. 우리 민족의 원시종교는 샤머니즘적인 신도(神道)와 선도(仙道)로 출발하였으며 신라의 사선 또는 국선으로 이어지고, 그 후 중국과의 교류가 활발해짐에 따라 중국 도가(道家)의 영향을 부분적으로 받게 되었다.

그리고 조선시대에 이르러서는 중국의 내단전술, 즉 단학이 주류를 이루게 되었는데 조선시대에 책을 저술하여 후세에 전한 학자들로는 정렴 이지함의 '복기문답' 곽재우의 '복기조식진결' 권극중의 '참동계주해' 등이 있다.

따라서 우리나라에서의 기공은 개국 역사와 발달을 함께 하여 선도와 의가의 도인양생법이라는 두 줄기의 흐름으로 조선시대까지 이어져 왔으며, 오늘날 우리의 일상생활 가운데에도 응용이 되어 오고 있다.

예를 들면 ① 어릴 때 도리도리 곤지곤지 짝짜꿍 등이나 ② 배가 아프면 할머니나 어머니가 손톱 위를 따주고 "내손이 약손이다"라고 말씀하시면서 배를 쓰다듬어 주시면 체한 것이 내려가는 경우가 바로 우리의 생활 속에 있었던 기공의 대표적인 시술법이다. 그리고 ③ 옛날 서당에서는 학생들이 온돌방에 무릎 꿇어앉아서 대화하고 수

업을 받았는데, 이것이 좌공의 기본자세로 축기(畜氣)하는 것 중의 하나라고 할 수 있다. 그러나 실제 기공에 가장 가까운 예는 춤사위로서 특히 승무나 처용무 등은 기공의 한 가지라고 보아도 틀림이 없을 것이다.

그러므로 우리나라에서의 기공이란 최근 중국에서 들어와 갑자기 성행하고 있는 것이 아닌 것을 알 수 있다. 중국에서와 마찬가지로 우리나라에서도 집안마다 고유한 건강유지 비결로 기공과 비슷하거나 기공의 일부가 우리 일상생활 속에 이미 자리 잡고 있었지만 그동안 맥이 끊겨서 제대로 전해 내려오지 않았으며, 중국에서와 같은 체계적인 연구가 되지 못했을 뿐이다.

고대 중국에서는 몸이 피곤하고 통증이 있거나 어떤 질병에 걸리면 자기 스스로 해소하는 방법을 많이 사용해 왔다. 질병을 스스로 치유하거나 피로를 풀어주고 추위와

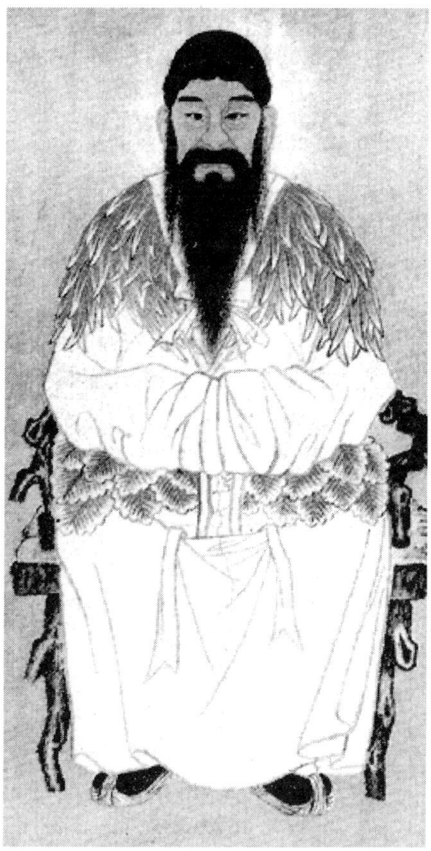

단군왕검(檀君王儉)

더위, 그리고 배고픔을 이기는 방법과 심지어 오래 사는 장수법까지 창조해내어 오랫동안 실행해왔는데, 그 실행과정에서 효과를 검증하여 각기 그에 알맞은 적당한 명칭을 붙여나갔다.

이것은 후에 유(儒), 불(佛), 선(仙), 의(醫), 그리고 무술 등으로까지 발전을 하여 매우 복잡하게 되었는데, 그 명칭들만 해도 행기(行氣), 도인(導引), 토납(吐納), 양생공(養生功), 단전호흡, 복기(服氣), 조식(調息), 연단(練丹), 현공(玄功), 정공(靜功), 내공(內功), 수도(修道), 정좌(靜坐), 선수련(禪修練) 등이 있다. 그러나 현대에 와서 이런 것들을 통틀어 기공이라는 정식명칭으로 부르게 되었다.

2. 중국 기공의 유래

중국의 기공은 3,000년 전의 황제시대부터 시작된다. 이때의 사람들은 '춤'을 체한 것을 소통시키는 방법으로 처음 이용하였는데, 따라서 "춤을 춘다"는 것은 가장 오래된 도인법(導引法)으로 현재의 동공(動功)과 같은 것이라 할 수 있다.

문헌상에 확실하게 '기공'이 나타난 것은 BC 722년 내지 221년 전경의 춘추전국 시대이다. 전국시대 초기의 문헌인 '행기옥패명(行氣玉佩名)'에서는 어느 한 공법의 전체 기공수련과정이 빠짐없이 쓰여 있다. 또한 최근에 출토된 서한(西漢)시대(BC 206~AD 23)의 수직화(手織畵)에는 40여 종의 도인도(導引圖)가 설명문과 함께 그려져 있어 고대 기공연구에 귀중한 자료가 되고 있다.

기공의 옛 명칭은 대무, 정좌, 정양, 질병치료 등으로 춘추전국시대가 기공의 발아기로 보고 있는데 그 후 한나라 한무제시대에 황실에서 기공이 행해졌다고 도홍경의 '양성연명록', 소원방의 '제병원후론', 지의의 '동몽지간' 등의 저서에 나와 있다.

'황제내경(黃帝內經)'에 의하면 "사리사욕이 없으면 진기(眞氣)가 생길 것이고 정신이 확고하다면 병(病)이 어찌 생기겠는가?"라고 하여 기공치료의 원리를 제시하였으며, 고대 중국의 의성(醫聖)이라 불리는 화타(華陀, AD 2C)의 오금희(五禽戱)에서는 호랑이, 사슴, 곰, 원숭이, 새 등 다섯 가지 짐승의 자세와 몸놀림을 모방해서 만들어낸 체조가 있는데 이것은 동공공법(動功功法)의 시조가 된다고 볼 수 있으며, 도가의 대가 장삼풍을 위시하여 팔괘, 주역, 황제내경으로부터 불(佛), 도(道) 양가에 이르기까지 다양하다 말할 수 있다.

진(晉)시대의 갈홍(葛洪, AD 284~363)이 그의 저서 '포박자(抱朴子)'에서 이르길 "비록 약을 쓰는 것이 장생의 길이라고는 하지만 행기(行氣)를 겸하면 그 효과가 더 크고 더 빠르며, 약을 쓸 수 없는 경우에도 행기는 능히 그 병을 다스릴 수 있다"고 하였다. 그는 또한 정공(靜功)과 동공(動功)의 결합된 수련을 주장하였으며 "몸을 구부리거나, 하늘을 우러러보거나, 눕거나, 앉거나 걷거나, 서는 등의 어느 자세로도 기공을 할 수가 있다"고 하여 기공수련이 형식에 구애받을 필요가 없음을 강조했다.

남북조(南北朝)시대의 의학자 도홍경(陶弘景, AD 456~536)은 도인양생도(導引養生圖)에서 이전의 기공방법과 양생기공의 경험을 통하여 내양(內養)을 강조하였으며 육자결(六字訣)호흡법의 기초를 확립하였다.

수(隋)시대의 소원방(巢元方, AD 6~7C)은 '제병원후론(諸病源候論)'에 각종 병증(病症)에 대한 도인토납법 278종을 수록하였고, 당(唐)시대의 손사막(孫思邈, AD 581~682)은 '비급천금방(備急千金方)'에서 태식(胎息), 내시(內視), 폐식(閉息), 토기(吐氣) 등의 네 가지 방법을 중점적으로 기술하여 조식법(調息法)의 기초를 완성하였다.

송(宋), 명(明), 청(淸)시대부터 기공의 발전은 빠른 속도로 진행되어 많은 저술과 이론이 체계화되었으며, 1954년 중국의 당산(唐山)에 기공요양원이 생긴 이래 기공요법으로 질병을 치료하여 의료기공이 한의학의 한 전문분야로 인정되고 있다.

최근에 들어와서는 기공과 인체 생명과학의 상관관계를 과학적으로 연구하여 명실공히 질(質)과 양(量) 면에서 확대되어 지금은 중국 전역에 걸쳐 기공열(氣功熱)이 불고 있다고 해도 과언이 아니라고 할 수 있다. 특히 30여 년 전부터는 현대과학적인 기기를 이용하여 기공사가 발사하는 기를 측정하는 데 성공하였으며, 기공요법을 전자기기로 운용하는 것이 개발되어 물리치료 내지 특수요법으로 각광을 받고 있다.

3. 선가(仙家)의 기공원류는 우리나라

우리나라의 전통사상에서는 기공의 의미를 지감(止感), 조식(調息,) 금촉(禁觸)의 삼법을 수련의 방법으로 심기신(心氣身)을 보양하여 성통공완(性通功完)을 이루는 것으로 보았다. 연년익수, 홍익인간, 재세이화를 목표로 심기신을 보양하는 수련법이 특징이며 홍익인간, 재세이화는 한국전통사상을 바탕으로 하고 있다.

따라서 우리나라의 기공을 이해하기 위해서는 지감, 조식, 금촉의 원리를 설명하고 있는 삼일신고(三日神誥)와 그 배경이 되는 삼대경문에 대하여 먼저 이해하여야 하며 존귀한 인간의 생활을 자연의 법칙과 상응하여 심기신을 지감, 조식, 금촉 삼법으로 보양하고 질병을 예방하여 연년익수하고 홍익인간, 제세이화하는 것으로 이해할 수 있다.

구체적으로 단전호흡을 통한 지감법(止感法)은 인간의 감정과 마음 그리고 본성을 조절하는 방법이다. 조식법(調息法)은 인체 내부의 기운뿐만 아니라 인체 내외의 기운을 조절하는 방법이며, 금촉법(禁觸法)은 인간의 이목구비와 자세 그리고 바른 생활습관 등을 조절하는 방법으로 이해할 수 있다. 이것을 달리 조심, 조식, 조신이라고 한다.

① **지감** : 기감을 통한 인간의 마음 조절법

② **조식** : 복식호흡을 통한 인간의 내외 기운 조절법

③ **금촉** : 이목구비(耳目口鼻), 자세, 바른 생활습관 조절법

신선가(神仙家) '청학집(靑鶴集)'은 선조(宣祖) 인조대(仁祖代)의 유류(羽流) 조여적(趙汝籍)이 저술한 선가서(仙家書)이다. 조여적은 조선 중기의 기인으로 스승 이사연(李思淵)으로부터 선술(仙術)을 배워 스승을 따라 덕유산에 들어가 약을 캐어 영약(靈藥)을 만들어 병든 사람을 구제하였다.

따라서 우리나라의 선도(仙道)는 환인(桓人)이 동방(東方)의 선맥(仙脈)의 종(宗)이며, 환인(桓人)은 명유(名由)에게서 배웠고, 명유(明由)는 광성자(廣成子)에게서 배웠다고 하여 광성자를 선가의 기원으로 보았다. 광성자는 장자(莊子) 외편(外便)에 나오는 상고(上古)의 선인(仙人)이다. 재유편(在宥篇)에 황제가 광성자에게 공동산에서 도(道)를 얻어 가지고 간 것으로 기록되어 있다.

이에 대해 안창범은 태백일사(太白逸史)에서 황제(黃帝)가 치우(蚩尤)를 조견(朝見)하였다는 내용을 바탕으로 치우가 배달국의 제14대 자오지천황으로 환웅보다 1000여 년 이후의 인물이며, 환인보다 4300여 년 이후의 인물임을 고려하여 '청학집'에서 광

성자가 환인보다 선배라는 것은 앞뒤가 맞지 않은 것이며 청학집의 기록은 신선사의 역사적 관점에서 중국을 상국으로 받드는 근세조선시대의 기록으로서 그 시대의 영향에 의하여 쓰인 곡필이라 하여 진실성이 결여된 기록이라고 주장하였다.

따라서 광성자를 선가의 기원으로 보고 광성자에 대해 알아보면 진갈홍의 '포박자'에는 황제가 동으로 청구(青丘)에 이르러 풍산을 지나다가 자부선인(紫府仙人)을 만나 삼황내문을 받아서 만신의 이름을 새겼다고 하였다.

태백일사에도 자부 선생이 칠회제신의 책력을 만들고 삼황내문(三皇內文)을 궁궐에 진상하니 천왕께서 칭찬하시고 삼청궁(三清宮)을 세워 그곳에 기거하게 하시니 헌원(軒轅), 창힐(倉頡), 대요(大撓)의 무리가 모두 와 배웠다라고 하였다.

이에 이능화는 조선 도교사에서 이계광(李睟光)의 지봉류설(芝峰類說)과 진자앙(陳子昂)의 시를 인용하여 광성자가 거주한 공동산이 청구에 있다고 말하고, 청구는 요동을 중심으로 한 동이(東夷)의 지역을 가리킨다고 하여, 광성자와 자부 선생이 같은 인물이며 동이족(東夷族)이라고 논증하고 있다.

'청학집'에 나오는 광성자와 '포박자'에 나오는 자부 선생에 대해 분석한 결과 선가의 기원은 광성자로 볼 수 있으며 광성자는 자부 선생과 같은 인물이며 동이족이라는 결론을 얻을 수 있다. 이것을 근거로 선가의 기원은 중국이 아니라 우리나라라고 추정할 수 있다.

4. 우리나라와 중국의 기공수련 특징

'삼국유사'에 나오는 단군시대 부분에서 신선가와 관련이 되는 부분에서는 환인(桓人)을 지칭하는 부분에서 환인을 제석(帝釋)이라 하였다. 제석은 불교의 용어이긴 하지만 천신의 개념으로 신선가와 상당한 연관성을 가진다. 국내에서 성행하고 있는 기공단체들과 중국의 선도기공, 중국의 신기공요법 중 소림내경일지선, 곽림신기공, 중화소림보건공을 호흡법을 중심으로 비교하여 보면, 중국의 기공수련과 우리나라 고유의 기공수련에는 특징적인 큰 차이를 발견할 수 있다.

가장 특징적인 차이는 현재 중국에서 기공을 표방하면서 공개된 방법들은 동작 하나 하나의 방법이나 기법에 중점을 두고 있는 반면에, 우리나라 고유의 선도에 속하는 방법들에서는 호흡이나 여러 가지 기법들보다는 천인합일과 경천의 사상, 그리고 인간의 도리에 관한 것을 진실하게 실행하는 것을 더 중요시하는데, 이를 홍익사상이라 할 수 있다.

또한 수련의 기본사상에 있어서도 우리나라 선도사상은 대부분 홍익인간과 모든 인간에 대한 봉사 등 대승적 차원의 깨우침을 강조하고 있는 반면, 중국의 선도사상은 병약을 물리치고 체질을 개선하며 늙지 않고 오래 살아 가능하면 영생불사할 수 있도록 추구하는 개인적인 소승적 차원의 깨우침을 목표로 하고 있다. 중국의 은둔사상과 우리나라의 홍익인간사상은 분명한 차이를 보이며, 그것이 수련법에도 그대로 적용되고 있는 것이다.

단군신화는 우리나라의 역사를 왜곡한 신화이지만 곰이 사람이 되는 신화에서 신령스런 쑥이나 마늘은 도교의 선약사상(仙藥思想)과 연관성이 있다고 볼 수 있다. 도교에서는 외단(外丹)과 내단(內丹)이라 하여, 외단약을 복용하여 영생할 수 있다고 믿었는데 쑥과 마늘의 개념은 후기 도교에서 말하는 불로초나 선약, 외단의 개념을 낳는 데 영향을 미쳤을 것으로 생각되며, 이에는 단군이 신선이 되어 장수를 누렸다는 신선사상이 나타나 있다.

단군시대와 관련된 이야기에는 우리 고유의 모습이 나타나 있다. 그 내용은 도선사상(道仙思想)의 원류라 할 수 있는 절대자, 즉 하느님, 선약(仙藥), 즉 외단(外丹)·정진하는 모습, 장생불사 개념 등 핵심적인 요소를 가지고 있으며, 우리나라 선도수련법의 고유한 특징인 홍익인간의 개념을 가지고 있다.

'단기고사(檀奇古史)'에 보면 "노인은 영가(詠歌)를 부르고 아이들은 춤을 추었다"라고 하였으며, '보한집(補閑集)'에는 "신선사상을 믿는 이가 노래를 즐긴다"라고 하였다. 같은 책에 "동도는 본래 신라요, 옛날에 영랑·술랑·안상·남석행 등 4선인이 각각 제자 천여 명을 거느리고 노래를 즐기고 기풍을 크게 일으켰다"라고 하였다.

이처럼 단군부터 시작하여 화랑도까지 우리 민족은 가무(歌舞)를 즐겼는데 신라의 화랑들이 중요시한 것도 가무와 시가였다. 삼국유사에 전해진 향가의 대부분이 화랑들에 의한 작품들로 이러한 가락을 중시한 것은 단순히 예술적인 차원에서가 아니다.

화랑이 가무를 수련방법으로 했을 것임은 짐작할 수 있으나, 흐름이 끊겼다가 근대에 영가무도(詠歌舞蹈)라는 이름으로 다시 세상에 나왔다. '영가'와 '무도'는 불가분의 관계이다. '영(詠)'에서 '가(歌)'로, 이에서 '무(舞)'와 '도(蹈)'로 무의식적으로 차츰차츰 옮겨져 가는 것이다. 영가무도의 모습은 선을 표현하고 있다고 생각되며, 가무가 우리 민족의 전통적인 모습임을 감안할 때 선(仙)은 우리나라의 문화가 전해지면서 만들어졌다고 할 수 있다.

춘추 이전에는 신선이라는 명사가 보이지 않고 노자의 '도덕경'에도 선(仙)자는 보이지 않다가 장자에서 신선 개념의 진인 신인이 나타나고 열자에 와서 선자가 비로소 나타난다. 앞의 두 가지 가설을 보면 선(仙)자는 우리나라의 선 개념이 중국으로 유입되면서 생긴 글자이며, 단군신화의 선 개념을 바탕으로 하여 비롯된 글자일 가능성이 크다.

'삼국사기(三國史記)' 신라본기편(新羅本紀篇)에 최치원(催致遠) 난랑비서(鸞郞碑序) 원문의 내용에는 우리나라에는 예부터 현묘한 도가 있어 이를 풍류도(風流徒)라 하였는데, 그것은 유불선 삼교를 포함한 것이라고 나와 있다. 따라서 신선사상(神仙思想)은 이를 나누면 셋이 되나 모이게 되면 하나인 일즉삼삼즉일(一卽三三卽一)의 체일용삼(體一用三)의 사상이다.

이러한 삼위일체의 사상은 단군사상에서 그 연원을 찾을 수 있다. 삼위일체사상(三位一體思想)이나 '우리'라는 의식 및 홍익인간이념이 같은 계열의 사상임을 알 수 있다. 한민족의 사고의 원형이나 생활양식 등 모든 사상이 삼위일체사상에서 시작되었으며, 반대로 삼위일체사상에서 우리 한민족의 사고가 형성되었다고 생각해 볼 수 있다. 신선가(神仙家)의 근본이념인 삼위일체의 사상이 우리 민족의 사고원형과 닮았다는 점을 알 수 있으며 이를 바탕으로 신선가의 사상적 근원을 한민족으로 보는 것도 일면 타당하리라고 본다.

5. 무(巫)와 선(仙)

우리나라에 예부터 있어 온 전통적 종교로서 삼국시대 때 중국으로부터 수입된 유불도의 외래종교와 대비되는 개념으로 무(巫)가 있었다. 무는 조선시대 유학자들에 의해 사회적 표면으로부터 절연되었으며, 일제 강점기 때도 민족적이라는 이유로 금압 당하였다. 건국 이후에는 기독교의 혹독한 비판의 대상이 되었으며, 새마을운동이 정부 주도에 의하여 전국적 규모로 강행되자 미신타파의 거센 회오리바람에 휩싸여 일부의 사람들에게 전수되어 내려오고 있다.

무(巫)는 선(仙)과 몇 부분에서 유사성을 보이고 있다. 일단 무와 선은 모두 하늘을 숭배하였다. 무는 하늘에 기구(祈求)하는 행위이며, 선은 하늘과 가까워지기 위해 스스로를 닦아 나가는 것이다. 결국 둘 다 하늘과 가까워지고 통하기 위한 행위이다. 또한 무는 가무(歌舞)를 통하여 신에게 간곡히 기도하였다. 따라서 가무는 선가의 수련법으로 발전되었을 가능성이 농후하다고 학자들은 보고 있다.

의학사의 측면에서 초기의 의학을 나타내는 '의(毉)' 글자에 무당 '무(巫)'자가 붙어 있는 것은 원초적 의술이 무당에 의한 치료였음을 의미하는 것으로 그 방법적인 면은 어떤 한정된 장을 만들고 치료사인 무당이 우선 의식을 전환시켜 신을 지핀 상태가 되며, 그렇게 함으로써 매우 강한 기를 방출하여 환자로 하여금 변성의식(變性意識)을 일으키게 한다고 하면서, 무속에서의 몰아와 빙의상태가 기공에서의 입정태(入靜態) 등에 해당하는 것으로 볼 수 있다고 하였다.

이상으로 볼 때 무는 외래에서 영향을 받지 않고 우리 민족의 정신적 바탕을 이루고 있는 고유한 전통적 종교이며, 무와 선은 결코 분리된 것이 아니라 같은 뿌리라는 것을 알 수 있다. 삼국시대에 활기를 띤 민족고유의 신선도는 점차 도교의 영향을 받아 통일신라시대 이후 점점 쇠퇴되어 겨우 명맥만 유지하게 되었으며, '한(恨)'사상의 기원이 되는 삼대경전 중 하나인 '삼일신고'에는 유·불·도 삼교의 원형이 포함되어 있었기 때문에 삼국시대부터 들어온 유·불·도의 외래사상을 발전적으로 수용할 수 있었다.

'삼일신고'에 나타난 기공의 특징을 살펴보면 우선적으로 신(神)의 작용을 구분하여 설명하고 있고, 심(心), 기(氣), 신(身)으로 접근하는 인체관(人體觀)에서 기일원론(氣一元論)을 표현하고 있다. 또한 삼일신고에 나타난 감식촉에 근거한 수련법은 한국기공의 주요한 기본원리 및 수련방법으로 인정받고 있으며, 한의학의 병인(病因)을 조절하는 방법으로 이해할 수 있다.

2장 퇴계와 허준의 기공 수용

1. 활인심방

양생지법(陽生之法)은 퇴계의 활인심방에서 이르기를 기훈련의 기초는 단전호흡에서 비롯한다고 하였다. 활인심방(活人心方)에서 퇴계 선생은 20세에 학문연구로 건강을 크게 잃고 난 후에 평생을 병마와 싸우면서 생활해야 하는 어려움이 있었다.

퇴계의 병명은 심환혼증(心患混症), 서리(暑痢), 토설(吐泄), 복통위허(腹痛胃虛), 비위증(脾胃症), 창증심화염상지증(脹症心火炎上之症), 담증, 허비(虛憊), 부종, 기허(氣虛), 안질 등 다양하여 선생은 자신의 병을 고치기 위해서 관직을 포기하고 자신의 건강에 대한 노력이 절실하여, 의학서를 탐독하고 당대 유명한 의사였던 손사균(孫思均), 조성(趙晟) 등과 교분을 바탕으로 만성적인 질병에 어려움을 겪는 사람뿐만 아니라 후세 모든 이를 위한 건강지침서로 '활인심방'의 친필 유묵집을 편술하였다.

퇴계 선생의 활인심방은 활인심서(活人心書), 중화탕(中和湯), 화기환(和氣丸), 양생지법(養生之法), 치심(治心), 도인법(導引法), 거병연수육자결(去病延壽六字訣), 사계양생가(四季養生歌), 보양정신(保養精神), 보양음식(保養飮食) 등으로 구성되어 있다.

2. 육자결 기공

퇴계 이황 선생의 활인심방에 수록된 육자결호흡법은 코로 호흡을 깊이 들이쉬어 단전으로 모으고 난 뒤에 입으로 천천히 내쉬면서 여섯 가지 소리(후, 하, 허, 푸, 호, 휴) 중 하나를 선택하여 소리 내어 숨을 내쉬는 호흡법을 말한다.

소리(음악)요법을 통한 치료는 1차적으로는 우리의 마음을 경쾌하고 유쾌하게 만들어주고 감정적 카타르시스를 느끼게 하는 치료이며, 공진을 통해 소리 에너지의 파장과 생체의 파장을 맞추는 동질화를 통해 손상된 신체의 일부의 변조를 정상파장으로 맞추는 것을 2차적 치료라고 할 수 있다. 한방요법에서는 오행귀류에 따라 소리요법을 진단과 치료에 활용하고 있다.

악기나 자연계 사물에서 나는 소리를 문자 등으로 기록하는 것인 '음'과 귀에 들려오는 모든 소리를 표현할 수 있는 것을 '성'이라고 하며 음과 성은 오행귀류에 따라 발산하는 효과를 지닌 호성, 만족을 나타내는 소성, 노래인 가성, 통곡하는 소리인 곡성, 신음소리인 신성으로 나뉘는데 이는 오행상의 소리를 입으로 내거나 듣는 것으로 우리의 정서적 변화를 유도해낸 것으로 이정변기, 이정승정이라고도 한다.

또한 한방요법에서는 일종의 기공수련법으로 퇴계 이황의 활인심방에서 나온 육자결호흡법으로도 음악요법을 활용하는데 입의 모양과 혀의 위치에 따라 호흡을 할 때 소리가 달라지는 것을 한방요법이 활용한 것이다

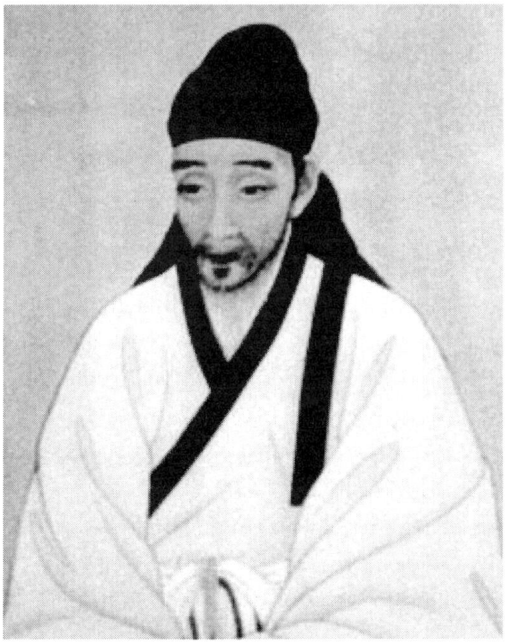

퇴계 이황 선생
1501년에 태어나서 1570년에 타계했다.

1) 육자결호흡법

육자결호흡법은 6글자 소리기공법이라고도 하는데 이를 모두 모아 여섯 가지 소리

라고 하여 육자결이라고 한다. 이를 통해 한의학적으로 음악치료요법으로 다루고 있다.

① 간장의 기능과 관련된 '후'성

② 심장의 기능과 관련된 '하'성

③ 비장의 기능과 관련된 '허'성

④ 폐장의 기능과 관련된 '푸'성

⑤ 신장의 기능과 관련된 '호'성

⑥ 모든 기능을 총괄하는 '휴'성

건강 기공・육자결은 하나의 통일체일 뿐만 아니라 각 자결은 또한 독립성을 가지고 있기에 단독으로 수련할 수 있고 모든 사람들이 수련하기에 적합하다.

퇴계 선생의 육자결은 특히 소리가 중요한 운동이기에 이 소리가 다르면 그 운동효과적인 측면에서 전혀 다른 신체 각부에 영향을 준다. 육자결 기공은 장기, 즉 간장, 심장, 비장, 폐장, 신장 그리고 삼초에 이르는 구체적인 건강을 도모하는 운동법이다.

수련방법은 다음과 같다.

첫째, 입모양을 바르게 하고 호흡을 느껴야 한다.

둘째, 호흡과 동작에 뜻을 둔다.

셋째, 호흡에 주의하고 의미를 부여한다.

넷째, 동작은 부드럽고 조화로워야 한다. 다섯째 순서에 따라 점차적으로 꾸준히 수련해야 한다.

사람이 건강하려면 무엇보다도 간장과 심장 그리고 비장, 폐장, 신장, 삼초(상・중・하초)가 건강할 때 보다 건강한 삶을 영위할 수 있다.

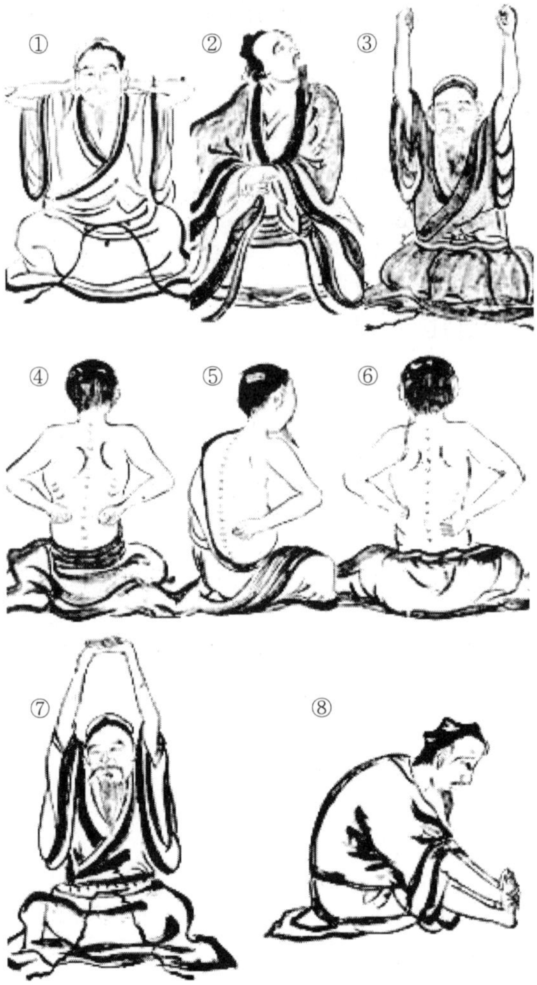

퇴계 선생이 활인심방에 직접 그려 넣었다는 도인법 8가지 동작

귀 뒤쪽 튕겨주기에서 발 잡아당기기까지 사실적으로 묘사되어 있다.

2) 육자결호흡법의 효과

① 후 : 폐, 대장을 건강하게 하여 코막힘의 호전이나 피부가 윤택해지는 데 도움이 된다.

② 하 : 심장, 소장을 건강하게 하여 입이 마르고 쓰거나 심혈관계 질환에 도움이 된다.

③ 허 : 간과 담을 건강하게 하여 근육이 뭉치거나 간질환 및 안질환에 도움이 된다.

④ 푸 : 신장과 방광을 건강하게 하여 비뇨생식기질환에 도움이 된다.
⑤ 호 : 비위를 좋게 하여 소화불량과 위장질환에 도움이 된다.
⑥ 휴 : 심포와 삼초의 기능을 좋게 하여 면역강화와 함께 이명이나 현기증을 개선 한다.

방법은 호흡을 단전으로 내리면서 들이쉰 다음 '후' 하면서 천천히 숨을 내쉰다. 이 동작을 12회 반복한 다음, 나머지 '하'부터 '휴'까지 반복한다. 조용한 방에서 혼자 소리 내어 하는 것이 가장 좋은 방법이지만 바쁜 현대인은 휴식을 취할 때나 운동할 때 이 방법을 실천하면 칼로리 소모가 좀 더 높아진다. 장기적으로 수련하면 생리와 심리상태에 대해 선명한 개선작용이 있다.

3. 허준의 기공 수용

'동의보감'은 잘 알려진 대로 당대 최고 의서로서 세계기록유산에 선정되기도 하였으며 기공과 관련된 도인안교, 안마, 내련, 조신(調神) 등 여러 가지 기공양생법이 소개되어 있다. 동의보감(東醫寶鑑)의 내경편(內經篇)은 중국 역대의 어떤 의서(醫書)에도 없는 편명(篇名)으로 이것은 황정경(黃庭經)의 내경지문(內景之文)에 착안하였다. 내경(內景)은 내(內)는 마음을 뜻하고 경(景)은 모습(象)을 뜻하는데 마음이 몸 안에 있어 몸 안의 모든 모습이 마음으로 연결되어 얼굴에도 나타난다는 것을 관조하고 있다는 뜻이다.

동의보감의 첫머리에 내경편(內經篇)을 두어 강조한 것은 내경의 '불치이병치미병(不治已病治未病)'이라는 의학본연의 정신으로 회귀하고자 하였기 때문이며, 도교의 정기신(精氣神)의 이론을 대폭 수용하여 인간중심적 사상을 제창함으로써, 동의(東醫)라고 일컬을 수 있는 우리나라 한의학의 자주성을 확고히 하였다.

허준은 인신(人身)이 소우주라고 하는 대명제하에 의학사상을 전개하였는데 손진인(孫眞人)의 글을 인용하여 이르기를 "하늘과 땅 사이에 사람이 가장 귀하니 머리는 둥글어 하늘을 본받고 다리는 모가 나서 땅을 본받았으며 하늘에 사시(四時)가 있고 사람에게는 사지(四肢)가 있다.

하늘에 오행(五行)이 있고 사람에게는 오장(五臟)이 있다.

하늘에 육극(六極)이 있고 사람에게는 육부(六腑)가 있다.

하늘에 팔풍(八風)이 있고 사람에게는 팔절(八節)이 있다.

하늘에 구성(九星)이 있고 사람에게는 구규(九竅)가 있다.

하늘에 12시(時)가 있고 사람에게는 12경맥(經脈)이 있다.

하늘에 24기(氣)가 있고 사람에게는 24유(兪)가 있다.

하늘에 365도(度)가 있고 사람에게는 365골절(骨節)이 있다.

하늘에 해와 달이 있고 사람에게는 두 눈이 있다.

하늘에 낮과 밤이 있고 사람에게는 자고 깨어남이 있다.

하늘에 우뢰와 번개가 있고 사람에게는 희노(喜怒)의 감정이 있다.

하늘에 비와 이슬이 있고 사람에게는 콧물과 눈물이 있다.

하늘에 음양이 있고 사람에게는 춥고 더움이 있다.

땅에는 샘물이 있고 사람에게는 혈맥이 있다.

땅에는 초목(草木)이 있고 사람에게는 모발(毛髮)이 있다.

땅에는 금석이 있고 사람에게는 이(齒)가 있다.

모든 것이 사대오상(四大五常)을 품부(稟賦)받아 짐짓 합하여 형체를 이룬다"라고 하였다.

그리고 신형문(身形門)에서 이러한 소우주인 인체를 관찰하여 신형(身形)이 대체(大體)에 대하여 논하였다. 그 대지(大旨)는 내경(內經)에 근원을 두었지만, 도교의 학설에 크게 영향을 받고 또한 불교의 영향을 받았다.

허준은 일생의 신체변화과정 중에서 질병을 미연에 방지하고 무병장수하기 위해서는 자연의 법칙에 따라 심신의 수양 및 섭생을 잘하여야 한다고 하였다.

3장 기공의 이해

1. 기공이란

1) 기공의 원리

고대 양생법들은 두 가지 공통되는 사상에 기초를 두고 있는데 첫째는 인간의 일상생활이 그가 속해 있는 대자연의 법칙에 순응해야 한다는 철학적인 원리이고, 둘째는 인간의 생명력인 기를 기르고 그 순환을 원활하게 해야 한다는 의학적인 원리이다.

인간의 원초적 생명활동이란 숨쉬고, 움직이고, 먹고, 자고, 쉬고, 놀고, 생산하는 일로 요약되며, 여기에 한 가지 정신적인 활동이 추가되는데 이러한 것들이 자연의 법칙에 일치되어야 하고, 순환에 유리하도록 이루어져야 한다는 것이 고대 양생법의 출발점이다. 기공은 바로 여기에 부합하도록 옛날부터 올바른 호흡, 올바른 체조, 올바른 먹기, 올바른 잠자기, 올바른 생식생산행위를 종합하여 양생법을 발전시켰는데 이것이 바로 기공이다.

인체 중의 기(氣)에는 부모에 의하여 잉태되는 순간 부여받은 선천적인 기와 출생 후 대자연의 공기를 흡수하여 물과 음식에서 생기는 후천적인 기가 합하여 진기(眞氣)라는 것이 생성된다. 이 진기는 단전 부위에 저장되어 있으며 단전의 기라고도 한다.

이 단전의 기는 경락계통을 순환하며 전신으로 운반되고, 안으로는 오장육부(五臟六腑)에 접속되고 밖으로는 사지말단(四肢末端)에까지 연락되며 근육이나 장부를 따뜻하게 길러주고 근육, 골격, 피부와 모발을 자양(滋養)하고 기의 승강개폐(昇降開閉)를 주재하며 피부의 주리(腠理)를 치밀하게 하여 외부의 나쁜 기운(邪氣)을 방어하고 있다.

흔히 우리는 젊고 건강미가 넘치는 사람을 "한창 혈기 왕성할 때"라고 말하는데 여기서 혈은 눈으로도 보이고 오감으로 느낄 수 있는 에너지를 말하고, 기는 눈에도 보이고 않고, 오감으로도 잘 느낄 수 없는 에너지를 말한다. 그리고 과학적 증명이 되는 에너지 피(血)는 입으로 물과 음식물 등을 어떤 대가를 치르고 섭취하여, 위장 등 오장육부 소화기관을 통해 생성되어 심장을 주동력으로 혈관을 통해 온몸에 순환된다.

반면에 과학적 증명이 되지 않는 에너지 기(氣)는 코와 입으로 대기 속에 있는 공기를 무상으로 마셔서, 기관지, 폐 등 호흡기관을 통해 생성되어 단전을 주 동력으로 경락과 경혈을 통해 온몸에 순환된다.

우리가 무병장수를 위해 잘 이해하고 갈고 닦아야 할 홍익기무공 교본에서 주로 말하는 기(氣)란 바로 출생 후 후천적인 기인데, 그 중에서 특히 코와 입으로 공기를 마셔서 폐 등 호흡기관을 통해 생성되어 단전을 주 동력으로 경락과 경혈을 통해 온몸에 순환하는 무형의 에너지 기가 핵심이다.

2) 기의 개념

우리 선조들은 약 5,000년 전부터 홍익기무공수련법을 만들어 '내기'를 수련하였으며 이를 건강 장수하는 목적으로 이용하였다.

기의 개념은 매우 광범위한 것으로 물질과 기능의 두 가지를 함축하고 있으며 기는 생명활동을 유지하고 인체를 구성하는 기본적인 물질이라고 보고 있다. "사람에게 생명이 있는 것은 모두 기에 의존하고 있는 것이다. 기가 집중하면 신체가 생겨나고 기가 흩어지면 신체도 없어진다."

기공이란 기(氣 : 기운, 생체 에너지)+공(功 : 수련할, 쌓을, 비축할)=기운 비축, 즉 기운을 쌓는다는 뜻으로 기공은 사람의 의식 조절(調心), 호흡 조절(調氣), 그리고 체조(調身)의 세 가지를 잘 융합하여 운영하는 방법에 의하여 체내의 에너지(內氣)를 증강시키고, '내기'를 이용하여 질병을 없애고, 몸과 마음을 튼튼히 하여 건강 장수하는 방법을 말하며 단전호흡과 명상호흡을 기본으로 한다.

따라서 고품질의 생명에너지 생성수련법이라 할 수 있으며 수련법으로 혈과 기의 품질을 높이는 동시에 기의 저장고인 단전을 튼튼히 하고 내부로부터 발생할 수 있는 각종 질병과 외부로부터 건강을 해치려는 자극 충격으로부터 우리 몸을 잘 보호하여 건강을 유지하려는 운동이다.

또한 '기'는 대자연에 있는 대기(공기)뿐만 아니라 모든 인체의 내부에 존재하고 있는 '소기 또는 내기(內氣)'를 함께 지칭한다. 인체의 내기는 사람이 생성될 때 선천적으로 아버지의 정자와 어머니의 난자가 수정되는 순간 내기로 변하여 정기(精氣)로 활동하고, 출생을 한 후에는 음식물에서 섭취한 영양, 수분 및 공기를 부단히 섭취 소화하여 후천(後天)의 기(氣)를 보충한다.

'선천(先天)의 기'와 '후천(後天)의 기' 두 가지 기는 우리 인간에게 없어서는 안 되는 것으로 '내기(內氣)'는 인체 생명활동의 기본적인 동력이며, 체내에 존재하는 일종의 에너지이다. 따라서 내기가 풍족하면 인체는 건강하고, 내기가 쇠약하면 인체는 곧 병이 들며, 만일 내기가 소멸된다면 죽는 것을 의미하며 기공을 할 때 체내에 내재하는 에너지, 즉 '기'라고 하는 것은 곧 '내기'로 불리는 것으로 생명체 유지에 중요한 기본요소이다.

이와 같은 진기를 얻기 위해 단전호흡을 기본으로 명상과 체조 등으로 수련 또는 단련하는 것이 기공이다.

기의 여러 가지 성질들과 다양한 작용력을 나타내는 말로 기분 좋다, 기(끼)가 있다, 기죽었다, 살기가 돈다, 기절했다, 기똥차다(기가 통한다는 뜻), 생기가 난다, 사기가 떨어진다 등으로 기를 표현하고 있다.

기의 개념을 서양철학의 물질 개념과 비교하여 다음과 같은 특징이 있다(張立文).

① **가입성(可入性)** : 어디든지 들어갈 수 없는 곳이 없어서 일체의 천지만물에 통하지 않는 곳이 없다.

② **포용성(包容性)** : 기체, 액체 또는 고체든지 간에 일체의 것을 자신 속에 포괄하고 있으며 자연, 사회, 인간의 몸을 남김없이 모두 포괄하고 있다.

③ **삼투성(滲透性)** : 다른 사물 속으로 침투해 들어가거나 다른 사물의 성분을 흡수할 수 있다.

3) 음양사상(陰陽思想)

기공은 동양의 음양사상과 같은 맥락으로 이해할 수 있는데 음양사상은 음(陰)과 양(陽)의 균형상태가 유지될 때 인간이 정상적인 생명활동을 할 수 있다는 것으로 인간의 생명활동은 체내의 음양은 자연계의 음양변화와 적응할 때 비로소 생명활동이 정상화된다고 보는 사상이다.

'황제내경' 소문편에서는 陽勝卽身熱(양기가 지나치면 몸에 열이 오르고) 陰勝卽身寒(음기가 지나치면 몸이 차가워진다)라고 하였다.

즉 음양의 균형이 깨어질 때 질병이 생기는 것을 말하는 것으로 기공은 체내의 음양균형과 자연계의 음양이 협조하여 균형적인 상태를 유지하는 것을 중요하게 생각하여 왔다.

(1) 음양의 성격과 움직임

① 음(陰) : 땅을 상징하며 수성으로 표현되며, 내부를 지키고, 양의 활동이 지나치지 않도록 통제하며, 또한 한정적이며 물처럼 차가운 성격이다.

② 양(陽) : 하늘을 상징하며 화성으로 표현되며, 외부에 존재하며, 적당히 발산하며, 동적이고 불처럼 뜨거운 성격이다.

(2) 음양의 교류관계

체표는 양기가 많고, 체내에는 음기가 많다. 양기는 안으로 향하고 음기는 밖으로 향하면서 교류한다. 양기가 많으면 활동적이고 신체는 따뜻하다. 음기가 많으면 소극적이고 신체는 차갑다. 신체의 상부는 양기가 많고, 장에서는 심장이 중심이 된다. 신체의 하부는 음기가 많고 장에는 콩팥이 중심이 된다. 이 상하의 음양도 교류한다.

음양의 기는 상하 내외로 서로 교류하고 그 움직임의 균형상태에 따라 건강을 유지하게 된다.

2. 기공의 특징

기공은 체조법, 호흡 조절법, 의식훈련법이 지니는 각기 다른 장점들을 두루 갖춘 건강법으로, 기공법에 포함된 체조법이나 호흡법은 다른 동작에 들어가기 전에 전신의 근육을 이완시킬 것을 강조하고 있는데, 긴장된 몸, 경직된 몸은 기가 잘 소통할 수 없기 때문이다. 그리고 얼굴에 편안한 표정과 미소를 짓도록 요구하는 것은 마음을 화평하게 갖기 위함이다.

또한 심호흡할 때 몸을 쭉 폈다 오므렸다 하는 것은 대기 속의 기를 최대한 받아들이고 몸 안의 탁한 기운을 남김없이 토해내기 위함이다. 몸을 요동하는 것은 정체된

기를 발동시켜 활발히 움직이게 하기 위해서며, 몸을 비트는 것은 뱃속의 내장에 대하여 일종의 안마작용을 일으켜 신진대사를 촉진하기 위해서며, 앉은 자세에서 호흡하면서 기가 하복부로 내려가는 것으로 상상하는 것은 의념(意念)의 힘으로 기의 흐름을 조절하기 위함이다.

기공을 수련하여 사람들은 심신의 상호작용을 전체적으로 인식하게 되고, 자신의 의식을 통해서 자신의 생리적인 기능을 조절하고 제어하는 작용을 일으키어 심신의 조화를 잃어서 생기는 생명의 불균형상태를 스스로 바로잡을 수 있게 된다.

3. 기공의 효능

이미 수많은 공개 발표된 보고에 의하면 기공효능(氣功效態)에 대하여 23개 항목의 객관적인 생리변화를 측정하여 나타나는 항목은 다음과 같다.

① 호흡 빈도, 폐활량, 산소와 이산화탄소 함유량, 열생산량
② 혈압
③ 피부 온도
④ 피부 전기저항
⑤ 혈액순환 시간
⑥ 심전도율
⑦ 심전도
⑧ 수용적변화(手容積變化)
⑨ 혈액상(血液象)
⑩ 혈액 침강속도
⑪ 혈당량
⑫ 타액 분비와 이하선 지속성, 반사성
⑬ 타액 아밀라아제 활동
⑭ 안검반사와 눈물샘 분비
⑮ 위액 분비와 위운동
⑯ 담즙 분비

⑰ 근육운동 시간차

⑱ 저주파, 초음파, 중주파, 적외선 복사

⑲ 뇌파

⑳ 뇌혈류량

㉑ 지체(肢體)혈류량

㉒ 말초혈관순환

㉓ 면역기능

위와 같은 기공의 임상적용 범위를 밝혀냈고, 응용효과에 따라 검증된 이론과 장치가 밝혀지고 있는 중이다.

4. 기의 종류

기에는 선천적 기와 후천적 기가 있다. 선천적 기는 태어날 때 가지고 있는 생명활동의 원시적인 동력이라 할 수 있다. 후천적 기는 수곡(水穀)의 기로 음식물의 영양분으로부터 얻는 기다. 그리고 이 선천적 기와 후천적 기가 서로 작용하게 하는 생명활동의 에너지가 원기, 진기라고 불리는 가장 기본적인 기다.

1) 선천적 기

① 원기(元氣) : 태아가 모태 내에서 발육하는 기간에 획득한 기를 말하며 출산 후 성장, 발육의 기초가 된다.

② 정기(精氣) : 태아가 생명을 받았을 때의 기를 말하며 힘의 근원이다. 태아의 형성, 성장, 발육의 물질적 기초가 되는 인체 생명활동의 원초적 에너지다.

2) 후천적 기

① 장부의 기 : 원기가 각 장부에 분포하고 있으면 그 기가 되어 장부의 이름을 붙

여 심기, 신기 등으로 부른다.

② **경락의 기** : 원기가 경락을 흐르고 있으면 경락의 기라고 부른다.

③ **위기(衛氣)** : 신체의 표면에 흐르면서 외부로부터 몸을 방어하는 작용을 한다. 혈관 밖으로 나와 흐르고 있다.

④ **영기(營氣)** : 수곡으로부터 획득한 기로서 사람의 동맥 속으로 들어가 혈액과 같은 작용을 한다. 혈관 속으로 흐르는 기다.

⑤ **종기(宗氣)** : 가슴속에 축적되어 있는 기다. 종기는 자연의 대기와 음식물로부터 얻어진 기와 결합되어 심장의 혈을 순환시켜 폐와 내장의 연관작용을 한다.

이와 같이 인체에 함축되어 있는 기는 제각기 독특한 기능이 있다. 그 중의 원기의 역할은 가장 중요하다. 원기는 생명의 근원으로서 성장과 각 내장활동의 원동력이 되기 때문에 사람의 건강 정도는 이 원기에 의한다.

3) 기, 혈, 경락

동양의 생명활동의 조직망은 기와 혈이라는 이원사상이다. 기는 인체의 기능과 활동의 에너지며, 혈은 전신을 운행하는 영양분을 각 조직에 운반하는 물질로 본다. 그리고 기혈의 균형이 깨어질 때 질병이 생긴다고 보는 것이다.

문헌에 의하면 "기는 혈의 통사(統師)다"라고 하는데 기는 혈을 살리고 순환시키며 조정하기 때문이다. 기가 움직이면 혈도 움직인다. 즉 기의 추진에 의해 혈이 순환하는 것을 가리키는 말이다. 반면에 기의 작용이 충분히 발휘되어 신체 내의 생리작용을 하기 위해서는 혈에 의한 영양공급이 필요하다. 이것이 "혈은 기의 어머니"라고 하는 이유이다. 그리고 고대로부터 기혈이 정체하면 질병이 생기고, 기혈이 순환하면 질병도 낫는다. 혹은 기혈이 조정되지 않으면 모든 병이 생기게 된다고 전해져 왔다.

이 **기와 혈이 흐르는 통로가 경락**이라 하는데 경락은 경맥과 락맥의 두 가지를 의미한다. 경맥이 주 도로라면 락맥은 부 도로이다. 경맥은 내장, 즉 오장육부와 연결하는 12정경과 장부와는 직접적인 관계를 갖지 않는 기경팔맥이 있어 12정맥으로부터 15락맥이 나오고 있다. 12정맥은 동양의학에서 잘 사용되는 경락으로, 건강하면 그 속을 언제나 기가 흐르고 있는 것이다. 기경팔맥은 모태에 있을 때 열려 있지만, 대개의 경우 청년이 되기 전에 막힌다고 한다.

따라서 이 기경팔맥을 태내에 있을 때와 같이 열린 상태로 만드는 것이 기공을 하는 목적의 하나이다. 경락은 기와 혈을 전신에 순환시키고 내장과 연결되어 질병의 조짐이나 정보를 알려주는 작용을 하고 있으며, 생리, 병리, 진단치료에 대해서도 지도해주는 의미도 있다.

경락과 생리기능이 좋은 상태일 때는 기혈이 정상적으로 순환하고, 내장에도 영양 공급이 건강한 상태가 된다. 반대로 경락의 구조와 기능이 깨어질 경우는 내장에 문제가 생겨 몸이 약하게 되는 등의 증상이 생기게 된다. 결국 경락은 신체기능과 건강상태에 직접 영향을 미치고 있는 것이다.

기공수련이 일정한 단계에 이르면 신체 내의 기와 혈을 조절하는 변화가 일어나게 된다. 홍익기공법을 통하여 기혈을 조화시키는 작용으로 인하여 건강증진에 매우 효과적이다.

4) 칠정과 육음

예로부터 동양에서는 "양생은 양성에 비할 수 없다"고 했다. 양성이란 이상, 정조, 정신생활 등 주로 도덕수양을 가리키는 것으로 기공에서는 칠정(七情)과 육음(六淫), 정기신에 대하여 자주 쓰이는데 그 의미는 다음과 같다.

(1) 칠정

희, 노, 우, 사, 비, 공, 경의 칠정이 질병을 일으키는 원인으로서 인간의 정신과 정서의 감정작용이다. 감정은 본래 생리적 활동 가운데 속해 있다. 그러나 장기간 계속되는 정신적 자극과 돌발적으로 생기는 정신적 타격은 생리적 범위를 넘는 경우가 많고, 그것이 원인이 되어 질병으로 이어지는 것이다. 동양의학에서는 이 칠정을 내상이라고 부른다.

기공학에서는 정신 면에 대해 언제나 평온하게 해서 칠정의 변화를 가능한 피하고, 정신적인 자극을 받지 않도록 가르치고 있다.

① **희(喜)** : 즐거움은 마음을 편안하게 해서 영기, 위기가 순조롭게 흐르게 하고 건강하게 한다. 그러나 즐거움이 지나치면 신기를 소모하고 분산시켜 불안하게 된다.

② 노(怒) : 성냄은 기가 올라와 간을 상하게 한다. 기가 거꾸로 오르게 되면 배설 작용이 멈추고, 순환장애가 생겨 빈혈, 울혈을 일으키게 된다. 또한 내분비, 외분비 장애에 의한 질병도 생기기 쉽다.

③ 우(憂) : 근심, 걱정의 감정도 성냄과 같이 기가 상승한다. 그리고 이 경우 폐를 상하게 한다.

④ 사(思) : 정신집중, 생각도 지나치면 의지가 착란상태가 된다. 너무 생각이 지나치면 비장을 상하게 한다.

⑤ 비(悲) : 슬픔, 번뇌가 지나치면 내장이 손상된다. 폐결핵, 천식 등의 호흡기 질환을 일으키게 되고, 전신의 영양상태가 나빠져 쇠약하게 된다. 또 슬픔은 기를 소멸시킨다.

⑥ 공(恐) : 두려움은 외계의 자극에 의한 것이다. 혈기부족, 정신불안정인 사람이 공포에 빠지기 쉽다. 결국 내장에 힘이 빠지면 두려움이 생기고, 콩팥이 상하게 된다.

⑦ 경(驚) : 놀람은 돌발적인 사태를 만나 정신적으로 갑자기 긴장되는 것이다. 놀라면 마음은 의지할 곳이 없고, 신은 돌아갈 곳이 없게 되며, 허함은 안정될 곳이 없어 결국 기가 흩어지게 되어 위험해진다.

(2) 육음

풍, 한, 서, 습, 조, 화 여섯 가지의 질병을 일으키는 외부적 요인을 육음이라 한다. 육음은 자연계의 기후변화로서 24시간 인간과 밀접한 관계를 갖고 있는데 음(淫)이란 너무 지나침이란 뜻으로 기후가 급격하게 변화하는 경우와 신체의 저항력이 저하되어 있을 때 발병의 원인이 된다고 보는 것이다.

그러므로 육음이 원인이 되어 일어나는 질병은 계절과 기후, 환경과 깊이 관련되어 있으며 따라서 자연의 변화에 주의하고 사계절에 적응하여 자기 신체에 능동적으로 적응해야 한다는 의미이다.

5) 정, 기, 신, 임독맥과 삼관

(1) 정, 기, 신

기공수련에는 기공삼조(氣功三調), 즉 세 가지 기본인 조신(調身 : 자세와 동작의 조절), 조식(調息 : 호흡 조절), 조심(調心 : 마음 조절)의 기공삼조를 중심으로 하고 있다. 한의학적으로도 기공(氣功)이란 생명의 기본물질인 정(精), 기(氣), 신(神)을 개선 강화하여 체질을 보강하고 저항력을 높일 수 있는 양생법으로 통한다.

정(精), 기(氣), 신(神)을 단련하기 위한 기본적인 원리로서 조신, 조식, 조심을 말하고 있으며 이에 의해서 정을 단련하여 기로 변화되고 기를 단련하여 신이 개발되며 신을 단련하여 정신적·육체적으로 높은 경지에 이르는 것이 가능하다고 한다.

가. 정혈

정혈(精血)은 음식물 섭취로 만들어진다. 좋은 호흡으로 질이 높아진다. 심장을 중심으로 저장·순환되는 에너지다. 혈관을 통해 공급된다. 간장과 두뇌를 통하고 다스려진다. 그러므로 정혈이 손상되면 간장의 기능이 약화되어 피로를 느끼고, 체력이 감소하며 정신이 몽롱하고 기억력이 저하된다.

나. 기

기(氣)는 대기권 공기 섭취로 생성, 정이 움직여 활동 에너지화된 것으로 경락을 통해 공급된다. 폐장과 신장으로 통하고 다스려진다.

다. 신

신(神)은 정신감정의 세계로 정기를 다스리는 본체로 심장을 주관한다. 그리고 정(精)은 평상시에는 무형의 기이나 성욕이 발동하면 유형인 탁정으로 변하여 유출된다. 그리고 기(氣)는 배꼽과 생식기 중간 뒤에 낙착된 원기다. 이 기가 마음이 움직이면 정사를 일으키고, 정으로 변화하여 유출된다. 또한 신(神)은 심중의 원신으로 선천성이며 발전하여 대대가 끊어진 성해의 진성을 본원으로 한다.

대다수의 사람들은 단순히 죽기 위해 살아간다 할 수 있다. 그래서 소중한 무형의 기를 탁정으로 동하게 하여 쾌락을 좇고, 단순히 유전자만 뿌려 자손들에게 자신의 대리 역을 계속하게 한다. 그리하여 자신은 소멸되고 영원히 사라져 간다. 그러나 대도에 뜻을 품은 소수의 장부는 정을 구워 기로 단련하는 연정화 기법을 수련해야 한다.

이렇게 정을 진기로 승화시킨 장부는 다시 신으로 변화하게 되고 보신을 이루는 최후의 수련으로 견성성불하여 생사자재한다.

이런 경지에 오르기 위한 방법은 첫째가 외공인 조신, 둘째가 내공인 조식, 셋째가 순환인 전공 마찰, 넷째가 정신수련을 겸한 조심법이다.

그리하여 기와 신이 하나로 통일되어야 한다. 처음에는 기와 신이 합해지지 않으나 열심히 정진하여 수행이 깊어 가면 자연히 하나로 합하게 될 것이다.

보통사람들은 신과 기가 따로 작용하기 때문에 정이 함부로 유동해도 이것을 억제하지 못한다. 그러나 대도를 얻기 위해 수행하는 사람은 이성(여자, 남자), 부귀 등 명리에 의한 일체의 집착을 버려야 한다(재물과 색의 화는 죽음과 같다). 그런 연후에 정을 억제하여 하늘인 신과 땅인 기를 하나로 합하게 함으로써 만물이 생성되는 것과 같이 씨앗 불종자를 얻게 될 것이다.

이와 같이 정을 뿌리로 하여 잘 다스려 진정한 기를 얻되, 이 진기를 잘 다스려 신과 합하는 것이 구도의 출발이라 할 수 있다. 앞에서 기가 움직이면 정으로 변한다 하였는데 거꾸로 정이 충만 되면 진기가 발생된다.

라. 기는 정적이고 정은 동적이다

남자 나이 12~13세에 이르면 단전의 기가 움직여 그 자극이 양관(남성의 생식기)으로 간다. 즉 성적 본능을 느끼기 시작하는 시기라고 하는데 보통의 사람들은 마음이 움직여 기가 그에 따라 음정으로 변화되어 쾌락적 자극에 눈뜨고 양관을 지나 유출된다. 이때 마음=신 또한 유출되어 허해지게 되는 것이다.

그러나 수도하는 사람은 이변화의 시기에 기가 음정으로 변화하는 것을 저지시켜 단전으로 다시 돌려 넣어야 한다. 이렇게 외부로부터 달아나려는 정과 신을 단전에 집중시켜, 정과 신이 응결되면 비로소 기를 마음대로 부릴 수 있게 된다.

그리고 보통의 사람들이 하듯이 기가 정으로 발동되어 유출되는 대로 방치해주는 것을 순(원정)이라 하고, 도를 닦기 위해 수련으로 양관 혈을 막아 정과 신을 유출되지 않도록 막는 것을 역(원기)이라 한다.

(2) 인체의 앞쪽 삼단전(三丹田)

인체 앞의 도는 하향(下向)하며, 작용의도로서 임맥이라 칭한다. 관원(하단전), 단중(중단전), 인당(상단전)의 3단전이 임맥을 주재한다.

① 상단전 : 인당(양 눈썹 한가운데)으로 두뇌이니 기운(氣雲)을 주재한다.

② 중단전 : 단중(가슴 중앙)으로 심장으로 신명(神明)을 주재한다.

③ 하단전 3혈 : 1혈 – 관원(흔히 말하는 단전)
2혈 – 기해(배꼽 바로 밑)
3혈 – 신궐(배꼽)이며 정액(精腋)을 주재한다.

(3) 인체 뒤쪽의 삼관(三關)

인체 뒤의 도는 상향(上向)하며, 통제의 길로서 독맥이라 칭한다.

① 미려관(척추 끝 꽁무니뼈 부위, 수화 상제체)

② 록로관(중앙 등뼈, 단중 뒤)

③ 옥침관(뇌 뒤의 작은 골)

이 삼관이 독맥을 주재한다. 이 삼단전과 삼관은 원기와 정혈의 왕래, 승강순환(昇降循環)하는 대동맥 신경활로(神經活路)이다. 특별히 득도를 해 수행하는 사람은 이 보이지 않는 후 삼관부터 통관시켜야 하는데 이것을 임독 유통 또는 **소주천 운행(任督流通＝小周天運行)**이라 한다.

6) 신기정과 조심, 조식, 조신과의 관계

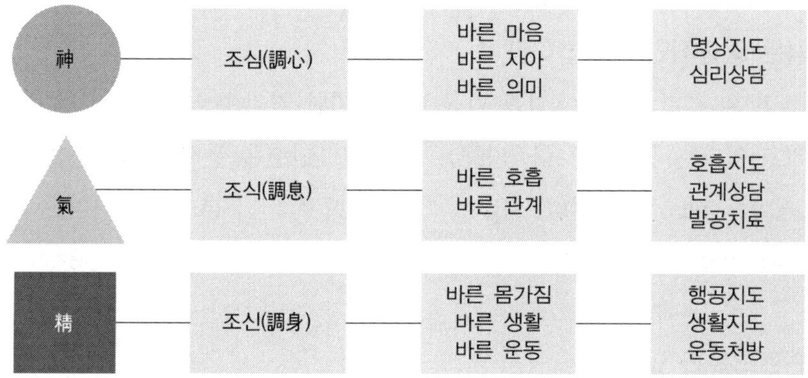

5. 기공수련 전 마음가짐

기공수련에 있어 가장 중요한 것은 기공태(氣功態)에 이르는 것이고, 수련이 어느 단계까지 도달하면 의식의 인도작용(引導作用)을 통해서 인체의 내기를 발동시켜 자아 조절(自我調節)의 작용을 발휘하게 되고, 이를 통해 기를 움직이게 한다는 것이 치료기전이다. 기(氣)는 인체 생명활동의 동력으로, 진기가 내부에 존재한다면 사기가 침범할 수 없다고 한다.

1) 기공수련을 시작할 때

(1) 스스로 행하는 마음이 중요하다

기공을 시작할 때 가장 중요한 것은 스스로 해야 한다는 마음을 가져야 한다. 기공은 타인으로부터 권유받아 하는 것이 아니라 스스로 자주적으로 행하는 것이다. 자기 스스로 목적을 갖고 그 방법과 요령을 익혀 연습하는 것이다. 질병치료이든 건강증진이든 스스로 행하려는 마음가짐과 기공에 대한 믿음을 갖는 것이 중요하다. 기공에 대한 신뢰하는 마음을 신심(信心)이라 한다. 그리고 신심을 행동으로 연결하여 실천하는 마음을 결심(決心)이라 하며 신심과 결심의 바탕 위에 꾸준히 하는 마음, 이것을 항심(恒心)이라 한다.

(2) 기공은 종합적인 건강법이다

기공은 많은 질병치료에 효과를 나타내고 있지만 각각의 부분적인 치료에 대하여 치료효과가 있다는 뜻은 아니다. 기공은 종합적인 단련을 통해 중추신경을 조절하고 전신의 저항능력을 강화시킨다. 이것은 기공수련으로 인간 본래의 자연치유력을 활성화하기 때문이다.

(3) 자연스러움과 릴랙스

기공수련에서 송정자연이란 말이 있는데 송(松)이란 전신을 릴랙스시킨다는 뜻이고, 정(靜)이란 안정시킨다는 뜻이며 자연(自然)이란 자세와 의념, 호흡을 자연스럽게 한다는 뜻이다. 그러나 릴랙스한다는 것과 자연스럽다는 것은 간단하지 않다. 단련을 거듭함에 따라 서서히 자연스런 릴랙스상태로 되는 것이다.

(4) 의(意)와 기(氣)의 합일

의와 기의 합일이란 호흡과 의식을 결합시킨다는 의미로 스스로 의념을 유도하고 자연스럽고 규칙적인 호흡을 할 수 있게 되면, 원기, 진기를 기르게 되어 그것이 경락을 따라 돌면서 운기가 되는데 이것을 연기(練氣)라 한다.

또 기공은 의식의 단련이 이루어지는데 이것을 연의(練意)라고 한다. 연의는 잡념을 배제해서 입정상태로 들어가게 되는데 입정상태로 들어가는 것은 연습이 필요하다.

(5) 정서의 안정과 심리의 파악

인간의 감정은 건강과 밀접한 관계를 갖고 있다. 정서가 불안정하다든가, 슬럼프에 빠져 있을 때에는 질병에 걸리기 쉽다. 질병에 걸려 있는 사람은 특히 주의하여야 한다. 일반적으로 낙천적이고 긍정적인 사람은 비교적 신체도 건강하다.

반대로 신경질적이고 부정적이며, 걱정이 많고 긴장하고 있는 사람은 질병에 걸리기 쉽다. 기공수련자는 스스로 이러한 정서와 질병과의 관계를 잘 살펴 기분을 밝고 명랑하게 하는 것이 중요함을 스스로 알아야 할 필요가 있다.

(6) 서둘지 않고 순서를 따른다

기공을 수련하는 사람 가운데는 빠른 결과를 얻으려고 순서를 따라 하지 않고 서두르는 사람이 있다. 그러나 그것은 어느 정도 효과를 얻을지는 몰라도 좋지 않은 반응을 일으키게 된다. 기공수련은 몸에 익히는 것이 그렇게 간단하지 않다. 시간을 갖고 연습해야만 서서히 몸에 숙달시킬 수 있기 때문이다.

자신의 체력과 신체 상황에 맞춰 서서히 연습량을 늘려가고, 순서도 조금씩 어려운 공법으로 진행한다.

(7) 수련과 휴식을 함께 한다

기공수련을 하는 경우 단련하고 휴식을 취하는 것 양쪽을 함께 중시하고 있으며 과격하게 수련을 하는 것을 피하고 있다.

기공수련 시 적당히 휴양을 취하는 것, 규칙적인 생활을 하는 것, 정서를 낙관적으로 하는 것, 바른 식생활을 하는 것, 적당한 육체노동을 하는 것, 특히 질병을 치료하고자 하는 경우에는 자신의 몸상태에 맞춰 충분한 휴양을 취하는 것이 중요하다.

(8) 한 가지 공법을 꾸준하게 수련한다

기공수련법에는 많은 종류가 있는데 의학적으로 임상에서 그 효과가 인정된 것과 비전의 공법으로 공개되지 않은 것도 있다. 기공 입문자는 반드시 스승의 지도하에 배워야 한다. 서적이나 뒤적이며 동작을 흉내 내는 것으로는 기공의 내면세계를 인식할 수 없으며 부작용을 초래하기 쉽기 때문이다.

자신의 체질, 신체조건을 고려하여 한두 종류를 선택하여 단련하도록 한다. 이것저것 배우려고 하다가는 아무것도 제대로 되지 않는다. 하나의 공법을 선택하여 느긋하게 꾸준히 연습하는 것이 중요하다. 만약 선택한 공법이 행하기 곤란하다든가 오랜 시간 계속해도 효과가 없다면 그 원인을 분석하여 본다. 그런 경우가 아니라면 너무 공법을 자주 바꾸는 것은 바람직한 일이 아니다.

(9) 기와 인간 마음과의 관계

우리는 일상생활 곳곳에서 의식이든 무의식이든 기라는 용어를 자주 사용한다. 기가 막히다, 기가 차다, 기죽었다, 기를 꺾다, 기가 빠졌다, 기를 쓰다 등 수많은 사례가 있다.

이것은 기가 우리 인간에게 어떤 해를 끼칠 수도 있다는 점을 말하는 것이다. 기와 우리들의 생존과는 밀접한 관련이 있는데 일상생활에서부터 모든 사회현상에 이르기까지 우리는 기를 떠나서 생활할 수 없을 만큼 기와 밀접하게 관련되어 있다.

우리가 어떤 일에 대하여 당황하거나 냉정하게 대처하지 못한다면 그것은 마음이 들떠있어 기가 조급하기 때문이다. 기에 대해서 조금이라도 배웠다면 조급하게 굴지 말고 심호흡을 한 번 크게 해보면서 판단을 할 수 있을 것이다. 이렇게 심호흡을 크게 하고 나면 조급했던 마음이 서서히 편안해지고 기도 온화해질 것이며 기가 온화해진다면 심정이 평화롭고 심성도 편안해질 것이다.

따라서 기를 조절하는 방법을 안다는 것은 곧 사람이 마음을 닦아 좋은 성품을 유지해 나가는 길(崇德 : 사람이 근본적으로 추구해야 할 도리)을 안다는 것과 마찬가지이며, 기공을 수련하는 사람은 대개 심성이 온화하고 부드럽고 차분하며 여유로운 사람으로 인식되는 것이다.

2) 기공의 실용가치

기공요법은 약과 침 등의 물리적 치료를 받지 않으면서도 환자를 완전히 치유할 수 있다는 희망을 줄 수 있으며 기공은 인류의 건강을 구원하는 하나의 수단으로 기여하고 있다. 기공을 수련하면 운동선수에게는 경기도중 피로를 빨리 회복시키고 실제 운동 중에 생기는 정서적 긴장을 극복하게 하여 경기 성적을 좋게 할 것이며, 서예가에게는 정신을 붓끝에 모아 운필하는 데 큰 도움을 줄 것이며, 성악가는 '단전의 기'를 수련하여 호흡을 연장하고 가슴, 배, 두개골강의 공명을 일으킬 수 있어 소리가 명랑하고 윤기가 흐르게 할 수도 있을 것이다.

그리고 기공은 사람의 지능도 높일 수 있는데 연구자와 학생, 그리고 기술자에게 기공수련을 하게 하여 뇌를 호흡하게 하여 뇌세포의 피로를 덜어주는 동시에 잠재적인 지능을 계발시킬 수도 있으며, 학습 성적과 연구 수준을 높일 수도 있다.

최근에는 기공을 군사훈련에 이용하여 군인의 자아 극기능력과 전투력을 높여주고 흡연이나 마약중독 같은 나쁜 습관을 교정하고 있으며 말더듬증을 교정하는 데에도 이용하고 있는 중이다.

3) 기공은 전신요법

기공요법으로 병을 치료하고 장수할 수 있는 것은 수련하는 사람이 의(意 : 의념), 기(氣 : 호흡), 형(形 : 자세)의 세 가지 방면에서 조정을 하고 진행을 해서 얻은 결과라 할 수 있다.

기공수련의 의의는 기공의 작용이 실제로 신경계통, 특히 자율신경계통의 조정을 진행할 수 있느냐에 달려 있다. 과학적인 검사를 통하여 한층 더 확실해진 것은 기수련 시 대뇌피질의 전두엽, 측두엽의 세포 전이활동이 유기적으로 되며 대뇌피질 각 구역의 활동이 갈수록 동조가 강화된다는 것이다. 대뇌의 전두엽, 측두엽은 바로 고급 신경중추가 자리하고 있는 곳이다. 많은 사람들은 대부분의 질병이 모두 자율신경의 중추활동 장애로 인하여 생기는 것으로 알고 있는데, 기공은 이 자율신경중추에 양호한 조절작용을 하게 되어 전신 각 계통을 용이하게 지배할 수 있게 되는 것이다.

기공수련을 통하여 숨 쉬는 것이 잘 조화되면 진기가 넘쳐흐르고 신진대사가 왕성하게 진행될 수 있어서 대대적으로 체내의 잠재능력을 발휘하여 전신의 조절기능을 높일 수가 있다. 또한 전신, 오장육부에 직접 작용하여 기의 조달을 순조롭게 하고 상호 조절하여 전신의 기능이 골고루 혜택을 받도록 하기도 한다.

임상을 통하여 적지 않은 환자들이 위궤양을 치료함과 동시에 합병증인 위하수도 호전되거나 치유되고, 고혈압이 좋아짐과 동시에 위장기능의 불량도 개선되거나 치료된다. 3개월 정도의 기공수련을 통하여 오랫동안 낫지 않던 신경성 피부염이 자연적으로 없어진 예는 흔히 듣고 있다.

이상과 같이 기공요법은 머리가 아프거나 다리가 아픈 것을 치료해주거나 침을 놓는 것이 아니라 의, 기, 형의 종합적인 단련을 통하여 인체의 자율신경활동의 조정을 통하여 기혈이 왕성해지고 신진대사가 강화되어 병을 없애고 장수할 수 있도록 하는 작용을 일으킬 수 있으니 이를 전신요법이라고 할 수 있다.

4) 기공의 치료원리

(1) 진기를 배양하여 정기(正氣)를 북돋우어 나쁜 기운을 물리친다

병자는 기공에 의한 단련으로 정기를 북돋아 체내에 정기가 충만하게 함으로써 진기가 사지 백골에 돌아 흐르게 하고, 병소에 충격을 주어 병을 내쫓아 치료와 건강회복이라는 목적을 달성한다.

(2) 정신이 내적으로 단단하여 신경을 조절한다

기공을 수련할 때에는 의념으로 유도하여 전신의 근육과 뼈, 혈관, 신경들을 모두 충분히 이완시켜 정신과 육체를 편안하게 해야 한다. 또한 자연호흡과 자기 조절을 행하여 기를 조화시키지 않으면 안 된다. 나아가 의수(意守)하여 일념(一念 : 한 가지 생각)으로 만념(萬念 : 쓸데없는 잡념)을 대체하고 최종적으로는 무념(無念)의 상태로 만들어 마음을 입정상태에 들어가게 해야 한다.

따라서 기공은 대뇌피질에 대해 억제적인 보호작용을 하고 과도하게 흥분되어 있는 대뇌피질의 세포를 적극적으로 조정한다. 그 결과 신경계통의 협조능력을 높이고, 에피네프린의 분비증가, 호흡수와 심장박동 수의 증가, 혈관확장, 혈압상승 등 과격한 반응을 순화하여 인체의 생리적·생화학적 과정을 가장 좋은 상태로 이끌어 건강을 촉진한다.

(3) 음양의 평형을 유지하고 신체기능을 조절한다

기공에 의한 단련으로 서서히 임맥과 독맥을 소통하고 전신의 경락을 소통하게 하면 자연히 음기를 평온하게 하고, 양기를 견고하고 치밀하게 하는 효과를 거두어 전신의 기능을 조정하고 전신의 기능을 평형상태로 유지할 수 있으며, 그 결과 어떠한 병도 생기지 않고 천명을 다할 수 있게 된다.

(4) 경락을 소통시키고 기혈의 조화를 이룬다

기공수련으로 내기를 충만하게 하면 기는 자연히 경락을 따라 운행하고, 막힌 경락을 소통한다. 또한 기와 혈은 상호작용을 유도하여 기는 혈을 만들고 혈은 기를 담고 운행하며 기는 혈을 움직인다. 기가 조화롭게 하는 것은 오로지 혈이며 혈을 운행하는 것은 오로지 기라고 할 수 있다.

내기가 왕성하게 되면 혈도 왕성해지고 기가 운행하면 혈도 운행하고 기가 멈추면 혈도 멈춘다. 따라서 기공수련은 경락을 소통하게 하는 면에서든 기혈을 조화롭게 하는 면에서든 매우 중요하다.

5) 마음이 가는 곳에 기가 간다

(1) 의념(意念)에 대하여

기공의 세계에서는 마음이 가는 곳에 기가 간다는 말이 있다(心到氣到 : 심도기도). 이 말처럼 기를 운용하는 주체는 의념(즉 마음)이다. 기공수련의 기초가 되는 체세(體勢), 호흡(呼吸), 의념(意念) 이 세 가지를 기공의 삼류연공수단(三類鍊功手段)이라 하는데 이 중에서 의념은 이미지훈련이다. 마음을 집중하는 것과 그러한 상태를 말하며, 우선 편안하고 느긋하게 자연스런 마음이 되도록 한다.

기공수련 각각의 동작은 그것을 행하는 동작에 따라서 마음의 상태도 자연스럽게 변화한다. 예를 들어 산(山)을 미는 모양의 체세에서는 마음도 밀고 있는 산 쪽으로 함께 향하게 한다. 의념활동이 없는 단련을 공가자(空架子) 또는 공쟁자(空趟子)라고 하는데, 이것은 겉으로는 그럴 듯하지만 속 알맹이는 전혀 없다는 뜻이다. 그러나 의념에 지나치게 주의를 기울이면 오히려 역효과가 생길 수 있다. 양미간에 주름을 짓는다든지, 눈과 입을 굳게 닫는다는지, 이빨을 악물거나 하면 기혈도 오르게 된다. 극히 자연스러운 상태에서의 수련을 물망물조(勿忘勿助)라고 한다.

따라서 의재선(意在先 : 의념이 앞에 선다)에 입각하여 수련하여야 한다. 즉 처음부터 끝까지 의념이 형체(形體)의 운행을 인도해야 하며 절대 잠시라도 헛된 멋(空架子)에 빠져서는 안 된다. 예를 들어 기세(起勢)를 시작하려면 손은 아직 들어 올리지 않았지만, 가라앉아 있는 중에 생겨 올라오는 기세를 해야겠다는 의념은 벌써 온몸에 가득 차오르기 시작해 각 부위의 내공은 각기 명령에 따라 자리를 잡고 의념의 다른 명령을 기다리는 상태에 와 있는 것이다.

의념은 기공수련과 운기(運氣)의 모든 과정에서 매우 중요하다. 수련자가 자신의 의념을 어떻게 사용하는가에 따라 수련효과나 운기능력이 크게 달라지기 때문이다. 한마디로 말해 의념은 기공의 관건이다.

대아(大我)로서의 우리들 자신은 우주와 그 근원인 기의 주인이며, 우리의 마음에 따라 기는 반드시 움직이게 마련이다. 수련자는 수련을 할 때마다 언제나 깊은 신심(信心)으로 의념을 작용시켜야 한다. 그러면 이에 상응한 기가 따라와서 작용을 하게 된다.

기감(氣感)이 부족한 초보자들은 수련 때마다 보다 구체적이고 실감나는 상상을 하는 것이 좋다. 초기의 혼돈상태를 벗어나게 되면 수련자는 비로소 상상력의 놀라운 힘을 알게 될 것이다. 단지 상상하는 것만으로도 기가 작용을 하는데, 그 이유는 상상이야말로 매우 효과적인 의념의 사용방법이기 때문이다.

수련의 궁극은 우주와 합일을 이룬 무념무상(無念無想), 무심(無心)의 상태이며 그 경지에 도달하기 위해 필수적인 매개물이 바로 의념이다. 무(無)에서 유(有)가 나오고 유(有)에서 다시 무(無)로 돌아가듯이, 무념(無念)에서 염(念 : 마음)이 나오고, 염을 매개로 하여 다시 무념으로 돌아가는 것이기 때문이다.

수련을 할 때는 언제나 의념을 하단전(혹은 해당 규)에 두도록 한다(註意守丹田 : 주의수단전이라고 함). 그렇게 하는 것만으로 하단전으로 많은 기가 모이게 된다. 평상시에도 의념을 하단전에 두는 습관을 들이면 건강에 매우 좋으며, 수련의 진전에도 큰 도움이 된다.

(2) 이심행기의기군(以心行氣意氣君)

예로부터 심의군래골육신(心意君來骨肉臣), 즉 심의는 군주이며 골격과 근육은 신하이다라고 하였다. 심의(마음)를 현대생리학에서 말한다면 대뇌기능이라고 하지만, 이 대뇌중추신경이 전신의 신경계통을 통괄하고 있다는 것은 지금은 상식이라고 할 수 있다.

수련은 철두철미하게 이 심의에 의해 단련해 간다. 심의가 움직이면 전신이 모두 움직이고, 심의가 멈추게 되면 모든 곳이 멈추게 된다. 송긴(松緊 : 느슨함과 조임), 개합, 승장, 나선운동 등 모두가 심의의 감독하에 전신(全身)이 이것에 따르지 않는 곳이 없다는 것을 우리들이 단련하는 것이다.

따라서 표면에 나타나는 동작과 신태(神態 : 표정, 분위기), 기세의 변화는 실제로는 내부의 심의가 초래한 것이라고 할 수 있다. 권경(拳經)에서는 운용재심, 차시진결(運用在心, 此是眞訣 : 심(心)으로써 몸을 움직인다. 이것이야말로 비결이다)이라고 하고 있다.

수련에 있어서는 먼저 정심(靜心 : 마음을 고요히) 그리고 용심(用心 : 마음으로써), 전심(專心 : 마음을 집중하고), 세심(細心 : 주의 깊게)이라고 하는 마음의 배려가 될 수 있도록 하지 않으면 안 된다. 그리고 이것을 총괄적으로 말해 유의(有意)가 무의(無意)로, 유심(有心)이 무심(無心)으로 변화하고, 서서히 무심을 기본으로 한 신명(神明 : 깊게 도리를 꿰뚫은 투명한 경지)으로 나아가는 것이다

이의행기(以意行氣 : 의로서 기를 돌림)는 연의(練意), 연기(練氣)의 프로세스(process)이며, 의기상수(意氣相隨 : 마음과 내부의 변화가 정확하게 일치하는 것)의 실현을 목표로 한다. 옛사람의 말을 빌리면 의를 기의 머리로 하여, 기를 의에 따라 돌린다고 하는 것이다. 여기에서 말하는 연기는 대뇌로부터 의식의 지휘하에 동정(動靜), 개합, 출입, 순환이라고 하는 의식운동에 의해 체내의 기를 운동시켜 모으고, 충실하게 하여 기혈의 흐름을 왕성하게 해서 전신을 내외 모두 활성화시키는 것이다.

연의는 대뇌를 상대적인 입정상태로 두고, 중추신경계통에 의해 지휘능력을 최대한 발휘하고, 최고로 좋은 조정기능을 일으키도록 하여, 온정(穩定 : 평온하게 안정하고 있는 상태), 협조, 완정(完整 : 완벽하게 통일되어 있는 상태), 전일(專一)의 상태를 깊게 해서 영필행, 행필과(令必行, 行必果 : 사령(司令)은 반드시 실행되고, 실행되면 반드시 훌륭한 결과가 나온다)가 되도록 하는 것이다.

이렇게 해서 내기(內氣)의 힘을 높이고, 집약하며 충실하게 하고, 심신합일(心身合一), 신기합일(神氣合一), 심신합일(心腎合一)에 의해 사람 몸의 세 보물, 즉 정, 기, 신(精, 氣, 神)을 배양해 가는 것이 될 수 있는 것이다.

이상에서 알 수 있듯이 연기라는 것은 연의이며, 의(意)가 통하면 기(氣)도 통하고, 의가 도달하면 기도 또한 도달한다. 그리고 기가 도달하면 자연히 경(勁)도 도달하게 된다.

이의행기(以意行氣)와 동시에 용의불용력(用意不用力 : 의를 사용하고 힘은 쓰지 않는다)이 강조된다. 의로서 기를 순환시키는 것이기 때문에 이력대기(以力帶氣 : 힘을

주어 기를 당김)가 아니다.

수련에 있어서 만약 딱딱하게 굳어진 힘을 사용했다면, 전신의 혈액의 흐름은 부드럽게 되지 못하고, 경락은 자유롭게 통하지 못하며, 근육과 골격 및 인대는 유연해지지 못하여, 부드러운 움직임을 할 수 없게 된다. 그리고 기가 막히기 쉽게 되어, 몸의 어딘가에 병이 생기게 되는 것이다.

용의불용력의 단련이란 먼저 몸에 본래부터 갖추어져 있는 딱딱한 힘과 굳어있는 움직임을 제거해 가는 것이며, 근육, 골격, 인대, 피부 모두를 가능한 한 느슨하게 풀어주어 벌리고, 늘리고, 넓혀나가는 것이다. 그것은 또한 신근발골(伸筋拔骨 : 근육이 뼈로부터 벗어져 떨어지듯 느슨해짐)에 의해 내기(內氣)가 근육, 피부를 가득 채우고, 관절이 넓어져 가는 것에 의해, 내기가 골수(骨髓)의 속까지 통하도록 하는 것이기도 하다.

4장 장부(臟腑)

1. 한의학에서의 장부의 개념

장부는 오장육부를 말하는데 오장은 간(肝)·심(心)·비(脾)·폐(肺)·신(腎)을 말하고, 육부는 담(膽)·위(胃)·대장(大腸)·소장(小腸)·방광(膀胱)·삼초(三焦)를 말한다. 옛날에 '창고'라는 뜻의 '장(藏)'과 '부(府)'를 써서 오장육부(五藏六府)라고 했으나 후세에 육월편(肉月偏)을 붙여 오장육부(五臟六腑)라고 쓰게 되었다. 오장육부는 인체의 중요한 장기이지만 형태와 기능 면에서 서로 구별되며 생리활동이나 병리변화의 측면에서는 상호 밀접한 관련이 있다

장부(臟腑)는 인체에 있는 내장(內臟)의 총칭을 말하는데 장(臟)은 음(陰)에 속하는 장기이고, 부(腑)는 양(陽)에 속하는 장기로 음양설(陰陽說)에 따르면 음은 속과 안(內部)이며 양은 겉과 밖(外部)으로, 음의 장기인 장(臟)은 몸속 깊숙이 자리 잡고 있으며, 양의 장기인 부(腑)는 밖과 통하는 곳에 있다.

'장(臟)'은 장(腸)이며 저장한다는 의미로써 정기(精氣)를 저장한다는 뜻이고, '부(腑)'란 모이는 곳이니 창고 역할을 한다는 의미이다. 가느다란 관(管, tube)이나 도관(導管, catheter) 같은 것이 몸의 구멍(입, 코, 요도, 항문)을 통해서 들어가 닿을 수 있는 장기가 곧 부(腑)가 되고, 장(臟)은 비교적 단단한 덩어리 같은(solid) 장기이고, 부(腑)는 무엇을 담는 자루나 주머니 같이 속이 빈(hollow) 장기를 말한다.

한의학에서는 장부의 생리는 오장계통을 연구하여 그 기능과 상호관계를 이해하고 생명현상을 파악하는 기초이다. 이를 위하여 오장과 육부의 기능은 물론 오장계통을 구성하는 조직, 기관 및 정신(精神)·정지(精志)활동의 유기적인 관계, 즉 오장(五臟)과 육부(六腑), 오체(五體), 오관(五官), 오액(五液), 오화(五華), 오지(五志)와의 상관성을 중심으로 총체적인 생명현상을 연구한다.

'황제내경'에는 "오장은 정기·신기·혈기·정신을 저장하고, 육부는 음식물을 소화시키고 진액을 돌게 한다"고 하였다. 곧 오장은 정(精)·혈(血)·진액(津液)을 저장

하는 것으로, 그 중 정기는 인체기능활동의 근본이 된다고 하였다.

인체 내의 주요 장기로 심장과 심포는 너무나 밀접하여 거의 하나의 장기처럼 생각하는 경향이 있다. 따라서 사람들은 흔히 오장육부라고 부르는 것이다. 여기에서 비(脾)는 비장(spleen)과 췌장(膵臟, pancreas)을 포함한 개념이다.

심포와 삼초는 서양의학에는 존재하지 않는 개념의 장기이다. 서양의 의학자들은 심포(心包)를 pericardium으로 번역하고 삼초(三焦)를 Triple Burner라고 번역하고 있으나 한의학의 개념과는 그 의미를 달리하고 있다. 심포는 엄격한 의미에서 Pericardium과 동일한 것이 아니며 Mediastinum 부위를 말하는 것이고, 삼초(三焦)는 식도의 하단과 위와 십이지장의 주위부분을 일컫는 개념이기 때문이다.

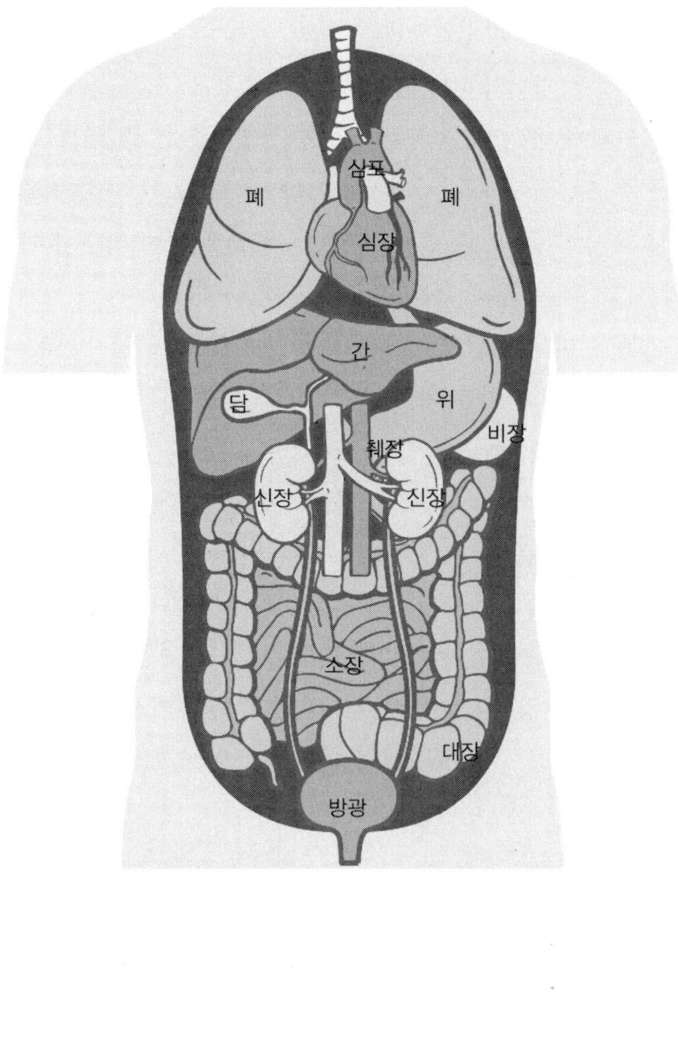

2. 장부의 종류와 기능

1) 간

간은 우리 몸에서 가장 큰 장기로 횡격막 바로 밑에서 우측 복부에 위치하며 무게가 약 1.5kg이며 정상상태에서는 늑연골로 보호되어 있기 때문에 잘 만져지지 않는다. 간은 일부가 손상되어도 강한 재생력 때문에 복구될 수 있으며 대사가 증가해도 이를 견딜 수 있는 능력을 갖고 있다. 간은 중간대사에서 여러 기능을 하며, 순환이 특이하여 위장관에서 흡수된 영양분을 신체의 다른 조직에서 필요한 물질로 변화시키는 역할도 한다.

간은 담즙을 만들어내는데 담즙은 작은 지방입자를 덮음으로써 입자들이 합쳐져 큰 덩어리를 형성하는 것을 막는다. 이것을 담즙의 유화작용이라 한다. 이렇게 분리된 지방입자는 췌장에서 분비되는 리파아제의 작용을 받는다. 그 결과 형성된 지방산은 소화액에 쉽게 녹지 않으며 거의 흡수되지 않는다.

담즙염은 지방산과 함께 교질입자를 형성하여 수용성을 증가시키고 흡수를 돕는다. 담즙은 간에서 계속 만들어지지만 소화작용에 쓰이기 전에는 담낭에 저장된다.

2) 신장

신장은 후복벽의 벽측 복막 뒤에서 척주 좌우에 놓여 있는 강낭콩 모양의 기관(콩팥)으로, 생체에서는 적갈색으로 보이며 섬유막으로 싸여 있다. 크기와 모양은 거의 대칭적이며, 길이가 10~12cm, 폭이 5~6cm, 두께가 3~4cm 정도이고, 하나의 무게는 약 130g이다. 서 있는 자세에서 신장은 제1~4 요추골 사이의 높이에 위치하고 있으며, 우측 신장은 간 때문에 좌측 신장보다 아래로 처져 있다. 신장은 신장주위 지방과 2층의 신장막에 의해 벽측 복막 뒤에서 그 위치가 고정되어 있다.

신장이 하는 일 중 가장 중요한 일 하나는 혈액 속 각종 노폐물을 여과시켜 혈액을 깨끗하게 하며, 우리 몸의 정수기의 역할을 한다. 음식물을 먹으면 소화가 되면서 노폐물이 혈액 속에 쌓이게 되는데, 이 혈액이 콩팥을 지나면서 깨끗하게 걸러지고 노폐물은 소변으로 배출되는데 소변의 형성 및 배설을 담당한다. 소변은 90%가 물로 되어 있으며 염류, 색소 및 호르몬 등이 용해되어 있다. 하루에 약 1,500cc가 생성되며 이 중에서 용질은 약 60g을 차지한다. 소변의 형성 및 배설에는 사구체 여과, 요세관 흡수, 요세관 분비 등 세 가지 과정이 필요하다.

3) 비장

비장은 좌측 늑하부의 횡격막 아래에서 위의 장간막에 의해 둘러싸여 있는 유연하고 혈관이 많은 타원형의 기관이며, 비장의 기능은 다음과 같다.

① **혈구 파괴** : 약 120일의 수명을 다한 적혈구는 비장에서 대량의 세망내피조직에 의해 파괴된다.

② **혈구 생산** : 비장은 골수가 혈구를 생산하고 방출하는 것을 도와준다.

③ **면역 기능** : 비장은 항체를 생산하는 근원이 되며, 다량의 림프조직을 포함하고 있다.

④ **혈액 저장** : 비장은 혈액 저장소의 역할을 하며, 운동이나 출혈 같은 생리적 및 병리적 요구에 따라 변함으로써 순환하는 혈액의 양을 조절해준다.

⑤ **혈액 여과** : 비장은 혈액 속의 미생물을 제거함으로써 몸의 방어기전의 역할을 맡는다.

4) 폐

폐는 흉막에 싸여 흉곽 안에 놓여 있다. 흉막에 싸여 있는 폐의 면은 부드럽고 윤이 난다. 폐의 색깔은 분홍색 내지 검은색인데 흡입된 먼지에 의해 착색된 정도가 다르다.

각 폐의 저부는 횡격막의 윗면에 접해 있는 부분이며 넓고 오목하다. 상측으로 쇄골 위로 튀어나와 있는 부분을 폐첨이라 하는데 각 폐의 내측 면에는 폐문이 있으며 이곳을 통해 혈관, 신경, 기관지 및 림프관이 출입한다.

5) 심장

심장은 근육이 잘 발달되어 있는 이중 펌프이며, 두 심방과 두 심실로 이루어진다. 전신에서 돌아온 정맥피는 우심방으로 들어와 우방실공을 통해 우심실로 이동하며 폐동맥을 통해 폐로 운반된다.

폐에서 산화된 혈액은 폐정맥을 통해 좌심방으로 들어오며 좌방실구를 통해 좌심실로 운반된 후대동맥을 통해 신체의 각 부분으로 보내진다.

6) 담(쓸개)

쓸개는 담낭이라고도 하며, 쓸개즙(담즙)을 저장하는 일을 한다. 쓸개즙은 간에서 하루에 500~1,000ml가 생산되며 쓸개에서는 이를 저장하고 농축시키는 기능을 한다.

쓸개가 저장할 수 있는 최대량은 40~70ml 정도이며, 저장된 쓸개즙은 분비되어야 할 시기를 기다린다. 입으로 들어온 음식이 위를 통과하여 작은창자(소장)에 이르는 동안 소화계통 곳곳에서는 다양한 기능이 일어나 소화가 진행된다.

위를 통과한 미즙이 샘창자(십이지장)로 들어가면 창자벽에 위치한 세포에서 콜레시스토키닌(cholecystokinin : CCK)이라는 호르몬을 합성한다. 이 호르몬이 샘창자 내부로 흘러나오면 이자(췌장)와 쓸개를 자극하여 소화에 필요한 물질을 작은창자로 보내라는 신호를 보낸다. 이자는 사람의 몸에서 필요로 하는 소화효소 중 가장 많은 양을 분비하는 곳이지만 이자에서 분비되는 효소만으로 지질을 모두 소화시킬 수는 없으므로 담즙이 샘창자로 흘러들어가 지질 소화를 도와주어야 소화가 잘 진행된다. 미즙에 지질 함량이 많은 경우에는 콜레시스토키닌 분비량도 많아진다.

쓸개즙은 약 알칼리성을 띠고 있으며, 소화효소를 포함하지는 않는다. 그러나 액 속에 들어 있는 쓸개즙염이 커다란 지방 방울을 잘게 쪼개는 역할을 하므로 소화효소의 접촉면을 넓혀주는 기능을 한다. 따라서 지질 분해효소인 리파아제의 기능이 더 잘 나타나게 된다.

7) 방광(오줌보)

방광은 하복부의 맨 아래쪽 가운데 치골의 뒤쪽에 있다. 남자는 직장 앞에 놓여 있고, 여자는 자궁과 질(생식기) 앞에 놓여 있다. 하는 일은 신장에서 수뇨관을 통해 내려 보내진 오줌을 저장하였다가 주기적으로, 즉 하루 네다섯 번 몸 밖으로 배설하는 일을 한다.

8) 위장

위는 소화기관 중에서 가장 크고 넓은데 횡격막, 즉 명치의 바로 밑 왼쪽으로 갈빗대가 끝나는 부분에 비스듬히 놓여 있고 간의 왼쪽부분이 위를 덮고 있다. 즉 배꼽 위의 상복부에 왼쪽으로 치우쳐 있다. 하는 일은 일정한 사이를 두고 율동적으로 되풀이되는 운동을 한다.

이 율동적 운동에 의하여 음식물을 위액과 섞으며 묽은 죽과 같이 부수어 놓는 일을 한다. 이것을 위의 소화작용이라 하며, 죽과 같이 된 음식물을 소장으로 내려 보내는 일도 한다. 위가 정상인 경우는 3~5시간에 소화되어 소장으로 내려 보낸다. 위장은 영양분을 거의 흡수하지 않고 알코올과 약간의 당분을 흡수한다.

9) 대장

대장은 소화관의 마지막 부분으로 길이는 약 1.5m이며, 맹장, 결장, 직장 및 항문관으로 이루어져 있는데 결장에서는 주로 물이 흡수된다. 결장 속에는 세균이 살고 있는데, 비타민 K와 B_1, B_2 B_{12}, 그리고 아미노산 같은 중요한 영양물질이 합성되며 흡수된다.

더 이상 필요하지 않은 물질은 대변으로 배출된다. 대변은 약 60%의 고형질과 40%의 물로 구성된다. 대변은 미생물, 소화효소, 소화가 안 된 음식물로 이루어지며 배출이 될 때까지 직장에 모여 있다.

10) 소장

소장은 길이가 6~7m이며 벽이 얇은 근육성의 관으로 십이지장, 공장 및 회장의 세 부분으로 이루어진다. 소장의 대부분은 원래의 복막 구조를 잘 유지하고 있어 장간막에 의해 후복벽에 매달려 있다.

소장은 위에서 운반된 유미(乳糜)에 소화효소를 작용시켜 소화를 완료하고 혈관과 림프관을 통해 소화 산물을 선택적으로 흡수한다. 십이지장선의 알칼리성 분비물은 산성인 위액으로부터 장벽을 보호하여 장의 내용물에 췌장의 효소가 작용할 수 있는 적당한 pH로 조절한다.

소장은 장선뿐 아니라 췌장과 간에 분비된 분비물도 받는다. 췌장액은 단백질, 탄수화물 및 지방에 작용하는 다양한 소화효소를 함유한 알칼리성 액체이며, 장에서 작용하여 모든 효소가 최적상태에서 기능을 하게 하고 펩신의 작용을 중지시킨다. 단당류도 소장에서 쉽게 흡수되며, 아미노산, 글리세롤 등도 쉽게 흡수된다.

11) 삼초

삼초는 한의학에서만 쓰는 용어로 삼초는 상초, 중초, 하초 이렇게 세 부분으로 구분하며, 무형의 장기이기 때문에 심포와 같이 서양의학에는 존재하지 않는 개념의 장기이다. 하는 일도 신체 내에서 형태가 없는 열・기・공기 등을 주관하는 장기로 본다.

① 상초는 횡격막, 즉 명치 위쪽을 말하는데 폐와 심의 호흡작용을 주로 하고 있다.

② 중초는 횡격막 이하 배꼽까지의 몸 중앙부분을 말하는데 비장과 위의 소화 흡수 작용을 주로 담당한다.

③ 하초는 배꼽 밑의 하복부부분을 말하는데 신장과 간장의 생식 및 배설작용을 주로 담당하고 있다.

3. 오행

오행은 목, 화, 토, 금, 수, 상화의 기운을 골고루 강화하여 오장육부를 튼튼하게 하고 남녀노소 누구나 따라할 수 있도록 쉬운 동작으로 구성되어 있다. 정확한 원리를 바탕으로 수련하면 효과가 매우 좋게 나타난다.

먼저 오행의 원리를 이해하기 위해서 이론적으로 알아보면 오행의 특징으로는 우리 몸에는 독특한 성질을 지닌 목, 화, 토, 금, 수, 상화의 여섯 기운이 흐르고 있는데 이를 오행(五行)이라고 한다.

〈오행의 해당 장부와 기가 부족할 때의 증상〉

오행	계절로 비유	자동차로 비유	해당 장부	해당 신체 부위	기가 부족할 때의 증상
목(木) 새싹 돋는	봄	시동	간과 담	근육, 힘줄, 고관절, 손, 발, 손톱, 발톱, 눈, 눈물, 목	간질환, 근육 신축작용 이상, 시력저하, 눈밑과 얼굴이 검어짐
화(火) 무성한	여름	액셀러레이터	심장과 소장	피, 혈관, 팔꿈치, 상완, 혀, 얼굴, 땀	심장질환, 혓바늘이나 혀에 백태가 생김, 얼굴이 빨개짐
토(土) 계절이 바뀌는	환절기	핸들	비장과 위장	살, 무릎, 허벅지, 입, 복부	위장병, 소화불량, 빈혈증세가 나타남, 얼굴이 누렇게 변하고 볼이 움푹 패임
금(金) 결실 맺는	가을	브레이크	폐와 대장	피부, 손목, 하완, 코, 가슴부위	변비, 축농증 등 콧병, 얼굴이 하얗게 됨
수(水) 저장하는	겨울	오일과 저장	신장과 방광, 생식기	뼈, 골수, 발목, 정강이, 귀, 체모	요실금, 방광이 약함, 귀울림, 발목을 자주 삠, 얼굴이 검어짐

주요 장기인 12개의 장부 외의 기관들은 각각 12장부에 속하는 부속 장기(secondary organ)로 간주된다. 주요 장기와 부속 장기는 모두 오행(五行)에 귀속되는데, 이 상관관계를 행(行)별로 열거해 보면 다음과 같다.

오행(五行)과 오방(五方), 장기와 신체 그리고 자연 기(氣)수련

목(木) : 청(靑) – 동(東) – 소생의 봄 – 출발 – 간과 담

화(火) : 적(赤) – 남(南) – 생동의 여름 – 본격 가속 주행 – 심장과 소장

토(土) : 황(黃) – 중앙(中央) – 계절 사이(환절기) – 방향전환 – 비장과 위장

금(金) : 백(白) – 서(西) – 결실, 조락의 가을 – 목적지 도달 – 폐와 대장

수(水) : 흑(黑) – 북(北) – 저장, 황량한 겨울 – 새 출발 위한 준비 저장 – 신장과 방광

1) 오행(五行) : 목(봄), 화(여름), 토(방향전환), 금(가을), 수(겨울)

음양오행은 동양문화권에서 우주인식과 사상체계의 중심이 되어온 원리이며, 우주의 본원에는 음(陰), 양(陽)의 두 개의 기(氣)가 있음으로 천지만물은 이 두 개의 음기와 양기로 이루어졌다는 역학적인 이론과 천문학적 철학으로 발전한 것이다.

무극에서 음(陰)과 양(陽)의 기운이 생겨나 천지(天地 : 하늘과 땅)가 되고, 다시 음양의 두 기운이 다섯 가지 원소를 생산하였는데, 이것이 목(봄), 화(여름), 토(방향전환), 금(가을), 수(겨울)의 오행이다. 그리고 이 오행에 상응하는 오색은 청(靑), 적(赤), 황(黃), 백(白), 흑(黑)이다. 목(木), 화(火), 토(土), 금(金), 수(水)의 오행은 운행(運行)함에 있어서, 서로 조화를 이루는 일과 서로 충돌하는 일이 생기는데 그것이 상생상극(常生相剋)이다.

다시 말하면 오행은 따로 떨어져서 존재하기도 하지만 서로에게 영향을 끼쳐 도움을 주기도 하고, 물리치기도 하고, 낳아주기도 하며 극(剋)하기도 한다. 이와 같이 물고 물리며 주고받는 관계를 가지는 것이다. 이에 따라 오행에는 오색이 따르고 방위가 따른다.

2) 오방과 오색

중앙과 사방을 기본으로 삼아 오방이 설정되며, 색상 또한 오방이 주된 골격을 이루고 있는 양의 색으로써 오색을 기본색으로 배정하고 그 다섯 방위 사이에 놓이는 사이 색을 음색이라고 한다.

양의 오색

청(靑), 적(赤), 황(黃), 백(白), 흑(黑)이며, 음의 오색은 녹색, 벽색(짙은 푸른색), 홍색, 유황색, 자색이다.

양의 오색을 상세하게 설명하면 다음과 같다.

① 청(靑) : 오행 가운데 목(木)으로써 동(東)쪽에 해당하고, 만물이 생성하는 봄의 색이다. 창조, 생명, 신생을 상징하며, 요사스러운 귀신을 물리치고 복을 비는 색으로 사용되었다.

② 적(赤) : 오행 가운데 화(火)에 상응하며 만물이 무성한 남(南)쪽에 해당하며, 태양, 불, 피 등과 같이 생성과 창조, 정열과 애정, 적극성을 뜻하며 가장 강력한 벽사의 빛깔로 쓰였다.

③ 황(黃) : 오행 가운데 토(土)로 우주중심(中心)에 해당하고, 오방색의 중심으로 가장 고귀한 색으로 인식되어 왕(王), 즉 임금만이 황색 옷을 입을 수가 있었다.

④ 백(白) : 오행 가운데 금(金)으로 서(西)쪽에 해당하고, 결백과 진실, 삶, 순결 등을 뜻하며 우리 민족이 흰옷을 즐겨 입는 원인이기도 하다.

⑤ 흑(黑) : 오행 가운데 수(水)에 해당하고, 북(北)쪽이고, 인간의 지혜를 관장한다.

3) 오행과 장기

(1) 목(木)행 : 간(肝), 담(膽), 힘줄(筋), 톱(瓜 : 손톱발톱), 눈(眼) - 청(靑), 동(東), 고목수련

목기(木氣)는 음극과 양극이 균형을 이뤄 서로 팽팽하게 맞서는 상태를 말한다. 목기(木氣)는 선의의 경쟁자, 선의의 라이벌로 이해하면 된다. 상호 페어플레이를 함으로서 함께 성장하고 발전하며, 서로의 명예를 존중하며 상대가 있음으로 하여 부드럽고 편안해지는 성질을 가지고 있으며, 새로운 출발을 의미하며, 하루 중 날이 샌 새벽, 일생에 있어 출생 후 유년기를 거쳐 처녀, 총각에 이르는 시기를 의미한다.

또한 목기의 특성을 완(緩)으로 표현하고 있으며 부드럽고 팽하지 않으며, 느슨하다는 의미를 지닌다. 목기에 속하는 간(肝)과 담(膽)은 이런 성질을 지님으로 이런 상태의 유지를 위해 노력하고 도와주면 건강할 수 있다.

목(木)은 목으로 통한다 하였으니 목(木)에 속하는 음식이나 약은 목으로 통하며 상생상극의 원리에 따라 사용하면 질병의 치료에 도움을 얻을 수 있다.

(2) 화(火)행 : 심장, 소장, 피(혈), 털(髮) 혀(舌) – 적(赤), 남(南), 새벽 뜨는 해수련

화기(火氣)는 음극과 양극이 서로 만나 불꽃을 튀기는 형상과 같다. 서로 라이벌 경쟁인 상태에서 관망을 하다가 사랑하는 사람을 만나 사랑을 나누게 되는 이치이다. 사랑은 아름다운 것처럼 화(火)는 용감무쌍하고 아름답고 화려하며 폭발하는 성질을 지닌다.

화기(火氣)의 특성을 그래서 흩어질 산(散)으로 표현하고 있으니 풀어놓다, 흩어지다는 의미를 지녀, 화(火)에 속하는 심(心)과 소장(少臟)은 그 특성을 알아 간섭하지 않고 강제적으로 억압하지 않는 것이 좋으며, 잘 타이르면 제대로 수습할 수 있다.

쓴맛은 심과 소장으로 통하니 상생상극의 원리에 따라 질병의 치료에 응용된다.

(3) 토(土)행 : 비(脾), 위(胃), 고기(肉), 지방(脂), 입(口) – 황(黃), 중앙(中央), 황토굴 집수련

토기(土氣)는 음극과 양극이 불꽃같은 사랑을 나누다 드디어 서로 합의하여 보금자리를 트는 형상을 말한다. 이 세상의 나무, 돌, 쇠, 불꽃도 이 인자한 대지 위에서 태어나고 자라고 생로병사(生老病死)의 바탕이 된다.

따라서 토는 화합과 통일을 뜻하고, 안정과 고정을 뜻하여 단단할 고(固)로 표현하고 있으니 단결, 화합, 뭉치는 의미를 지닌다.

단맛은 비와 위(胃)로 통하니 단맛의 음식과 약은 비위를 도우며 상생상극의 원리에 따라 질병의 치료에 응용하면 근본적인 치료효과를 얻을 수 있다.

(4) 금(金)행 : 폐(肺), 대장(大腸), 피부(皮膚), 솜털(毛), 코(鼻) – 백(白), 서(西), 큰 바위수련

금기(金氣)는 음극과 양극이 서로 잡아당기는 형상을 말한다. 태어나 성장하여 사랑을 나누고 가정을 이루었으나 자녀를 낳고 길러야 하고, 가문의 가풍도 만들어야 하며, 행복한 신혼의 꿈만 꿀 수 있는 것이 아니다.

음과 양은 각기 서로의 방식으로 가풍을 만들고 자녀도 기르려고 알력이 생겨날 것이다. 그러나 이 알력은 깨어지기 위한 것이 아닌 보다 나은 발전을 위한 것이다. 서로의 주장을 위한 주장, 반대를 위한 반대를 일삼으면 깨어지는 것이요, 이 이치를 따르지 않으면 바로 병이 발병하는 것이다.

금의 성질은 단단하고 때로 독재적일 수 있으며, 밀도가 높은 것끼리 당기고 밀착하는 성질로서 일사분란하게 추진하는 추진력을 가지고 있다. 금의 성질은 쇠처럼 딱딱하여 긴(緊)으로 표현하고 있으니 긴장하다, 굵게 얽는다는 뜻을 지닌다.

매운맛은 폐와 대장으로 통하니 이를 적절히 섭취하면 해당 장부가 건강해질 것이며, 상생상극의 원리에 따라 섭생하고 치료하면 만사형통일 것이고, 이제마의 주장처럼 체질을 따져 이로운 음식만 먹고 해로운 음식을 금하면 남는 것은 병뿐일 것이다.

(5) 수(水)행 : 신(腎), 방광(膀胱), 뼈(骨), 이(齒), 귀(耳) – 흑(黑), 북(北), 강 바다 폭포수련

수기(水氣)는 음극과 양극이 서로 밀어내는 형상을 말하는데 한 가정을 꾸려 자녀도 낳고 재물도 모으며 살아가는 동안 자녀들은 성장을 하게 된다. 노년기에 들면 더없이 사랑스럽고 눈에 넣어도 아플 것 같지 않던 자녀들이 제 각자 갈 길을 가려 하고 어느 순간부터 자녀를 놓아야 하고 밀어내야 할 시기가 오니 이러한 성질을 수기에 비유할 수 있다. 이는 밀어내는 데 그치지 않고 변화를 위한 새로운 도약이며, 이를 연(軟)하다고 하니, 늙어서 말랑말랑한 홍시를 연상하면 된다.

짠맛의 음식이나 약은 신(腎)과 방광으로 통하니, 짠맛을 적당히 섭취하면 해당 장부에 이로우며, 상생상극의 원리를 알아 질병을 치료하면 근본적인 치료에 접근할 수 있다.

동양의학에서의 뇌와 장상학에서의 장부

동양의학에서는 뇌(腦 : Brain)가 주요 장기 부위로 생각하지 않고 뇌는 간이나 폐처럼 인체의 신진대사의 일부를 맡아서 수행하는 하나의 장기가 아니라, 이들 장기(臟器) 사이의 역할을 서로 연결시켜주고 조절하는 컨트럴타워(중앙관제탑 : control tower) 같은 기능을 가진 특수부위라고 생각하고 있다.

장상학에서 장부는 체내조직기관의 명칭일 뿐만 아니라 체내의 어떤 기관의 생리기능까지도 포함하는 개념이다. 예를 들어 장상학에서의 심(心)은 해부학적인 실체 이외에도 생리기능까지도 대표하기 때문에 서양의학 순환계통기능뿐만 아니라 신경계통 및 다른 여러 조직기관의 기능도 포함한다.

그리고 장상학에서는 본 장부의 생리기능과 병리현상뿐만 아니라 동시에 장(臟)과 체표 조직기관과의 관계 그리고 장과 다른 기관과의 관계도 연구한다. 인체의 내부와 내부, 내부와 외부, 장과 장, 장과 부, 부와 부, 장부와 체표의 감각기관과의 사이에는 모두 치밀하게 연계되어 있어 질병의 발생, 진전과 치료과정에서 상호 긴밀한 영향을 주고받게 된다. 장부의 병변은 체표의 감각지관으로 표출되게 되고 체표의 감각기관에 나타나는 현상으로 장부의 기능을 추측할 수 있게 된다.

예를 들어 심화(心火)가 항성(亢盛)하면 가슴이 답답하고 혀가 붉어지는 증상이 나타난다. 심장의 열이 소장으로 옮겨지면 소변량이 줄고 색이 진해진다. 눈동자와 피부가 노랗게 변색되면 강장의 병변을 추측할 수 있다.

이처럼 장상학에서 말하는 장부는 해부학적인 개념뿐만 아니라 병리적인 개념도 내포하고 있다.

서양의학의 해부생리학에서 말하는 장기

서양의학은 해부학적 지식을 기초로 하여 인체의 기능이나 질병을 설명하기 때문에, 질병이란 것은 인체의 어떤 부위에 변화가 생겨서 나타나는 것으로 보고 치료도 그 부위에 대해 행한다. 따라서 병의 이름에는 그 해부학적 부위의 이름이 붙게 된다.

서양의학에서 신체를 계통으로 나누는데, 계통(기관계통)이란 어떤 기능을 위해 몇 기관과 조직이 모여 형성된 일련의 기관연결체를 말한다. 계통은 골격계통, 근육계통, 신경계통, 감각기계통, 순환기계통, 내분비계통, 호흡기계통, 소화기계통, 비뇨기계통, 생식기계통으로 나눌 수 있다.

제 3 부

기공의 실행

1장 기공 수련자세와 기감

1. 기공 수련자세

기공 수련자세 중에서 먼저 앉아 수련법(좌식)과 누워 수련법(와식)의 종류에 대해서 알아본다.

1) 앉아 수련하기(좌식)의 종류

(1) 의자에 바로 앉아 수련법(평좌식)

의자 위에 앉는 방법으로 자연스럽고 반듯하게 앉아 머리를 곧게 하고 어깨는 자연스럽게 내리고 등을 약간 둥글게 한다. 눈을 가볍게 붙이고 양손은 대퇴 위에 올린다. 허리는 자연스럽고 곧게 펴며 복부는 기대어 앉지 않는다. 엉덩이의 1/3~2/3 정도만 걸치고 앉으며 등을 기대어 앉지 않는다. 양발은 평행으로 벌리는데 그 거리는 주먹 두 개가 들어갈 정도나 무릎보다 약간 넓게 벌린다.

평좌는 좌식 가운데 많이 쓰이고 있는 자세의 일종이지만 체질이 많이 쇠약한 사람이나 병이 있어서 오래 견딜 수 없는 사람을 제외하고 누구나 할 수 있는 수련법이다.

연로한 사람이나 체력이 약한 사람은 누워서 수련하기(와식)와 교대로 응용한다. 바닥에 앉기 힘든 사람이나 직장인, 학생들은 의자에 앉아서 발바닥을 땅바닥에 댄 편안한 자세를 취하는 방법으로 간단하게 수련할 수 있다(필자의 수련경험에 의하면 명상이나 호흡법을 할 때 의자에 앉아서 하는 자세가 수련에 가장 적합하다고 생각한다. 특히 무릎관절이나 허리가 아픈 분들에게 매우 적합한 방법이다).

(2) 등을 뒤로 기대고 앉는 자세(고좌식)

등을 뒤로 기대고 앉는 자세를 말하며 구체적인 방법은 평좌와 같다. 다만 등을 뒤로 붙이고 양발을 약간 앞으로 뻗는 것이 다르다. 연로한 사람과 체력이 약한 사람은 평좌와 교대로 응용하여 수련할 수 있다.

(3) 정좌식

방바닥이거나 침대 위에서 또는 큰 의자 위에서도 다리를 꼬고 앉는 것을 정좌라 한다. 정좌식에는 가부좌와 반가부좌자세가 있다.

① **자연반좌** : 자연반슬좌라고 하기도 하는데 상체의 동작은 평좌와 같다. 신체를 앞으로 약간 기울이며 양다리를 교차시킨다. 좌상우하나 우상좌하 등 어느 쪽이나 좋다. 양손은 서로 쥐어서 배 앞에 둔다.

② **단반좌** : 먼저 왼발을 오른다리 위에 올리거나 오른발을 왼다리 위에 올리며 다른 것은 자연반좌와 동일하다.

③ **쌍반좌** : 먼저 왼발을 오른다리 위에 올리고, 오른발은 왼다리 위에 올린다. 양 발바닥이 위로 향하고 기타의 동작은 자연반슬좌와 동일하다. 반좌는 마음을 차분하게 하는 데 도움이 되며 하지의 긴장을 해소하고 상체에서는 특히 두부의 긴장을 해제하는 데 도움을 준다.

④ **궤좌식** : 양 무릎을 꿇고 앉으며 발바닥이 위로 향하게 한다. 양손은 가볍게 쥐어 배 앞에 둔다. 기타의 동작은 평좌식과 같다. 이 자세는 다른 것은 좋은 편이지만 하지가 비교적 긴장상태가 된다.

2) 누워 수련하기(와식)의 종류

(1) 바로 누운 자세(앙와식)

전신을 반듯하게 누워 머리는 자연스럽게 바르게 하고, 시선은 위를 향하게 하여도 되고 눈을 가볍게 감아도 된다. 입은 살며시 닫으며, 사지를 자연스럽게 곧게 펴고 두 손은 신체 옆에 두거나 배 위에 올려놓아도 된다.

베개의 높이는 편안한 정도로 하고, 손발은 자연스럽게 펴는데 양손은 신체 옆에 두거나 배 위에 올려놓는다. 체력이 아주 약한 사람의 연공이나 잠자기 직전의 수련에 채택하면 좋다. 자칫하면 잠들기 쉽게 의식이 집중되지 않을 수도 있다. 체력이 증가되면 좌식이라든지 참식으로 바꿔 나간다.

(2) 옆으로 누운 자세(측와식)

옆으로 눕는 자세인데 좌측, 우측 어느 쪽이나 가능하다. 일반적으로 채용하는 측와식은 우측와이다. 허리를 약간 굽히고 몸을 조금 구부린 형태가 된다. 고개는 약간 가슴 쪽으로 당긴다. 입은 다물고 눈은 가볍게 감는다. 위쪽에 있는 손의 손바닥은 엉덩이에 두고 아래쪽의 손은 베개 위에 올려 두며 손을 자연스럽게 편다.

아래에 있는 다리를 곧게 펴고 위의 다리는 굽혀서 그 위에 올린다. 체력이 약한 사람과 바르게 눕는 습관이 없어서 불편한 사람은 측와식을 채용한다. 측와식은 복식호흡을 하기에 용이하다.

2. 기감

1) 기공수련 시의 느낌

기공을 수련하다 보면 피부 위에 벌레가 기어 다니는 것 같은 느낌과 추위, 뜨거움, 시림, 팽창감, 무거움, 가벼움 등의 감각을 느낄 수 있으며 어떤 사람의 경우 기가 자기 체내에서 일정한 경락을 따라 운행하는 것을 느낄 수도 있는데 이런 감각을 기감이라고 하며, 이것은 기가 체내에 운행하기 때문에 형성되는 것이다.

오랫동안 기공수련을 한 사람이 앞에서 기를 발사할 때 어떤 감각, 즉 바람이 지나가는 것과 같이 서늘하거나 수증기로 찌는 듯한 뜨거운 열감 혹은 저리고 터지는 듯하거나 전기가 지나가는 것 같은 아찔함을 느낄 수도 있다. 그리고 어떤 사람은 기공사가 발사하는 기를 받는 즉시 눈앞에서 여러 가지 빛의 고리모양 같은 것을 느낄 수도 있을 것이다. 그러나 기는 사람 눈으로 보기 어려운 몹시 정교하고도 미세한 물질이므로 이런 물질은 인체 내에 존재를 한다고 해도 일반적인 상태하에서는 볼 수 없고 잡을 수도 없다.

그러나 이러한 물질도 기공태하에서는 인체 내에서 생동감 있게 활약하며, 수련을 쌓은 사람의 손바닥에서는 폭발적으로 작용을 하기 때문에 쉽게 보고 느낄 수 있을 뿐만 아니라 기계를 이용하여 그 존재를 측정할 수 있는 것이다. 즉 기는 평상시와는 다른 신기한 감각인 것이 바로 기감이다.

2) 기공의 좋은 반응

기공을 수련하다 보면 여러 가지 반응이 나타난다. 평상시와 다른 느낌을 받기 때문에 조금 불안하게 된다든지 당황하게 되는 일도 발생할 수 있는데 이런 상황에 대하여 참고하면 다음과 같다.

(1) 팔촉(8가지 느낌)

① 기분 좋은 상태에서 피부가 가렵다.
② 허리가 약간 무겁게 느껴진다.
③ 어깨에 압박감 또는 저린 느낌이 든다.
④ 몸이 더 차갑게 느껴진다.
⑤ 몸이 따뜻하게 느껴진다.
⑥ 몸이 가벼워 마치 날아갈 듯이 느껴진다.
⑦ 몸의 피부가 우유처럼 매끄러운 느낌이 있다.
⑧ 몸의 어딘가에 동요가 일어나 몸이 커지는 느낌이다.

위의 반응들은 기공에 의한 좋은 반응들이라 할 수 있는데, 단 통증이 심한 경우에는 이 팔촉과는 다른 반응인 경우가 있기 때문에 지속적으로 증상이 무거워지면, 그 대처방안을 마련한다. 팔촉의 경우에는 기공수련을 착실히 해가면 곧 해소된다.

(2) 소화기능이 활발해진다

기공을 하면 소화기능이 증강되기 때문에 식욕이 왕성하게 된다. 이것은 좋은 것이지만 상황에 맞춰 식사량을 조절할 필요가 있다.

(3) 신진대사가 왕성해진다

기공수련으로 소변량이 많아진다거나 손발톱, 머리카락 등의 발육이 촉진되거나 백발이 검게 된다거나 하는 보고도 있다. 또 피부가 깨끗해지는 것으로도 알려지고 있다.

3) 이상반응과 대처방법

기공수련 중 가끔 좋지 않은 반응을 일으키는 사람도 있다. 이러한 이상반응에 대처하는 방법은 다음과 같다.

① 피로할 때 : 기공수련 시 상당히 피로한 경우가 있다. 특히 환자의 경우 처음에 이런 현상이 일어나는 것은 당연하다. 또 수련시간이 지나치게 길든가 자세가 부정확하거나 부자연스럽거나 지나치게 횟수가 많아도 발생할 수 있다. 피로가 심할 때는 릴랙스에 중점을 두도록 한다. 또한 지나치게 쇠약한 사람은 체력의 상태를 보아가며 수련하도록 한다.

② 호흡이 막힐 때 : 호흡이 원활치 못해 가슴이 답답하거나 심한 기침을 하는 경우가 있다. 이것은 자세가 나쁘고 힘이 실린 호흡 시 호흡의 리듬이 나쁜 것이 주요원인이다. 만약 호흡에 이상반응이 생긴 경우는 우선 무엇이 원인인지를 알아보아 적절히 대처한다.

③ 잠이 들었을 때 : 이상반응은 아니지만 수련 중 잠이 들어 버리는 경우가 있다. 그것은 입정상태와는 다르다. 잠드는 것을 피하기 위해 눈을 완전히 감지 말고, 살짝 떠서 코끝의 연장선인 지면을 보든가 자세를 바꾸도록 한다.

④ 동계가 심한 경우 : 동계(심장의 고동이 빠른 것)의 원인은 대부분 자세가 나쁘든가 호흡법이 나쁘기 때문이다. 자세를 릴랙스하고 호흡도 자연스럽게 하도록 한다.

⑤ 복부의 상태가 나쁠 때 : 수련 중 복통을 일으키거나 가슴이 답답하다고 하는 사람이 있다. 강호흡 시 이러한 증상이 있을 수 있다. 지나치게 강한 호흡을 하거나 복부운동을 심하게 하지 않도록 한다. 위장병이 원인인 경우도 있을 수 있다.

⑥ 신경적인 이상 : 수련 중 사람에 따라 하복부와 허리에 열기가 뭉쳐 있는 듯한 느낌을 받을 수 있다. 이것은 기가 경락을 따라 상승 하강하여 복부에 이르는 기의 현상으로 나쁜 반응은 아니지만, 어지럽든가 머리가 아프고 무겁다든가 초조해지는 등의 증상이 있을 수 있다. 이런 경우는 의수를 용천으로 바꿔보도록 한다. 그래도 호전되지 않으면 며칠간 쉬면서 증상이 없어진 후 다시 하도록 한다.

⑦ 몸이 제멋대로 움직일 때 : 수련 중 전신 혹은 신체의 일부가 갑자기 움직이는

경우가 있다. 이것을 동상이라 하는데 동상의 원인은 명백히 규명되지 않으나 결코 나쁜 현상이 아니고 동상 후에는 쾌감을 느끼거나 병세가 호전되는 경우가 많다. 그러나 동상이 나타날 때 그것을 유발하여 더 크게 움직이게 되는 것은 피하도록 한다. 동상의 현상은 그다지 불안해할 필요가 없고, 몸이 움직이는 대로 맡겨 두는 것이 좋다. 단 지나치게 움직일 경우는 억제하도록 한다.

2장 경락 마찰법

경락이란 인체를 순환하는 기와 혈, 특히 기의 통로로서 생명활동의 근본작용을 이루는 줄거리라 생각하면 되는데 한방에서는 침이나 뜸을 놓는 경혈과 경혈을 연결하는 선, 몸과 팔 다리를 세로 방향으로 달리는 선 형태로 놓여있는 것을 말한다.

1. 음유, 양유 2맥의 6경락 통관 수타 마찰법

음유(팔의 안쪽), 양유(팔의 바깥쪽) 2맥의 6경락 통관 수타 마찰법은 다음과 같다.

1) 음유맥 3경락

① 폐경 : 음유맥(엄지중심) 위
② 심포경 : 음유맥(중지중심) 중앙
③ 심경 : 음유맥(소지중심) 아래

2) 양유맥 3경락

① 대장경 : 양유맥(검지중심) 위
② 삼초경 : 양유맥(사지중심) 중앙
③ 소장경 : 양유맥(소지중심) 아래

● 적응증세

양유맥의 대장경과 소장경, 음교맥의 방광경 간경은, 특히 여성들의 고운 피부와 다이어트에 도움이 되는 경락이다.

3) 음 양유 경락 고유의 자리와 적응증세

① 폐경(肺經)〈11혈〉: 손(팔)의 소양(少陽). 엄지 앞면 – 팔의 위쪽 허파에서 출발해 척택을 지나 엄지손가락 앞면 끝 소상으로 달린다. 주로 폐장(허파)과 호흡기를 지배한다.

● **적응증세**

폐질환, 호흡기질환(감기, 천식, 기관지염, 편도선염 등)

② 대장경(大腸經)〈20혈〉: 손(팔)의 소양(少陽). 집게손가락 뒤쪽 상양을 출발해 엄지손가락, 손등 쪽을 따라 팔꿈치 곡지를 지나 팔목 견우를 거쳐 등뼈를 뚫고 나간다. 거기서 목등뼈 쇄골 위 오목한 천장을 지나 가슴 속으로 해서 폐로 내려간다. 폐를 순환한 다음 대장으로 내려가 본 줄거리가 끝난다. 다른 한줄기는 얼굴 측면 영향으로 달려 관자놀이 각손에 이른다.

● **적응증세**

위장질환, 대장질환, 만성장염(변비, 설사, 소화불량, 두통, 피로감, 닭살 개선)

③ 심포경(心包經)〈9혈〉: 손(팔)의 태음(太陰). 중지 앞면, 음유맥 쪽 중앙 – 심장에서 안면 팔 관절 곡택을 지나 손목의 대릉, 손바닥의 노궁, 중지 끝 중층으로 달린다(심포란 : 심장을 싸고 있는 막).

● **적응증세**

심장병, 순환기증세(불면증, 건망증, 기억력 감퇴)

④ 삼초경(三焦經)〈23혈〉: 손(팔)의 소양(少陽), 사지(넷째 손가락) 뒷면, 양유맥 쪽 중앙

- 상초 : 목 뿌리부터 명치까지 – 호흡순환계
- 중초 : 명치부터 배꼽까지 – 소화흡수계
- 하초 : 배꼽부터 치골까지 – 비뇨배설계의 에너지 자원

사지(넷째 손가락) 쪽 관충에서 팔 뒷면 팔꿈치 어깨에 있는 견정, 병풍, 천료를 거쳐 귀 뒷면 얼굴 측면으로 달려 광대뼈가 있는 관료에서 끝난다.

● **적응증세**

주로 내분비선을 지배한다.

⑤ **심경(心經)〈9혈〉** : 손(팔)의 소음(少陰). 소지(다섯째 손가락) 앞면, 음유맥 팔의 아래쪽 – 심장에서 폐로 빠져나가 겨드랑 밑의 극천을 지나 팔의 안 아래쪽 청령, 소해, 새끼손가락 안쪽을 거쳐서 손톱 밑에서 끝난다.

심경은 심장의 기능을 좌우하는 경락으로 오장(간장, 심장, 비장, 폐장, 신장) 속에 들어 있는 중요한 경락이다.

● **적응증세**

심장병, 노이로제(혈압, 혈액순환 장애, 동맥경화, 냉증, 난시, 난청, 이명, 경련 등)

⑥ **소장경(小腸經)〈19혈〉** : 손(팔)의 소음(少陰). 소지(새끼손가락) 뒷면, 양유맥 팔의 아래쪽 – 새끼손가락 손톱 및 소태에서 출발하여 팔꿈치 소해를 지나 어깨 뒤쪽 견중수를 지나 대추에서 좌우 엇갈려 결분으로 들어간다.

소장경, 대장경 자극의 효과는 변비 개선, 닭살 개선, 안색을 맑게, 다이어트에 도움이 된다.

● **적응증세**

소장기능, 조혈작용 이상, 팔 어깨 목의 통증(편도선염, 인후염, 신장염, 귓병, 부종, 하복통 등)

2. 양교 2경락, 음교 4경락, 계 6경락 통관 수타 마찰법

양교(다리 앞쪽+바깥 측면) 2경락, 음교(다리 뒤쪽+안 측면) 4경락, 계 6경락 통관 수타 마찰법은 먼저 분포되어 있는 곳을 발가락 순서대로 나열하면 다음과 같다.

① 간경 : 엄지발가락 발등 쪽, 다리 안쪽 중앙
② 비경 : 엄지발가락 안 측면, 다리 안 측면 앞쪽
③ 위경 : 가운데 발가락 발등 쪽, 다리 앞쪽, 양교맥의 중앙
④ 담경 : 넷째 발가락 발등을 돌아 다리의 바깥 측면 중앙
⑤ 방광경 : 새끼발가락 발 바깥 측면을 거쳐 음교맥 중앙
⑥ 신경 : 새끼발가락 발바닥 중앙 쪽 용천에서 돌아 다리 안쪽의 중앙에서 앞쪽이라고 할 수 있다.

3. 음 양교 경락 고유의 자리와 적응증세

① 간경(肝經)〈13혈〉 : 발(다리)의 소음(少陰). 엄지발가락 발등 쪽 대돈에서 출발 - 발등의 태충, 발목의 중봉을 지나 다리의 안측 면으로 올라가 무릎의 곡천 안대퇴 음포, 신경, 비경과 교차되면서 올라간다. 하복부로 들어가 성기를 돌아 관원에 이른다. 주로 간장을 지배하고 남·여 성기에 통증이 있는 것은 간장에 이상이 있기 때문이다.

● 적응증세

간장병 생식기능, 기미 제거, 비만 해소(성병, 시력, 눈병, 간질, 간염, 간경화, 만성피로, 전신불수, 신경과민, 정신병 등)

② 비경(脾經)〈21혈〉 : 발(다리)의 소음(少陰). 엄지발톱 발 안 측면 - 다리 안쪽 은백에서 시작하여 발목의 상구, 정강이 안쪽 누곡, 음릉천으로 올라간다. 무릎 슬개골 안쪽을 통해 대퇴부 안쪽 혈해 기운을 거쳐 배로 들어가 하복부 중심에

서 배꼽을 사이에 두고 두 갈래로 갈라진다. 대황에서 또 중심부로 들어가 비장을 돌아 위에 이르러 다시 가슴으로 올라간다.

위경이 지배하는 위장은 양이요, 비장은 음이 되어 음양의 활동이 일치하여 소화흡수시키는 작용이 촉진된다.

● **적응증세**

소화장애, 부인병, 생리병(최장염, 변비, 위산과다, 식욕부진, 황달, 불면증, 피부병, 전신불수 등)

③ 위경(胃經)〈45혈〉 : 발(다리)의 태양(太陽). 양교맥 중앙 – 가운데 발가락 끝 어택에서 조구, 족삼리, 독비를 지나 대퇴부로 올라가 갈비뼈 중앙을 통과 이마 모서리 두유로 달린다.

● **적응증세**

위장질환, 대장・소장질환 여드름 치료・예방, 발진 치료(소화불량, 빈혈, 피부병, 위염, 십이지궤양, 여드름, 발열 등)

④ 담경(膽經)〈43혈〉 : 발(다리)의 소양(少陽). 다리 바깥 측면 중앙 – 넷째 발가락 발톱 밑에서 발등으로 발목의 구허를 지나 무릎 밑 양릉천, 슬양관, 대퇴부 바깥쪽으로 올라가 골반에 있는 한도에서 옆구리, 늑골 끝 경문, 늑골 앞 일월로 돌아 어깨의 견정, 풍지, 귀 뒤쪽 측면 머리로 달린다.

두통, 옆구리, 무릎, 얼굴 피부 귀, 목, 발, 등… 거의 모든 부분의 이상이 생길 때 활용한다.

● **적응증세**

담기능 장애 풍증, 주로 담낭(쓸개)을 지배한다(담석 담낭통, 빈혈, 관절염좌, 어지럼증, 좌골신경통 등).

⑤ 신경(腎經)〈37혈〉 : 발(다리)의 소음(少陰). 다리 안 측면 뒤쪽 – 새끼발가락 안

부터 발바닥 용천을 거쳐 안쪽 복숭아 뼈 밑의 태계, 대종을 돌아 종아리 안쪽으로 해서 무릎 밑의 음곡을 거쳐 대퇴부 안쪽으로 올라가 미골(尾骨) 끝에 이른다. 그리고 배꼽 옆의 황수, 상곡으로 곧바로 올라가 가슴뼈 밑의 유문을 지나 간장과 횡경막을 뚫고 폐장으로 들어간다.

● **적응증세**

신장질환, 생식기질환, 알레르기 체질개선, 여드름 화농 방지(신장염, 정력감퇴, 냉대하, 불임, 혈압, 소변불리, 두통, 치통, 신경통, 눈, 귀, 콧병 등)

⑥ 방광경(膀胱經)〈30혈〉 : 발(다리)의 태음(太陰). 음교백 중앙 - 새끼발가락 바깥 끝 지음에서 발뒤꿈치 쪽 복삼을 지나 종아리 뒤 비양, 엉덩이 밑 승부, 방광, 신장 허리로 올라가 척추의 양쪽을 거쳐 뒷머리 양쪽을 돌아 곡차, 눈물샘 정명으로 달린다.

방광경에는 육장육부의 수혈이 늘어서 있기 때문에, 호흡질환, 소화흡수, 비뇨배설 등의 질병과 직접 관련이 있다.

● **적응증세**

자율신경기능 장애, 육장육부의 모든 증세, 비만 해소, 과민피부 개선, 붉은 얼굴 개선, 생리불순, 불쾌감 개선(방광염, 요도염, 코피, 코막힘 등)

4. 임맥 3단전과 독맥 3관 통관 수타 마찰법

① 임맥(任脈)〈24혈〉 : 얼굴 아래 입술부터 몸의 앞쪽 돌아 회음까지. 임맥은 원래 여성의 임신과 밀접한 관련이 있으며 부인병에 특히 잘 듣는다.

● **적응증세**

음경 전체를 주관하며 회음부에서 배꼽에 이르는 회음, 곡골, 중극 등은 비뇨기, 성기의 병에 쓰이는 중요한 혈이다.

② 독맥(督脈)〈28혈〉 : 얼굴 윗입술부터 몸의 뒤쪽 - 회음부와 항문의 중간에서 꼬리뼈의 끝 장강, 명문과 대추가 있는 청추, 후정, 백회를 넘어 이마의 신정, 코의 소료, 윗입술 은교를 달린다. 독맥은 뒤에서 몸 전체를 감독한다는 뜻으로 지나가는 부위는 성기, 항문, 척추, 머리, 코에 이르기까지 매우 넓은 영역을 지나므로 온갖 증세 제거에 활용된다.

특히 두통, 치통. 등 머리의 병, 생식기 장애에서 오는 여러 가지 증세, 그리고 소화기・호흡기계통의 다종다양의 증세에 쓰인다.

손등을 활용, 꼬리뼈부터 등으로 최대한 올라오며 허리를 숙인 상태에서 수타 마찰한다.

● 적응증세

양경(앞쪽) 전체를 주관한다.

5. 경락 마찰법의 효과

뿌리 깊은 나무가 좋은 꽃과 열매를 맺는다는 말이 있다. 조신법은 바로 근기(根氣)를 키워 건강을 찾고, 나아가 득도를 위한 입문이며, 나무의 뿌리에 해당한다 할 수 있다. 인간의 최대행복은 건강에 있고, 그것이 능력이며 도의 기본이다. 사람은 누구나 자신의 몸뚱이는 스스로 다스릴 줄 알아야 한다.

우리 인체는 목, 화, 토, 금, 수 오행을 본받은 오장육부를 중심으로 각 경계선이 세로 가로로 연결되어, 손가락 끝부터 발가락 끝까지 모두 통해 있다. 그러므로 한 부위 한 부위 한 동작 한 동작마다 정확한 순서와 방법으로 행하여 최대의 효과를 얻어야 한다.

뼈와 근육과 인대와 혈관을 풀어주는 조신법운동을 등한시할 경우, 몸이 경직되어 아무리 질 좋은 기와 혈이 많아도 순환(유통)이 잘 될 수 없다. 아무리 좋은 보약도 백약이 무효이고 체력도 감소되고 노화현상도 빨라진다.

편한 것만 좋아하는 게으른 사람들 또는 외공에 치우쳐 근육만 우람하여 겉으로는 멀쩡해 보기에는 좋아 보이지만 실상 그 속은 노화하여 쓸모없이 된 경우가 많다. 이 모두가 운동의 중요성과 제대로 된 운동을 모르거나 조화로운 운동의 부족해서 오는 현상이다.

조신법과 경락 수타 마찰법의 효과는 외적으로 기혈이 원활히 소통되므로 몸이 가벼워진다. 내적으로는 소화기능이 증진되고 신진대사가 활발해진다. 또한 중풍을 예방하는 효과가 있다.

3장 조신

1. 조신법

조신(調身 : 몸 고르기)은 바른 자세를 취하고 바르게 움직이는 법을 배워 익힘으로써 신의 균형을 유지하고 유연성을 높이는 것이다. 즉 조신은 자신의 자세를 조절하여 신체(뼈와 근육, 혈관과 경락)의 이완으로 내기를 움직이기 좋게 하는 것으로 동공에서의 하나하나 동작이 모두 조신이다. 올바른 자세와 올바른 동작을 취하는 수련과정을 조신이라 한다.

1) 바른 자세의 요점

앉거나 서거나 우선 허리부터 곧추세우되 배는 내밀지 말고 어깨는 힘을 빼서 내리고 턱은 가볍게 당기고 얼굴엔 미소를 띤다.

2) 바른 동작의 요점

동작에 필요한 근육만을 최소한으로 긴장시키고 나머지 근육은 이완시킨 채 느리고 가볍게, 부드럽고 둥글게 춤추듯 움직인다.

3) 동물 흉내 내기

동물의 자연스럽고 균형 잡힌 몸놀림을 흉내 내는 것으로 자기의 결점을 바로 잡는다.

4) 경락 뻗어 펴기

경락 줄기들을 선택적으로 신전(伸展)시켜 기의 소통을 촉진하는 도인체조를 한다.

5) 양생 안마

신체의 중요 부위를 차례차례 안마한다.

2. 조신의 중요성

조신은 기공 입문의 초급단계이며, 그 중요작용은 뼈의 연결부위 관절과 근육, 혈관과 경락, 신경계와 신체 내・외부를 바로잡아 동중구정(動中求靜)에 있으며, 입정양신(入靜養神), 조식양기(調息養氣)하여 기혈을 막힘이 없이 잘 통하게 하는 작용을 구비하고 있다.

그 특정한 자세는 그 자체가 일정한 보건과 치료작용을 하고 있다. 예를 들면 올바른 호흡법은 참식은 고혈압, 신경쇠약병인의 일부 증상을 개선할 수 있고 정좌(靜坐)와 정와(靜臥)는 고급신경계통 기능 조절, 긴장과 피로를 완화시킬 수 있다.

3. 조신의 방법

조신은 뭉쳐지고 삐뚤어진 몸을 풀어주고 바르게 교정하여 기와 혈의 순환을 활발하게 하여 생기가 넘치는 체질로 개선하는 수련법이다. 뼈, 인대, 근육, 혈관 등 인체의 외부 기관과 심장, 허파 간 등 육장육부 인체의 내부 기관까지, 인체의 모든 부위 전 기관을 혈액순환이 잘되고, 본 운동하기에 좋게 일깨우며 일종의 준비운동이라 할 수 있다.

조신의 방법은 뼈 관절 단위별로 앞뒤로 꺾고, 당기고, 좌우 비틀고, 돌리고, 주물러주고, 흔들어주는 원리로 한다. 조신은 자세와 동작 두 방면의 조절과 제어에 불과하며 좌(坐), 와(臥), 참(站), 주(走)의 네 종이다.

조신의 순서는 심장을 중심으로, 심장에서 가장 먼 손가락 세 마디부터, 뼈 관절 단위의 상체 순서로 내려오며, 하체 순서의 발가락부터 올라가며, 중체 순서대로 해서 끝마친다.

그리고 우리 몸의 관절구조는 상하, 좌우 스프링의 원리로 이루어져 있다.

1) 좌식(坐式 : 앉아서)

좌식의 요구는 '좌여종(坐如鐘)'이며 편안하고 바르고 단정하게 앉는다.

2) 와식(臥式 : 누워서)

와식은 측와가 중시되고 요구는 '와여궁(臥如弓)', 즉 충분히 방송할 수 있고 인체 생리가 자연스럽게 구부린 상태가 바로 방송상태이다.

3) 참식(站式 : 기마자세로)

참식 또는 참장(站樁)이라 하며, 무술훈련의 기본공법이다. '입여송(立如松)'처럼 해야 하고 발바닥에서 땅을 흡수하는 큰 나무와 같이 온몸이 바르고 안정되어 있어야 한다.

4) 주식(走式 : 걷거나 달리면서)

주식은 가볍고도 민첩하여 소위 '행여풍(行如風)'이라 한다.

4. 조신법 순서

외관상 우리 몸을 간단하게 정리해 보면 총 39마디에 갈비뼈 좌우 12개씩 달린 2줄의 스프링 조직이다.

이것이 또 전체로 연결되어 직선과 대각선으로 서로 관여하여 작동하며, 접었다, 폈다, 줄었다, 늘었다, 좌우로 비틀고 꼬였다 하는 스프링의 원리임을 깨닫고, 잘 운용하는 기술을 터득해야 한다. 따라서 조신법은 행할 때부터 다음 순서와 방법으로 해주면 된다.

① 상체 순서 : 손가락부터 시작해 상체 순서가 끝나면 주저앉아서 발가락부터

② 하체 순서 : 발가락부터 시작해 하체 순서로 올라가며 그런 순서와 방법으로

③ 중체 순서 : 옆구리부터 시작해 등, 허리 중체

1) 상체 조신법 순서

▪손가락 3마디, 손목, 팔꿈치, 어깨, 목 7마디, 계 13마디

하급자는 앉아서 행하고, 중・상급자는 선 자세에서 행한다.

처음에는 호흡과 상관없이 행하고 점차 복식호흡의 흡 – 마시기, 토 – 내뱉기에 박자를 맞추어 행한다.

▪예비동작

① 팔 다리 뻗어 손, 발가락 끝 당기기 그리고 풀기

② 슬개골(무릎 뚜껑뼈) 돌리기. 시계 방향 5회, 반대 방향 5회

※ 당길 때 코로 숨을 들여 마시고 8초 정도 참았다가 입으로 뱉으며 손, 발끝을 풀어준다(2~3회 반복).

③ 다리 좌우 흔들기 20회 다음, 발을 당겨서 편하게 앉는다.

▪본 동작 실시

초급자는 정좌하여 행한다.

① 손가락 3마디 꺾고, 비틀기

② 손목 꺾고, 비틀고, 흔들어주기

③ 팔관절 안으로 돌리고, 밖으로 돌려 비틀기 2회, 팔꿈치 위로 튕기고 옆으로 튕기기 5회씩

④ 팔꿈치 당겨 좌우 어깨 스트레칭. 어깨 앞으로 꺾고, 뒤로 꺾고, 돌리기

⑤ 어깨 목으로 끌어올려 돌리기 3회

⑥ 목, 좌우 앞뒤로 꺾고, 돌리기

2) 하체 조신법 순서

▪발가락 3마디, 발목, 무릎 관절, 골반, 계 6마디

① 발가락 3마디 꺾고, 비틀기

② 발목 꺾고, 비틀고, 돌리고, 발바닥 두드려 주기

③ 뒤 인대 당겨주고 발바닥, 특히 용천혈 잘 눌러 주기

④ 양발 맞대어 골반 벌려주고 허리 숙여 벌려주기

⑤ 왼발 끝 잡고 허리 숙이기

⑥ 오른 발끝 잡고 허리 숙이기

⑦ 양다리 벌려 허리 숙이기

3) 중체 조신법 순서

■ **등뼈 12마디, 허리 5마디 계 17마디**

① 옆구리 좌우 튕기기(팔꿈치 뒷목으로 올려)

② 등과 허리 앞으로 꺾고, 뒤로 꺾고, 좌로 꺾고, 우로 꺾고, 그리고 돌려주기(양손 깍지 끼고)

③ 허리 좌우로 비틀어 주기(양손 깍지 끼고)

④ 날개 펴서 허리 숙여 온몸 좌우 비틀어주기(양손 깍지 풀고)

⑤ 팔과 다리의 역작용을 활용해 크게 비틀어주기(두 팔 오른쪽으로 뻗어 팔과 상체 왼쪽으로 당겨 돌리는 동시에 발과 하체 오른쪽으로 돌려차기 4회, 반대로 두 팔 왼쪽으로 뻗어 팔과 상체 오른쪽으로 당겨 돌리는 동시에 발과 하체 왼쪽으로 돌려차기 4회)

5. 조신의 요구

자세가 바르고 근육 긴장도의 유연성 조절로 강함과 부드러움이 조화를 이루고(剛柔相濟), 긴장 속에서 부드러움과 이완을 추구하며(緊中求鬆), 부드럽지만 나약하지 않다(鬆而不懈). 몸이 바르면 이완하기 쉽고 또한 기가 순조롭게 잘 통한다.

4장 조심

1. 조심법

조심(調心 : 마음 고르기, 정신 조절, 마음 쉬기 운동)은 대뇌가 똑바로 선 상태에 있어 심경이 아주 고요하고 의수를 한곳 혹은 의념활동하기 좋은 곳에 집중하고 있는 상태를 말한다. 즉 마음의 평온을 유지하는 법을 배워 실천한다. 정신집중으로 몸 안의 기를 조절하는 능력도 기른다.

격한 감정의 흐름, 정서의 불안정 등 편치 못한 마음의 상태는 곧 건강을 해쳐서 발병원인이 된다. 기공에서는 몸의 단련 못지않게 마음의 단련을 중시하는데, 마음의 단련을 조심이라고 부른다. 이의 목적은 건강을 해치는 편치 못한 마음의 상태를 평온한 상태로 전환·개선시킴으로써 직접적으로 건강증진과 질병치료에 기여하려는 데 있다.

2. 조심의 중요성

인간의 정신의식활동은 다양하며, 정서상에서 첫째, 희열, 유쾌, 경송(輕鬆)이 있으며, 둘째, 분노, 비상(悲傷), 긴장이 있다. 전자는 양성의념과 정서로서 대뇌 및 장부기능을 조절하고 재생하는 데 유리하여 질병을 재활하게 한다. 후자는 악성의념과 정서로 장부의 기능을 문란하게 하여 질병이 생기게 한다.

기공의 양성의념, 예를 들면 마음으로 아득히 멀고 광활한 해양, 녹색의 원야(原野), 달이 밝고 맑은 별이 총총한 하늘을 상상하거나, 천수(泉水)가 맞부딪치는 소리를 경청하거나, 경송한 시구를 묵념하거나, 유쾌하였던 지난 일을 회상하는 것이다. 이러한 양성의념은 인체의 정신 생산에 양성적(良性的)인 영향을 미치고, 심리와 생리효과를 통하여 환자의 병든 몸이 건강을 회복할 수 있게 한다.

3. 조심의 방법

1) 송정법(鬆靜法)

방송입정(放鬆入靜)은 기공의 기본요구이며 기본공법이다. 인간생활이 사회와 자연 사이에 필연적으로 각종 자연, 사회의 인자에 대한 영향을 받아야 하는데 일정한 조건하에서 신심(身心)긴장, 기기실조(氣機失調)되어 여러 가지 병이 생긴다. 따라서 수련은 우선 긴장상태를 완화하고 때때로 정신과 형체의 방송(放鬆)에 주의하여야 한다.

수련자세는 바르게 벌린 다음 우선 전신을 이완시키다. 소위 방송은 의념의 유도를 통하여 의(意)는 신체가 예를 들면 면화모양으로 부드럽게 되어 해면(海面)과 같이 유연하여 마치 흰 구름처럼 가볍고 유유하여 점차로 자기 몸의 머리에서 발까지, 외부에서 내부, 위에서 아래, 좌에서 우측이 모두 방송되며 수련 전 과정이 일관되게 한다. 이런 방법을 통상 의송법(意鬆法)이라 말한다. 의송법의 단련을 통하여 입정이 유도된다.

2) 의수법

의수(意守)는 기공의 조심, 조의(調意)의 기본방법으로 '수일(守一)'이라고도 하며, 의수는 사유(思維)의 집중, 즉 심신송정(心身鬆靜)의 정황에서 신체의 어느 부위 혹은 혈위에 의수하면 마음이 한곳으로 집중하고, 잡념이 사라져서 정신이 통일되어 입정(入靜)에 이르는 것이다.

3) NLP

NLP(Neuro Linguistic Programming)는 인간의 마음과 행동이 일어나는 원리를 설명하고 어떻게 함으로써 효과적으로 마음과 행동을 변화시킬 것인지를 다루는 심리전략프로그램이다.

(1) N(Neuro)

인간의 경험은 의식적이든 무의식적이든 신경계의 영향을 받으며 신경계의 작용으로 이루어진다. 신경계는 뇌를 중심으로 한 중추신경계와 말초신경계로 이루어지지만 경험의 기본요소는 다음과 같은 다섯 가지의 감각, 즉 오감(五感)이다.

신경계 : 중추신경계－뇌, 척수말초신경계, 체성신경계(감각신경과 운동신경)－말초신경계(교감신경과 부교감신경)

(2) L(Linguistic)

언어를 통하여 인간의 신경적 표상(내부 이미지)은 입력되고 부호화된다. 그리고 특정한 언어는 특정한 신경적 작용과 반응을 일으킨다. 다음과 같은 오감과 관련된 언어가 있다.

① **시각적 언어** : 그림(시각적 이미지)

② **청각적 언어** : 소리(청각적 이미지)

③ **언어–촉각(신체감각)적 언어** : 느낌(촉각적 이미지)

④ **후각적 언어** : 냄새(후각적 이미지)

⑤ **미각적 언어** : 맛(미각적 이미지)

(3) P(Programming)

특정한 행동이 이루어지는 과정에서 언어적 자극에 의한 신경계통의 작용이 무의식적·특정한 형식으로 조직화·패턴화되고 프로그래밍된다. 모든 행동은 프로그래밍의 결과이다.

① **조심법** : 홍익기무공 수련에서 단전호흡 다음으로 중요하다.

② **잡념 배제의 요점** : 마음의 평온을 방해하는 잡념을 없애기 위해 무엇이든 유쾌하고 좋은 일 한 가지만을 골똘히 생각하도록 한다.

③ **의수법(意守法)** : 예전에는 응신법이라 하였는데 신체의 어느 한 부위 가슴 단전 회음·손발 끝이나 병든 내장 등에 의식(감각)을 집중하여 그곳으로 기를 모은다. 또는 경락노선을 따라 기가 흐르도록 의식을 집중하기도 한다.

조심(調心)은 대뇌가 입정상태에 있어 심경이 아주 고요하고 의수를 한곳 혹은 의념활동을 하기 좋은 곳에 집중하고 있는 상태를 말한다. 복잡하고 혼란스럽게 그리고 급변하는 현대생활에서 격심한 감정의 흐름, 정서의 불안정 등 편치 못한 마음의 상태는 곧 건강을 해쳐서 발병원인이 된다. 기공에서는 몸의 단련 못지않게 마음의 단련을 중시하는데, 이 마음의 단련을 조심이라고 부른다.

조심법의 1차적 목적은 건강을 해치는 편치 못한 마음의 상태를 평온한 상태로 전환・개선시킴으로써 직접적으로 건강증진과 질병의 예방과 치유에 기여하려는 데 있다.

조심의 2차적 목적은 마음의 힘으로 체내의 기를 강화하고 기의 흐름을 조절함으로써 직접적으로 건강증진과 질병치료에 기여하려는 데 있다.

조심은 '의념(意念)'을 중심으로 해서 이루어진다. 의념이란 어떤 한 가지 일을 생각하거나 정신을 집중한다는 뜻이다. 조심은 자각적으로 심리활동을 조절하며, 의수(意守)를 통하여 입정하고 양신(養神)하는 것을 목적으로 한다.

조심의 목적은 건강을 해치는 편치 못한 마음의 상태를 평온한 상태로 전환・개선시킴으로써 병을 일으키거나 악화시키는 원인의 하나를 근본적으로 제거하려는 데 있다. 조심은 '의념'을 중심으로 해서 이루어진다. 따라서 조심을 의념수련 또는 의념활동이라 부르기도 한다. 정공에는 동작이 전혀 포함되지 않으므로 의념수련(조심)과 호흡 조절(조식)이 연공의 두 기둥을 이루게 된다.

4. 조심의 요구

송정(鬆靜)에 대한 요구

수련자에 대한 요구는 용의불용력(用意不用力), 즉 의념(意念)을 사용하되 가볍게 한다. 기공 중의 착의(着意), 착상(着相), 집착(執着) 등은 바로 의념의 정도를 지나치게 사용한 것을 나타내는 것이다.

착의는 어느 부위에 의수할 때 의수부위의 시간이 길어서 그 부위가 너무 뚜렷하여서 부위를 잊지 않고 남아 있는 것을 말한다. 착상은 착의 또는 어떤 때에는 단지 존상(存想), 관상(觀想)이 지나친 것을 가리키는 것을 말한다. 집착은 수련 중에 모종(某種)의 현상을 일방적으로 강조, 추구하는 것을 말한다.

이 세 가지는 모두 두통, 두창(頭脹), 정신긴장 등의 부작용을 일으킬 수도 있다. 소위 의념을 가볍게 하라는 것은 수련자가 의수부위의 채용에 있어서 일취일산(一聚一散)하는 방법을 말한다. 이 세 가지는 서로 모든 공법마다 이 세 요소를 반드시 규정해야만 하며 기공의 모든 공법마다 의념의 단련, 내기의 단련과 자세의 단련을 따로 설명할 수 없다.

5장 단전호흡

1. 단전호흡의 유래

인류가 이 지구상에 출현할 때부터 호흡은 인간에게 가장 중요한 생명활동이었으며, 인간뿐만 아니라 모든 생물은 끊임없는 호흡에 의해 생명이 유지되고 있다. 따라서 호흡은 생명현상의 상징이다.

호흡법의 정신과 수행법은 우리 민족의 3대 경전인 천부경(天符經), 삼일신고(三一神誥), 참전계경(參佺戒經)을 통해 후대로까지 전해 내려왔다. 천부경은 81자의 문자로 된 우리나라 최고(最古)의 경전으로 삼라만상의 생성, 진화, 소멸의 원리를 담고 있다.

단군왕검 때에 이르러 단전호흡이 널리 보급되어 단군 조선시대 전체를 거쳐 단전호흡은 크게 발전하게 되며 젊은 인재들을 선발하여 국자랑(國子郎)이라는 제도를 통해 단전호흡을 가르쳤으며 이들의 수장을 천지화랑(天地花郎)이라고 불렀다.

2. 단전호흡이란

호흡이란 살아 있는 생명현상(숨 쉬는 것)으로 인간의 생명은 들어오고 나가는 숨에 달려있다. 호흡이 고르지가 않다는 것은 질병이 있다는 것으로 들어오고 나가는 것이 무질서하다는 것을 의미한다.

단전호흡은 기호흡 또는 홍익기무공이라고도 하는데 배꼽 아래 단전으로 하는 호흡으로 기를 끌어당겨 단전에 기운을 모을 수 있는데, 기는 우리 몸을 살아 숨 쉬게 하는 생명의 근본 에너지라 할 수 있다.

또한 기는 심신의 양면을 전부 포함하는 개념으로 심기(心氣)가 불편하다, 신기(神氣)가 있다, 기분이 나쁘다 등 마음의 상태를 표현하는 경우도 있고 기력(氣力)이 넘친다, 기가 막힌다, 기골이 장대하다 등 신체의 상태를 표현하기도 한다.

대부분의 사람들은 흉식호흡을 하기 때문에 기의 흡입량이 매우 적다고 할 수 있다. 그러나 정확히 배꼽 아래 단전으로 숨 쉬는 호흡인 단전호흡을 하게 되면 기운이 폐를 넘어 단전까지 내려가 쌓이며, 그 기운의 힘으로 몸과 마음이 건강해지며 몸 안의 나쁜 기운이 배출된다. 정성껏 단전호흡을 수련하다 보면 아랫배 단전 부위에 기운의 덩어리가 형성되는데 이 덩어리가 점점 커지면서 묵직하고 따뜻한 기운의 덩어리를 형성하게 된다.

단전은 처음부터 크게 형성되지는 않지만 호흡수련을 한 만큼 점점 커지며 어느 정도 단전호흡을 하면 호두 크기 정도까지 단전을 키울 수 있다. 더욱 커지면 수박만큼 자랄 수 있는데 명상을 제대로 할 수 있다고 볼 수 있다.

초급 명상법(걷기명상 등)을 할 때 단전호흡을 하면 효과가 많이 나타날 수 있다. 의식호흡이나 자세명상 등의 명상법에서는 단전호흡이 필수라 할 수 있으며 고도의 집중상태에서 무심(無心)에 들어가기 위해서는 단전호흡 방법밖에 없다. 단전호흡, 즉 기호흡은 홍익기무공에 있어 명상수련의 기본의 되는 호흡법이다.

1) 단전의 뜻

단전(丹田)이라는 단어의 단(丹 : 붉음)은 생체에너지가 축적되어 붉게 빛이 나는 상태를 말하며, 전(田 : 밭)은 생명의 씨앗인 그 에너지를 저장하는 그릇을 상징한다. 따라서 생명의 기운이 집중되어 있는 자리라고 정의할 수 있다. 단전은 눈에 보이지 않는 형이상학적인 물질이기 때문에 해부학적으로는 단전을 찾을 수 없다. 그러나 단전호흡을 수련해 본 사람은 그것을 분명히 느낄 수 있다. 단전에 뜨거운 열을 느끼는 것에서 시작하여 축기(기가 쌓임)가 잘 되면 커다란 구슬이 있는 것처럼 이물감이 느껴진다.

지속적인 단전호흡을 통하여 단전에 기운이 축적되면 힘이 넘치고 기가 온몸에 퍼지면서 심신을 변화시킨다. 인체에는 세 개의 단전이 있으며, 상단전(上丹田), 중단전(中丹田), 하단전(下丹田)으로 나눌 수 있는데 일반적으로 단전이라 하면 하단전을 말하며 배꼽 아래 관원(배꼽과 치골의 중간)을 지칭한다.

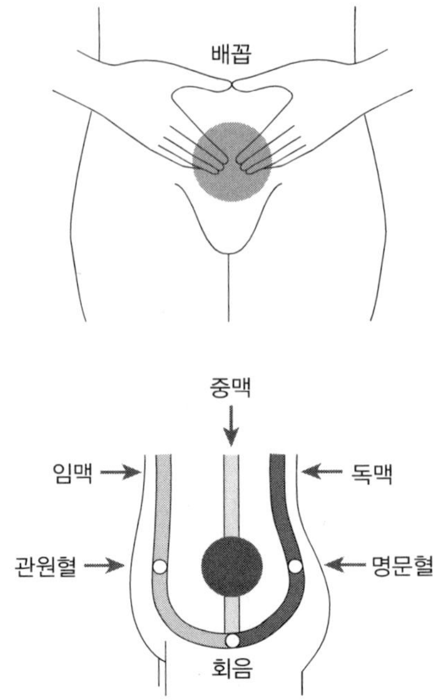

단전

단전(丹田)은 배꼽에서 3~5cm 아래 안쪽에 위치하고 있으며 기(에너지)의 저장소다.

2) 단전의 크기

단전의 높이는 양손의 엄지손가락 끝을 가로로 마주 대고, 나머지 손가락을 자연스럽게 모아 역삼각형을 만들면 검지와 중지 사이에 생기는 마름모꼴의 지점이며, 단전의 깊이는 관원혈(배꼽과 치골의 중간)과 명문혈(등 뒤 허리뼈 2번과 3번 사이) 사이, 중맥의 깊이이다.

3) 단전의 위치

정확한 단전의 위치는 사람마다 다르게 표현하고 있다. 몸 내부적으로는 백회(머리꼭대기)에서 회음(소변구와 대변구 사이)까지 관통하는 중맥의 깊이이며, 명문혈과 관원혈의 중간이 단전 부위로 여성의 경우 자궁과 방광 사이에 있다.

일반적으로 호흡하면 단전에 정신을 집중시키는 것으로 인식되어 있으나, 단전이 신체 어느 곳에 있는지 그 설(說)이 많기 때문에 고문헌과 의서(醫書)를 인용하여 알아보기로 한다.

진대(晉代) 초기의 '황정경(黃庭經)'에서 단전이라는 개념이 등장하였는데 여기에서는 「회자포황입단전(回紫抱黃入丹田), 호흡노간입단전(呼吸盧間入丹田)」이라고 하고 있다.

'포박자(抱朴子)' 내편(內篇)과 지진편(地眞篇)에서는 「惑在臍下二寸四分, 下丹田也, 惑在心下絳宮金闕中丹田也, 惑在人 兩眉間却行一村爲明堂, 二寸爲洞房,三寸 爲上丹田也」, 「혹은 제하 2촌4분에 있는 것을 하단전이라 한다. 혹은 심하(心下)의 강궁(絳宮), 금궐(金闕)에 있는 것이 중단전이다. 혹은 양미간(兩眉間)에서 1촌만큼 떨어진 곳은 명당이며 2촌만큼 떨어진 곳은 동방(洞房)이며 3촌만큼 떨어진 곳이 상단전이다」와 같이 삼단전(三丹田)의 구분을 볼 수 있다.

상단전(上丹田)의 위치에 대해서는 양미간(兩眉間)의 현관(玄關)이라는 설이 있고, 또 두 눈 사이에 있는 조규(祖竅)라는 설도 있으며, 심지어는 양유간(兩乳間)의 단중(膻中 : 심장 아래 있는 격막)이 상단전이라는 설도 있다. 그런가 하면 단중이 중단전이라는 설도 있다.

일반적으로 하단전은 복중(腹中)에 있다고 인식되고 있지만 그 정확한 위치에 대해서는 회음(會陰)이라는 설도 있고 심지어는 발바닥의 용천(湧泉)이 하단전이라는 설까지 다양하다.

또한 복부(腹部)의 중단전에는 전단전(前丹田), 후단전(後丹田), 내단전(內丹田) 등 12개의 혈위(血位)가 있다는 설도 있다. 세 개의 단전 중에서 하단전이 중요한 의미를 가지고 있으며, 다수(多數)의 설에는 하단전은 제중(臍中) 또는 제하(臍下)에 있다고 인식하고 있다.

제중이라고 주장하는 설로는 고렴(高濂)이 준생팔전(遵生八牋)에서 심서(心書)를 인용해서 「下丹田者, 又名玄關, 前對臍,後對腎, 居臍, 腎中間, 其連如環, 廣一寸三分, 周圍有八竅」, 「하단전은 현관(玄關)이라고 하는데 앞으로는 배꼽에 대(對)하고 뒤로는 신(腎)을 대(對)하고 있어 배꼽에서 신(腎)의 중간에 거(居)한다. 환(環)처럼 이어져 넓이가 1촌3분이고 주위에는 팔규(八竅)가 있다.」

청(淸)의 서영태(徐靈胎)는 '의학원류론(醫學源流論)', '원기존망론(元氣存亡論)'에서 「根本所在, 卽道經所謂丹田, 雜經 所謂命門, 內徑 所謂七絶之旁, 中有小心」, 「원기(元

氣)의 근본이 있는 곳은 도경(道經)에서 말하는 단전이고, 잡경(雜經)에서 말하는 명문(命門)이며 내경에서 말하는 칠절(七絶)의 옆에 있다는 소심(小心) 가운데 있다.」라고 하여 단전과 명문을 서로 연관시키는 관점을 제시하였다.

제하(臍下) 1촌에 하단전이 있다는 설로는 불교의 천태종을 창시한 지의(智顗)가 수습지관좌선법요(修習止觀坐禪法要)에서 「臍下一村, 名優陀邦, 此云丹田, 若能止心守此不散, 經久卽多有治」, 「제하 1촌을 우타나(優陀邦)라고 하는데 이것이 단전이다. 만약 마음이 이곳을 지키는 것이 오래토록 흩어지지 않으면 다스림이 많게 된다.」가 있고 제하 1촌3분에 하단전이 있다는 설로는 '홍로점설(紅爐點雪)'의 「咸指臍下一村三分而言」, 「대개 제하 1촌3분을 가리켜 말한다.」

제하 2촌에 있다는 설로는 이시진(李時珍)의 기경팔맥고(奇經八脈考)에서 「石門卽丹田, 一名命門, 在臍下二寸」, 「석문이 곧 단전이고 명문이라고도 하는데 제하 2촌에 있다.」 제하 3촌에 있다는 설로는 성명규지(性命圭旨)의 「臍下三寸曰丹田」, 「제하 3촌을 단전이라고 한다.」 등이 있다.

일반적으로 단전은 인체의 원기를 간직하고 있는 곳이라고 인식된다. '의학원류론(醫學源流論)'의 원기존망론(元氣存亡論)에서 「所謂元氣者, 何所寄耶, 五臟有五臟之眞精, 此元氣 之分體者也, 而根本所在, 卽道經所謂丹田…陰陽闔闢呼吸此, 呼吸出入繫乎此, 無火能令百體皆溫, 無水能令五臟皆潤, 此中一線未絶, 卽生氣一線未亡, 皆賴此也」, 「원기(元氣)라고 하는 것은 어디에 있는 것인가? 오장(五臟)에는 오장의 진정(眞精)이 있으니 이것이 원기의 분체(分體)이다. 근본이 있는 곳은 도경(道經)에서 말하는 단전이다. 음양(陰陽)의 합벽(闔闢)이 여기에 있고 호흡(呼吸)의 출입이 여기에 있어 화(火)가 없어도(無火) 온몸을 모두 온후(溫煦)할 수 있고, 수(水)가 없어도(無水) 오장(五臟)을 모두 자윤(滋潤)할 수 있다. 원기(元氣)가 조금도 끊어지지 않는다면 생기(生氣)가 조금도 없어지지 않을 것이니, 모든 것이 원기에 의지하는 것이다.」라고 원기를 설명하고 있다.

단전이라는 명칭을 살펴보면 침구경락혈위(鍼灸經絡血位)에 대한 현존하는 가장 오래된 자료인 '침구갑을경(鍼灸甲乙經)'에서 나타나는데 이 책의 저자는 갈홍(葛洪)보다 조금 전의 사람인 황보밀(皇甫謐)로서 침구갑을경(鍼灸甲乙經)에서는 「石門, 三焦募也, 一名利機, 一名精露, 一名丹田, 一名命門, 在臍下二寸」, 「석문(石門)은 삼초(三焦)

의 모(募 : 모임)이다. 이기(利機), 정로(精露), 단전(丹田), 명문(命門)이라고도 하며 제하 2촌에 있다.」라고 하였고 다른 한편으로는 제하 1촌의 음교(陰交), 1촌5분의 기해(氣海), 3촌의 관원(關元)도 모두 단전이라고 하였다.

청(淸)의 주학정(周學霆)이 맥학전서(脈學專書)인 '삼지선(三指禪)'에서 「臍下爲丹田, 有活見之處 而不可以分寸計」, 「제하가 단전이 된다. 들어나는 곳이 있으나 분촌(分寸)으로 잴 수는 없다.」

따라서 위와 같이 단전의 위치는 우리 몸 어느 곳에 정해져 있지 않다. 그러함에도 불구하고 혹자들은 '단전호흡', '단전에 기를 모아서'라는 등 단전이 신체의 신비스런 곳으로 잘못 알고 있는 것이다.

3. 흉식, 복식, 단전호흡 비교

1) 흉식(가슴호흡)

가슴으로 숨 쉬는 호흡으로 늑골의 개폐운동에 따른 기압의 차이로 공기가 드나들며 흉곽과 어깨를 움직이면서 숨을 쉬는데 늑골호흡이라고도 부르며, 어깨나 목이 잘 결리고 긴장이 잘 안 풀리는 사람은 흉식(가슴호흡)을 하는 것으로 볼 수 있다.

2) 복식(배호흡)

배 전체로 숨 쉬는 호흡으로 호흡할 때 배가 앞뒤로 움직이는데 횡격막이 위아래로 움직이고 있어서 그 움직임에 따라 폐의 내외압력의 변화로 밖에서 공기가 드나든다.

복식을 하면 폐활량이 늘 뿐 아니라, 횡격막 운동으로 내장과 뇌의 마사지효과로 뇌 혈액순환이 좋아지고 내장기능이 좋아진다. 특히 내장하수나 울혈을 제거하고 내장 전체의 혈액순환을 개선할 수 있다.

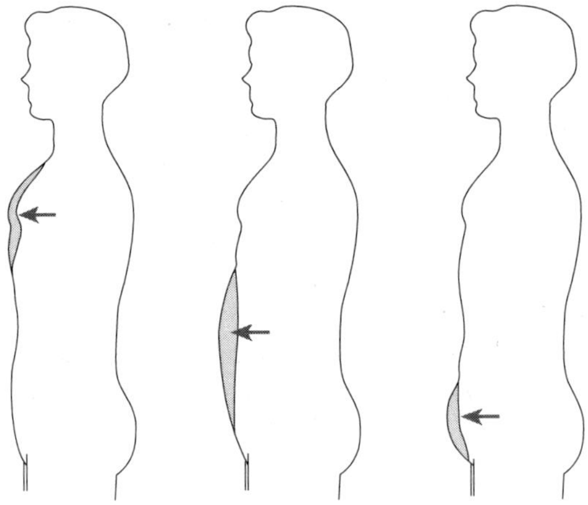

3) 단전호흡

배꼽 아래 단전으로 숨 쉬는 호흡을 말하며, 배 전체를 움직이는 복식호흡과 달리 배꼽보다 더 깊은 완전 아랫배 단전 부위만을 넣었다 부풀렸다 하는 호흡법으로 단전에 기운을 모을 수 있으며 복식호흡과 같이 폐활량이 늘고 뇌 혈액순환이 더 좋아지고 내장 기능이 더 좋아지며 기(생체에너지)적인 변화까지 가능해진다.

4. 조식

1) 조식법

조식법(調息 : 단전호흡)은 평소 일반적으로 행하던 흉식(가슴호흡)을 태아 때 하던 복식호흡, 나아가 단전호흡으로 바꾸고, 외공・내공을 함께 단련, 기를 조절함으로써 항병능력을 강화시켜 질병을 예방한다. 그리고 지병을 치유하여 생명력을 강화시켜주는 호흡수련법이다.

조식(調息 : 본질적 행공, 숨 고르기, 호흡 조절, 숨쉬기운동)은 호흡활동과 내기를 조절하는 두 가지를 말한다. 올바른 호흡과 효과적인 큰 호흡법을 익히고, 더 나아가서 의식적으로 호흡을 조절하는 것을 조식이라 한다. 호흡 조절로 몸 안의 기를 다스리는 법도 배워서 활용한다.

여러 기공법 중에서 특히 정공(靜功 : 움직이지 않고 하는 수련)에서는 호흡 조절이 중요한 부분을 차지하고 있으며, 동공(動功 : 움직이며 하는 수련)에서는 몸의 동작에 따라 호흡을 조절하는 것을 중점으로 삼는다. 그러므로 뒤의 단전호흡 부분에 가서 보다 상세히 수련하도록 한다.

2) 조식법의 중요성

우리 인간들은 단 한 시간이라도 밀폐된 공간에서 호흡을 하지 못한다면 살지 못할 것이다. 생명체는 먹는 것보다 호흡이 가장 중요하다.

생명체의 뿌리는 정, 기, 신 삼대 요소로 그 중에 기는 호흡을 통하여 몸 외부의 공기를 내부로 출입시켜, 허파활동으로 에너지를 섭취하여 단전에 저장시키고 간에서 연소작용을 한다. 또한 심장의 혈액에 생명력을 불어넣고 활동하게 하여 전신에 혈액을 보급 순환시킴으로써 나머지 다른 기관의 모든 생리적인 활동이 가능하게 되는 것이다. 따라서 호흡을 하지 않으면 폐, 간, 심장 등 오장육부의 활동이 정지되어 당연히 죽음에 이르게 된다.

우리는 이 호흡을 원활히 하여 오장육부와 사지육신에 기혈을 잘 순환시킴으로써 강한 생명력과 건강을 지킬 수 있으며 생명을 보다 연장시켜 무병장수하려면 엄마 뱃속에서 행했던 태식, 즉 탯줄호흡을 재생시켜야 한다. 따라서 먼저 복식 배호흡부터 점차 단전호흡법 순서로 완전한 호흡법을 수련해야 한다.

3) 조식의 방법

(1) 올바른 호흡의 요점

처음엔 고르고 잔잔하고 자연스런 호흡, 다음에는 느리고 가늘고 길고 깊은 호흡이 되도록 단계적으로 연습한다.

(2) 복식호흡법

하복부를 움직여 가며 호흡하는 방법으로 날숨 때 배가 들어가고 들숨 때 배가 나오게 한다. 기공의 기본호흡법이지만 무리하게 해서는 안 된다. 그와는 반대로 하는 법도 있다.

(3) 호흡 조절법

들숨에 힘을 주어 길게 들이쉬거나 들이쉰 채 멈추거나 하면 몸 안의 기가 가득 차서 올라가고 몸이 긴장되어 힘이 나고 교감신경이 흥분한다. 반대로 입을 열고 날숨에 힘을 주어 길게 토해내면 올라있던 기가 내려가고 긴장이 이완되어 힘이 빠지고 부교감신경이 활동한다. 이 원리를 이용하면 기를 조절함과 아울러 자신의 생리상태도 조절할 수 있다.

4) 외공, 내공과 기공

(1) 외공

몸의 바깥부분(외부, 마음먹은 대로 움직일 수 있는 사지육신) 세포에 자극과 충격을 주어(운동을 통하여) 보다 강하게 하고, 병을 예방치유하고 능력을 극대화하는 것(유연성, 유산소, 근력운동 등)이다.

(2) 내공

몸의 안쪽(내부, 마음먹은 대로 움직일 수 없는 뇌와 오장육부 등) 세포에 자극과 충격을 가하여(운동을 통하여) 보다 강하게 하고, 병을 예방치유하고 능력을 극대화하는 것(단전호흡, 기수련 중심)이다.

(3) 기공

외공과 내공과 무공이 충분히 단련되고, 의식적 수련인 정좌기공법(조심법)을 수련하면 온몸(뇌를 포함한 몸 내·외부)에 어떤 신비로운 기운이 감돌아 일반사람들이 보기에 신통술 같은 행동들과 차력을 행할 수 있는 경지에 도달할 수 있다. 이런 경지에 이른 것을 기공이 열렸다, 기공이 단련되었다라고 보면 된다.

5) 호흡법의 종류와 방법

(1) 호흡법의 8종류

① 흉 식 : 보통 우리가 하는 가슴호흡(2단계식 호흡)

② 복 식 : 배로 하는 호흡(2단계식 호흡)

③ 단전식 : 중・하복식+단전식+단전치기=완전호흡법(4단계식 호흡)

④ 정화식 : 토막토막 끊어서 내뱉는 호흡

⑤ 정지식 : 들숨 또는 날숨을 최대한 정지했다 순식간에 내뱉는 호흡

⑥ 급속식 : 급속으로 토하고, 급속으로 흡한다.

⑦ 음양식 : 좌 또는 우 한쪽 콧구멍으로 호흡한다.

⑧ 문 식 : 의식호흡

(2) 흉식(가슴호흡) : 우리가 평소 하는 호흡

① 1단계 : 먼저 공기를 들어 마신다. 이때 가슴과 어깨가 올라가고,

② 2단계 : 공기를 내뱉었을 때 가슴과 어깨가 내려온다.

(3) 복식(배호흡)

흉식과는 반대로 먼저 공기를 내뱉고, 다음 단계에 숨을 들이마신다.

① 1단계 : 먼저 공기를 내뱉었을 때 배가 쏙 들어가고,

② 2단계 : 공기를 마셨을 때 배가 나오는 것이 복식(배호흡)이다.

가. 자세

초보자는 앉아서(반가부좌 또는 결과부좌) 수련하고, 중상급자는 선 자세에서 행한다. 척추를 곧게 펴고 몸의 중심을 잡는다. 턱은 조금 당기며, 아래윗니는 마주 물고, 혀끝은 말아 올려 입천장에 붙인다. 양쪽 어깨는 내려 편하게 하고, 눈은 가늘게 뜨고, 들숨은 코로 날숨은 입으로 하는 것을 기본으로 한다.

① 날숨(토) : 입으로 순식간에 내뱉는다. 그리고 괄약근 수축도 풀어준다.

② 들숨(흡) : 조용하고 천천히 깊숙하게 들이마신다. 등은 약간 뒤로 넘기고 아랫배에 힘을 넣어 단전 부위가 볼록 나오도록 한다. 들숨의 끝점에 등을 앞으로

약간 구부려 명치 부위가 오목하게 꺼지게 함과 동시에, 괄약근(항문)을 수축한다. 약 7~8초 멈춘 후 다시 토한다.

나. 효과

응혈을 제거하여 맑게 하고 위장기능 강화와 혈압을 조절해준다.

(4) 단전식(흉 + 중 · 하복식 + 단전 굽기)

완전호흡법, 복식과 같이 먼저 공기를 내뱉고, 다음 단계에 숨을 들이마신다.

① 1단계 : 먼저 공기를 내뱉었을 때 배가 쏙 들어가고,

② 2단계 : 공기를 절반만 마셔 가슴에 모으고(허파의 가로근 발달)

③ 3단계 : 한 번 더 코로 최대한 마셔 배와 단전을 팽창하여 공기를 하단전과 중단전에 모은 후(허파의 세로근 발달), 즉 먼저 폐를 가로근만 써 절반만 팽창시킨다는 생각으로 어깨와 가슴을 올리고 조용히 흡(吸)한다. 잠깐 멈춘 후 연이어서 흡(吸)하여 흡을 2중으로 한다.

④ 4단계 : 호흡의 끝점에 등을 구부려 괄약근 오므려 호흡을 참고 기마자세에서 하단전, 기해, 중단전을 강하게 두드려준다.

⑤ 5단계 : 단전 굽기(눌러 돌리기)

- 하단전 눌러 돌리기 : 양손가락 끝을 하단전에 모아 꾹 누르고 시계 방향 5회, 반대 방향 5회 돌려준다.
- 중완(중단전) 돌리기 : 같은 방법으로 눌러 돌려 저장한다.
- 신궐(배꼽) 돌리기 : 역시 같은 방법으로 눌러 돌린다. 이렇게 거의 모든 호흡을 3회 정도 반복하는 것이 적당하다.

⑥ 다시 1단계 : 입으로 공기를 내뱉으며 배를 최대한 집어넣는다. 들숨, 날숨, 단전 돌리기 등은 전과 동일하다. 이렇게 이중, 삼중으로 호흡하면, 폐와 복부의 근육이 동시에 발달된다.

■ 효과

폐기능 폐활량 강화, 산소공급 원활함으로 체내의 신진대사 작용촉진, 정신안정, 고혈압 치유, 소화력 강화

5. 서서 자세 단전호흡

1) 수련방법

(1) 준비

발을 11자로 나란히 하고 어깨너비로 벌려 기마자세를 취한다. 그리고 양손 손가락 끝을 모아 배꼽 위에 올려놓는다.

하나, 입으로 순식간에 공기를 내뱉는다. 이때 손가락으로 배꼽을 강하게 눌러 주고, 허리를 숙이면서 하면 더욱 좋다.

둘, 가슴과 배로 숨을 최대한 들여 마신다. 코로 서서히 한다. 눌렀던 손을 들어주고, 허리도 펴주며 단전에 공기를 최대한 모은다.

셋, 무릎은 약간 접고, 배에 힘을 모은 상태에서 관원(아랫배)을 튕겨 올려 명치를 접어 최소화하고 호흡을 멈춘 뒤 주먹 수도부분으로 ① 관원부터 ② 중완 ③ 단중 ④ 횡경막 ⑤ 장문(옆구리)까지 번호순서로 초급자는 한곳에 기본으로 각 5회 정도를, 점차 10~15회 정도 때려준다. 처음엔 적은 횟수(5회 정도)로 때려주고 점차 각 6, 8, 10… 횟수를 늘린다. 1세트 3회가 기본이다. 그리고 단 굽기로 ① 관원 ② 중완 ③ 단중, 그리고 다시 하나 배꼽을 누르며 입으로 순식간에 숨을 토한다.

① **하단전(관원)** : 음, 양기의 원천, 대장, 방광, 비뇨생식기 등의 에너지 저장

② **중단전(중완)** : 기와 혈이 순환하는 경락의 출발점, 소장, 십이지장, 간담 등의 에너지 저장

③ **상단전(단중)** : 생명과 직결되는 폐와 심장 등의 에너지 저장

④ **횡경막** : 내공을 흐르는 혈기가 육장육부를 돌아, 뇌로 많이 올라가도록 펌퍼작용하는 에너지 저장

⑤ **장문** : 피를 맑게 걸러주는 신장 에너지 저장, 순서로 한곳에 5회 이상 주먹으로 때려 단련한다.

(2) 효과

하루에 아침에 1회 정도, 1주일에 3회만 해주면 변비는 바로 치료되고, 3개월 후 날씬하고 바위처럼 단단한 바디와 강하고 유연한 허리를 갖게 된다. 또한 외공과 내공이 동시 단련되고, 점차 기공수련의 묘미를 알게 된다. 이런 경지에 이르면 가벼운 차력도 행할 수 있고, 비로소 이 세상 최고의 보약을 먹은 효과를 확연히 느낄 수 있다.

① 하단전(관원) : 배꼽과 치골의 중간은 음 양기(정력, 스태미너)의 원천

② 중단전(중완) : 배꼽과 명치의 중간은 기혈이 순환하는 경락의 출발점

그러므로 우선 이 두 곳을 집중적으로 강하게 때려 단련하면 더욱 좋다.

▲ 주의

선 자세에서 행할 때 기가 허하면 가끔 뇌에 기혈순환이 부족해 어지럽거나 심하면 쓰러질 때가 있다. 이때에는 머리는 낮게, 다리는 약간 높게 하여 누워 눈을 감고 있으면 금방 회복된다.

2) 기 돌려 축척하기

기 돌려 축척하기(단 굽기)는 뱃심을 강하게 하며 많은 기를 축척할 수 있다.

(1) 준비

발을 11자로 나란히 하여 어깨너비로 벌려 기마자세를 취한다. 그리고 두 손을 합쳐 먼저 하단전(관원) 위에 올려놓는다.

하나, 하단전(관원) 굽기. ① 시계 방향 5회 ② 반대 방향 5회

둘, 중단전(중완) 굽기. 요령은 앞과 같다.

셋, 신권(배꼽) 굽기. 요령은 앞과 같다.

넷, 대맥 쓸기. 중앙에 신궐을 중심으로 좌우, 장문(옆구리)을 기점으로 쓸어준다. 왕복 5회 이상

다섯, 임맥 3단전 쓸기. 역시 중앙에 배꼽을 중심으로 목 밑 천돌과 아래 치골을

기점으로 아래 위 쓸어준다. 왕복 5회 이상

여섯, 배꼽을 중심으로 아래 관원, 옆 횡경막, 위 단중을 기점으로 큰 원을 그리며 돌려 쓸어준다. ① 시계 방향 5회 ② 반대 방향 5회 이상

6. 그 외의 호흡법

1) 정화식

① 들숨 할 땐 단전식과 같이 이중(흉식+복 단전식)으로 한 후,

② 날숨 할 땐 꼭 다문 입술 사이로 토막토막 끊어서 억지로 내뱉듯이 "픕픕픕…" 하며 강한 소리가 15회 이상 나도록 한다. 모든 호흡은 무리하지 말고, 쉬어가며 자연스럽게 수행한다.

■ 효과

폐기능 폐활량 증진, 혈액 속 독소 제거 체력 및 지구력 증진, 만성질환 극복, 면역성 상승, 감기예방 및 자신감 고취

2) 정지식

① 들숨 할 땐 역시 단전식과 같이 이중(흉식+복 단전식)으로 한 후 최대한 참았다가,

② 날숨 할 때 입을 최대한 벌려 "하…" 하며 단숨에 토한다.

③ 앞의 ①과 ②를 거꾸로 한다.

■ 효과

전과 동일하나 효능을 한 단계 더 높인다.

3) 급속식

① 1차 날숨 : 두 손을 포개어 배 위에 올린 후, 허리를 숙여 배를 등 쪽으로 밀어붙이며, 1차 입으로 날숨 먼저 내뱉는다.

② **들숨** : 허리를 펴며 코로 1초, 2초, 3초 동안에 끊어서 상중하 3중으로 나누어서 급속히 마신다.

③ **들숨 끝점에** : 항문을 수축하고, 단전 부위를 볼록하게 2초 동안 내민 후,

④ **2차 날숨** : 2초 동안에 코를 찡그려 힘을 주고 공기를 코로 쏘아 "힝…" 하고 급속히 내쉰다. 이때 복부는 홀쭉해진 상태가 되며 3초 정도 멈춘 후 다시 ① - ② - ③ - ④ 한 단전 눌러 굽기한다.

■ **효과**

코를 비롯한 호흡기관 내 박테리아 추방, 신체 활동력 증진, 생기 주입, 정신집중에 도움을 준다.

4) 음양식

① 오른손 엄지로 오른손 코를 막고 왼쪽 코로만 호흡한다.

② 왼쪽 엄지로 왼쪽 코 막고 오른쪽 코로만 호흡하는 방법이다.

코 속을 깨끗하게 하고 호흡기관 속에 차가운 공기와 더운 공기를 번갈아 흡토시켜 호흡력을 증진시키는 방법으로, 그 외 방법은 앞의 복식방법으로 행한다.

■ **효과**

길고 깊은 호흡력 강화, 감기예방, 목 염증·담·천식 치유, 발의 냉증 치유

5) 문식(文飾)

무의식호흡으로 들숨 날숨에 있어 방법이나 길이 등 동작의 격식이 없다. 하지만 좌선할 때 온몸의 긴장을 풀고, 한 호흡 한 호흡 마음으로 기의 저장고인 단전을 지키며, 그 단전에서 일어나는 기의 움직임을 포착하여 기감을 느끼고 기를 다스리며 호흡하여야 한다.

참 자아를 찾아 인간성을 회복하고, 어떤 분야 최고의 전문가가 되거나 또는 득도(得道)의 기본은 먼저 심신이 강건해야 하며, 성정(性情)이 좋아야 한다. 그러므로 짐승이 아닌 모든 인간은 기공수련을 하여야 한다. 그리고 이때는 좋은 지도자를 만나

기초 수행부터 혈기와 근기를 착실하게 키우면서 천천히 수련하여야 한다. 이러한 기공수련이 깊어져 문식이 발전되면, 호흡의 극치인 진식과 태식(엄마뱃속 태아 때 행했던 선천적 호흡)의 경지에 도달하여 건강과 생명력이 길게 연장될 것이다.

기공의 기본인 몸 고르기(유연성 체조)와 숨 고르기(복식호흡)는 1차적 기공으로 일반사람들의 건강유지나 질병퇴치의 방편이다. 보다 더 차원을 높인 기공은 2차적 기공인 순환공, 내외공, 무공, 완성기공 등의 순서로 장기간 수련하여 혈기와 근기를 최대한 증진시켜야 한다.

문식으로의 좌선과 체조, 내 외공, 무공, 기공 등을 하루 8시간 이상 10년 이상 증진했을 때, 비로소 문식의 경지, 진식의 경지에 이르게 된다. 이러한 경지에 이르면 죽음이라는 무상함을 타파하고, 해탈의 경지에 도달하여 비로소 성도(成道)를 얻게 되는 것이다.

7. 단전호흡 자기점검방법

1) 기본에 충실한다

단전호흡의 기본은 자연스럽게 자신이 할 수 있는 만큼만 날숨과 들숨을 하여야 한다. 무리한 지식(止息, 들숨과 날숨 사이에 숨을 멈추는 것)은 질병을 유발할 수 있으므로 절대로 하지 말아야 한다. 무리하게 호흡의 길이를 늘이는 것은 위험한 일이며 뇌에 산소부족현상을 일으킬 수 있다. 단전호흡을 하고 나서 일어섰을 때 어지럽지 않을 정도로 자신의 역량에 맞는 호흡을 하면 된다.

단전호흡을 제대로 행하였을 때에는 윗배는 거의 움직이지 않은 채 단전이 위치한 배꼽 아래 아랫배만 부풀었다 꺼졌다 한다. 옆에서 보았을 때 가장 높이 부풀어 오른 정점이 배꼽 아래 단전 부위에 형성되는 것이다. 그러나 제대로 못하는 경우, 숨을 들이쉬었을 때 가장 높이 부풀어 오른 정점이 윗배 내지 배꼽 바로 위에 형성되며 이 경우 단전호흡이 아닌 복식호흡을 하고 있다고 보아야 한다.

2) 기적

기적은 단전의 축기 여부로 축기는 단전호흡을 통해서 끌어당긴 기를 단전에 쌓는 것을 말한다. 단전호흡을 오래 했는데도 단전이 허약하고 기운이 전혀 모이지 않았다고 느껴진다면 잘못된 호흡을 하고 있는 경우로 더운 열기가 시도 때도 없이 몸 안을 돌아다니며 얼굴이 빨개지는 상기병(上氣病)이라는 증상이 나타나기도 한다.

3) 심적

단전은 기적인 물건이기에 물리적인 근육운동만으로는 제대로 형성하기 어렵다. 호흡과 의식을 함께 묶어 호흡해야 하며, 또 그럴 때 힘 있는 호흡이 가능하다. 이 과정에서 마음을 다스려야 하는데 참견하는 마음, 화내고 미워하는 마음, 겸손하지 못한 마음 등을 다스리고, 겸손하고 정성스럽고 사랑스러운 마음이 되도록 마음을 갈고 닦아야 한다.

4) 고도의 명상

단전호흡은 궁극적으로는 명상하는 이를 알파파장 대역으로 인도할 수 있어야 하는데 호흡 길이가 1분 이상이며 의식과 호흡이 묶여져 고도의 집중상태를 유지할 수 있으면 알파파장 대역에 진입할 수 있다. 이 경지에서 호흡의 진정한 가치를 알게 되며 명상의 높은 경지가 열리게 되는 것이다.

6장 홍익 건강 기무공 분류

홍익기무공과 천부궁

- 홍익기무공 : 내 몸 좋아짐으로 세상을 널리 좋아지게 하는 운동
- 천부궁 : 내 몸과 마음을 좋게 하는 건강 에너지 저축은행
- 홍익기무공수련 : 건강 에너지 저축 입금

1. 건강 좋아 홍익기무공 분류

1) 몸 바깥 외공 좋아 조신공

① 아침 좋아 기지개공

② 잠 깨우기 아함 에취 콜록공

③ 몸 상체 유연성 좋아공

④ 몸 하체 유연성 좋아공

⑤ 몸 중체 유연성 좋아공

⑥ 골반과 척추 유연성 좋아공

2) 몸 안 내공과 호흡 좋아 조식공

① 호흡 좋아공

② 단전과 12장기 좋아공

③ 기의 바다 배꼽과 12장기 좋아공

④ 목소리 좋아 발성공1

⑤ 목소리 좋아 발성공2

3) 기 흐름 좋아 순환공

① 기 통로 경락 좋아 순환공
② 12경락 뿌리 좋아공
③ 12경락 두드림공
④ 전신 좋아 12혈자리 두드림공
⑤ 얼굴 좋아 이목구비공
⑥ 전신 좋아 박수공

중요 19혈자리
① 발 : 용천, 태충
② 다리 : 족삼리, 음릉천, 혈해
③ 손 : 합곡, 노궁
④ 팔 : 곡지, 척택
⑤ 몸 : 관원, 중완, 단중, 중부
⑥ 어깨 : 견정, 거골
⑦ 머리 : 백회
⑧ 목 : 풍지, 아문, 천돌

4) 마음 뇌 좋아 조심공

① 기감 잡아 뇌 좋아공
② 정신 마음 좋아 명상공

5) 그 외 치유공

① 사계절 방향도수
② 전통악기 소리치유
③ 단동십훈
④ 오운육기 색채공
⑤ 오방과 오색

⑥ 혈도요법
⑦ 오장육부와 기능
⑧ 오행과 장기

2. 약식 보조 기공법

약식 보조 기공법은 일명 무병장수 9복점 자극법이라고 하는데 인체를 머리, 몸통, 팔, 손, 다리, 발 6부분으로 나눈 뒤, 각 중요 경혈점마다 손가락 끝, 특히 엄지와 검지를 활용 각 3초 단위 3회 정도 누르고 두드려준다. 시간이 부족할 때나 각 부분별로 발병이 나거나 지장이 초래되었을 때에는 아래의 9복점을 누르고 두드려 건강을 지킨다.

① **백회** : 머리 주위, 특히 눈, 코, 귀를 좋게, 머리 꼭대기, 중추신경을 다스리는 양기의 최상점
② **단중** : 심장과 폐를 좋게, 가슴 중앙 심폐소생술 지점, 생명연장, 체력향상, 기혈이 순환하는 경락의 출발점
③ **중완** : 소화흡수를 좋게, 배꼽과 명치의 중간, 기혈이 순환하는 경락의 중앙점
④ **관원** : 각종 배설을 좋게, 배꼽과 치골의 중간, 음 양기의 원천
⑤ **곡지** : 팔 작동을 좋게, 팔 접이부분, 혈압 조절, 중풍예방에 좋은 장수혈
⑥ **합곡** : 손 작동 및 소화흡수배설을 좋게, 엄지와 검지 접이 뿌리부분
⑦ **족삼리** : 다리 작동, 간 쓸개를 좋게, 무릎 접이부분 아래 뼈와 살이 만나는 부분, 면역성·저항력 강화, 만병의 예방과 치료에 좋다
⑧ **태충** : 발 작동을 좋게, 엄지와 검지 접이 뿌리부분, 혈압 조절 지맥을 원활하게 한다.
⑨ **용천** : 전신을 좋게, 특히 신장 방광장애, 심장병, 황달, 어지럼증, 부인병, 냉증, 요수마비, 뇌일혈, 혼수상태 예방

■ **효과**

목욕할 때 40도 정도 온탕 속에 5분 정도 담근 후 9복점을 차례대로 자극하면 건

강에 더욱 효과적이다.

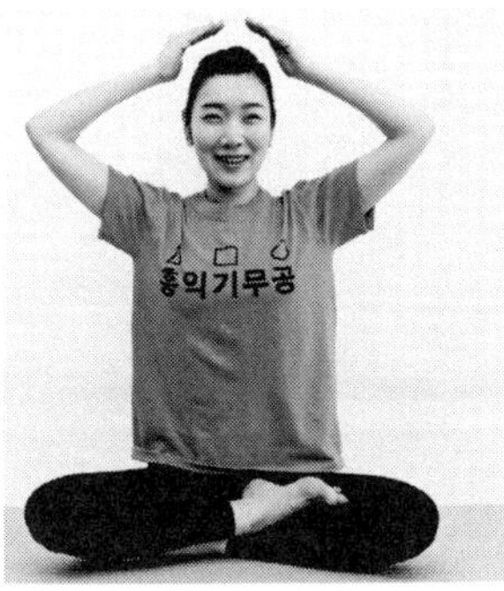

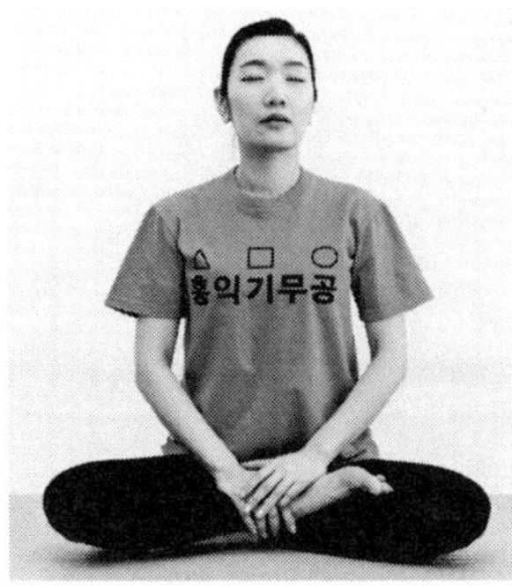

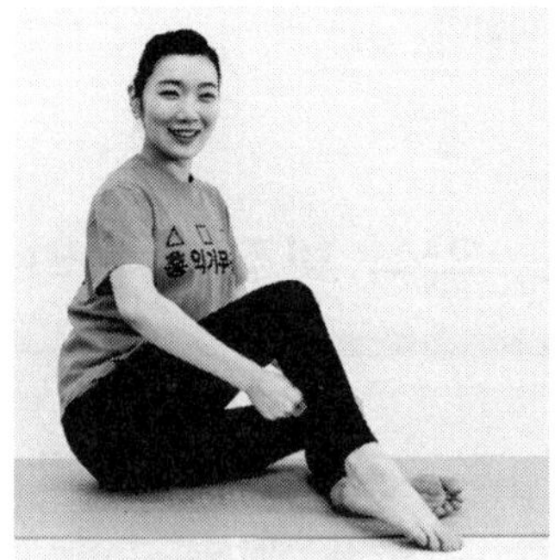

3. 연구행

1) 연구행

연구행(硏 : 갈고 닦을, 究 : 아홉 개의 구멍, 行 : 행동할, 운동할)은 소우주인 우리 몸은 체내에 있는 아홉 구멍(두 눈+두 콧구멍+두 귓구멍+입+성기+항문… 여자는 종족보존을 위한 하나의 문이 더 있다)을 통해 대우주인 자연과의 수준 높은 교접 활동을 통하여 비로소 만물의 영장인 존귀한 생명체가 된다.

이러한 아홉 구멍을 두 손바닥과 열 손가락을 활용, 잘 쓸고 문지르고, 닦아 자극(마사지)하여, 기와 혈의 순환을 촉진시키며, 몸속의 나쁜 기운을 몰아내고, 좋은 기운을 불어넣는 방법이다.

특히 고운 피부얼굴과 주름살 예방 개선에 좋다. 또한 경락 자극(침 시술)효과로 오장(간, 심장, 폐, 비장, 신장)과 육부(위, 소장, 대장, 쓸개, 방광, 삼 초)의 기능형상도 꾀할 수 있으므로 정성껏 행하여야 한다.

① 눈은 간

② 코는 기관지 폐

③ 귀는 신장, 비뇨 생식기관

④ 입은 비장, 위장 소화의 관계공이고

⑤ 성기능 강화는 우량 생산과 음양 합덕의 필수조건이다.

⑥ 항문은 변비, 치질을 예방한다.

이 중에 ② 코와 기관지, 폐는 불로장생인 정신통일로 영능을 개발하는 데 중요한 복기법, 즉 배호흡 단전호흡의 중추적 역할을 하는 책임 있는 기관이므로 보다 세심하게 행해야 한다.

그리고 항문은 임·독 양맥의 연결을 맞아하는 관문이므로, 행기(行氣)를 통하여 회광의 효과를 얻기 위해서는 괄약근 강화가 필수조건이다. 그리고 여성은 출산을 위해 한 혈(穴)이 더 있다.

그 밖의 계구행으로 청수 세안법, 관비법, 청수 수구법, 시첨찰 윤이법 등이 있는데 이는 세수, 목욕, 양치질을 자주 하고, 온몸을 두들기고 주물러주면 건강에 아주 좋다는 뜻이다.

아침에 일어나 세수를 하면 기분이 상쾌해지는 이유는 이 구공 중 얼굴에 집결된 칠공(얼이 깃든 일곱 개의 굴)을 청결히 하고, 물(생명수)과의 마찰 자극(마사지)을 했기 때문이다.

2) 방법과 순서

① 두 눈을 감고 양 손바닥을 비벼서(36회 이상) 생긴 온기를 얼굴 전체와 눈 동공 깊숙한 곧까지 전달되도록 10초 이상 꾹 눌러준다.

- 두 눈동자+눈 위, 아래
- 두 귀+귓구멍
- 두 콧구멍 가로+세로
- 잇몸을 손가락을 활용해 자극(마사지)하고 쓸어준다.
- 소변구, 대변구도 자극한다.

② 양손가락을 적절히 사용하여 두 눈+두 귀와 구멍+코와 콧구멍+이와 잇몸, 그리고 소변 구멍, 대변 구멍(여성은 하나 더의 구멍)을 누르고 쓸고 비벼서 정성껏 마사지한다.

귀를 갈고 닦을 때, 양손으로 양쪽 귀 전 부위를 당겨서 비틀어준 후, 손바닥으로 아래위, 앞뒤 거칠게 쓸어준 후, 검지로 양쪽 귓구멍이 아플 정도로 거칠게 돌려서 마사지한다(5회).

이구공은 진기출입의 관문이므로 구공을 깨끗이 하고 잘 자극하는 행공을 일주일에 세 번만 해도, 장생구시로 연결됨과 동시에 연단의 기초가 된다.

4. 용천비공

용천비공은 일명 만병통치공이라고 하는데 척추와 골반을 바르고 강하게 하고 무릎을 건강하게 하며 특히 목과 편도를 건강하게 하는 기체조이다

척추와 골반이 틀어지고 굳으면 우리 몸에 세균이 침입할 때 1차 면역(살균)을 담당하는 곳, 편도의 기능도 저하된다. 이것을 바로잡는 수련법이 바로 용천비공이다.

1) 편도의 역할

편도란 면역세포의 하나인 림프세포가 모여서 만들어진 호흡을 활동을 통해 우리 몸 세균이나 바이러스 침입 시 1차 살균을 담당하는 곳, 목 젖 근처 부위 면역기능을 담당하고 있다. 목에는 많은 임파조직이 있어서 입이나 코를 통하여 들어온 세균을 방어한다. 그 주위에서 가장 큰 것이 편도선이며 또한 1차 면역에 관계된다.

2) 예비동작

예비동작은 골반을 포함하여 하체를 중심으로 스트레칭한다.

■ 순서 - 발가락 3마디, 발목, 무릎 관절, 골반, 계 6마디

① 발가락 3마디 꺾고, 비틀기

② 발목 꺾고, 비틀고, 돌리고, 발바닥 두드려주고, 발 전체 주물러주기

③ 뒤 인대 당겨주고, 발바닥 특히 용천혈 잘 눌러주기

④ 양발 맞대어 골반 벌려주고, 허리 숙여 확실히 벌려주기

⑤ 왼발 끝 잡고 허리 숙이기

⑥ 오른 발끝 잡고 허리 숙이기

⑦ 양다리 벌려 허리 확실히 숙이기

하체를 중심으로 발톱 뿌리 누르기부터~발가락, 발목, 무릎, 골반, 관절 단위로, 꺾고, 비틀고, 흔들고, 누르고, 두드려준다.

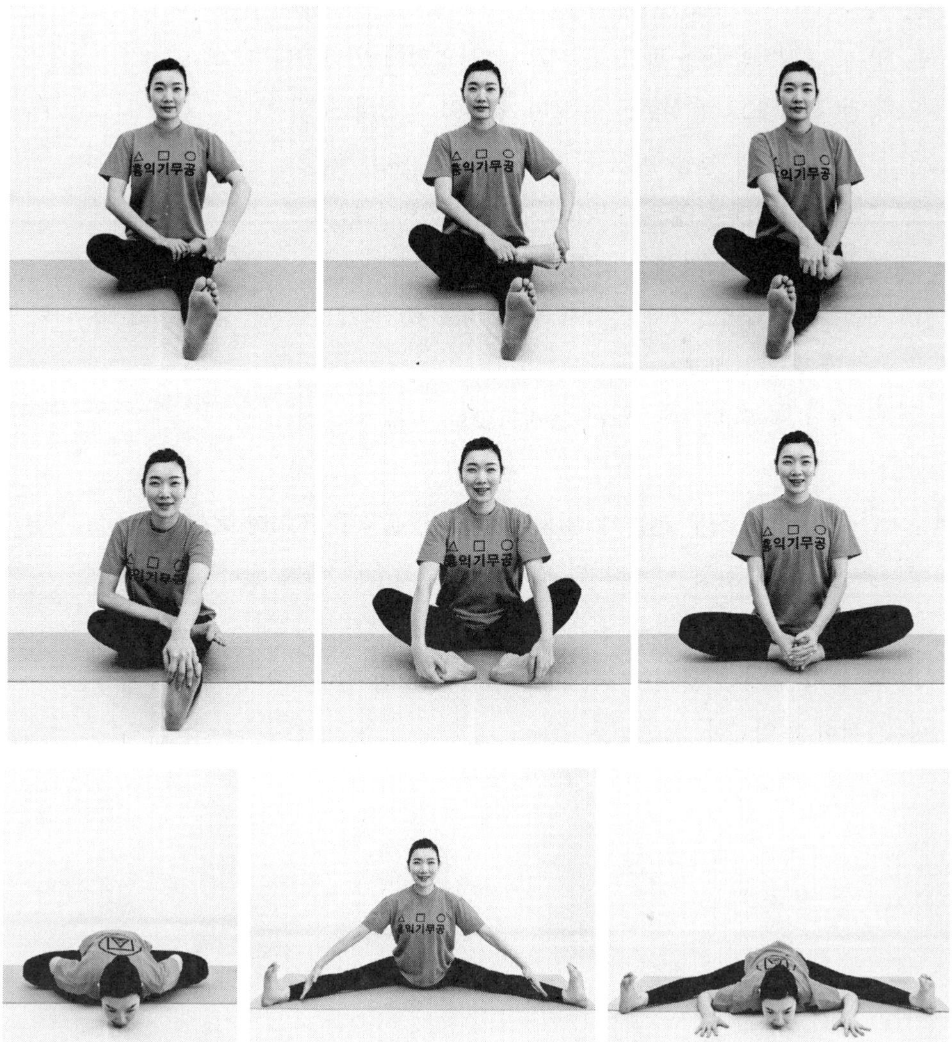

특히 골반은 몸이라는 건축물의 기초 주춧돌에 해당하는 곳이므로 상체의 목운동 하듯이 아플 정도로 강하게, 그리고 2개의 활액 주머니가 다 터뜨려지도록 잘 벌리고 두드려준다.

3) 무릎 꿇어앉아서

무릎 꿇어앉아서 발바닥이 엉덩이 옆으로 나와 하늘 위를 본다.

순서는 엉덩이 좌우로, 아래위로, 브릿지, 눕기, 일어서기의 순이다.

① 양손으로 뒤꿈치를 잡고 좌우로 밀며 엉덩이 왔다갔다 12회

② 정권(주먹)으로 용천혈을 누르며 엉덩이 들었다 놓기 12회

③ 브리지(허리와 몸통 머리를 활처럼 휘기) 10초 이상

④ 브리지 자세에서 정권(주먹)으로 용천혈 치기 12회

⑤ 허리를 역 폴더 자세로 눕기(20초 이상)

⑥ 처음 자세 꿇어앉아서 손깍지 끼고 위로 쭉 뻗기 5초 한 후 옆구리 좌우 휘기 스트레칭 2회 반복

⑦ 팔 당겨 돌리며 좌우, 허리 돌리기 2회 반복

■ 순서 - 발뒤꿈치 좌우 흔들기, 발등 바닥차기, 괄약근 조이며 복식호흡

① 양 손바닥에 짚고 엎드려 뒤꿈치를 세워 좌우로 밀며 왔다갔다 12회

② 그 상태에서 발 들었다 놓으며 발등으로 바닥차기 12회

③ 발 모아 괄약근 조이며 복식호흡(마신호흡 참기10초 이상, 3회)

④ 서서히 일어선다.

제 4 부

생활 기무공

1장 생활 명상호흡법

1. 원리만 익히면 쉽게 즐길 수 있는 명상호흡법

최근에 많은 사람들이 마음을 다스리는 명상에 열광하고 있다. 명상(瞑想)의 사전적인 뜻은 “마음을 자연스럽게 안으로 몰입시켜 내면의 자아를 확립한다”라고 되어 있으며 명상이 주목받는 가장 큰 이유는 만병의 근원인 스트레스 해소에 효과적이라는 사실이 동서양에서 의학적으로도 입증되고 있기 때문이다.

명상과 호흡법의 자세

첫째, 바닥에 가부좌나 반가부좌로 앉거나, 무릎을 꿇거나, 의자에 등을 붙이고 앉는다. 이때 허리는 곧게 편다.

둘째, 손바닥을 위로 향하게 하고 집게손가락과 엄지손가락을 마주 댄다. 이는 좋은 기운이 몸 안에 머물도록 해주는 역할을 한다.

1) 호흡 집중법

호흡 집중법은 눈을 감고 코로 깊게 호흡하면서 호흡에 집중하는 것이 중요하다. 공기가 몸속으로 충분히 들어와 몸 밖으로 나갈 수 있도록 숨을 들이쉴 때 하나 둘 셋을, 내쉴 때 하나, 둘, 셋, 넷을 센다.

처음에는 밖의 소음이나 잡생각과 감정 등에 의해 집중에 방해가 되기도 한다. 명상 중에 여러 생각이나 느낌 등 집중을 방해하는 것들에 빠져들지는 않도록 주의하며 강제로 자세를 취해서는 안 된다. 호흡을 계속하면서 자연스럽게 끌리듯이 집중을 해야 하며 훈련을 반복하다 보면 자연스럽게 호흡에 집중할 수 있게 된다.

초보자는 처음에는 한 번에 5분간만 명상을 하고 매주 5분씩 늘려 나가는 방식으로 하면 된다.

천천히 진행하다 보면 몸이 명상의 자세에 익숙해지면서 매우 편안해지는 것을 느낄 수 있다. 단 몸이 불편하면 집중하기 어려우므로 강제로 시간을 늘릴 필요는 없다.

2) 단어(문장) 집중법

어떤 단어나 문장을 계속 반복해서 집중하는 방법을 말하며 혼자서 같은 단어나 문장을 소리 내지 않고 반복하면서 호흡과 리듬을 맞춤으로써 마음속으로 작은 소리를 내면서 주문을 하면서 집중한다. 자신에게 개인적으로 의미를 갖고 있는 단어나 문장을 선택하면 긍정적이고 부가적인 효과를 가져올 수 있다.

예를 들어 자비, 사랑, 소망, 생명, 빛 등이 담긴 문장은 매우 유용할 수 있는데 "잘 될 거야", "난 모든 것을 사랑한다" 등의 적극적이고 긍정적인 문장으로 하면 효과를 높일 수 있다.

3) 심상 집중법

심상 집중법은 자기만의 깨달음을 날카롭게 해주는 시각 자극을 제공하는 연상법으로, 예를 들면 나무, 꽃, 돌, 촛불, 그림과 같은 것들을 선택하거나 마음으로 떠올리는 수련방법이다.

사물을 선택했을 경우는 직접 눈앞 30~50cm 거리에 놓아두고 눈을 뜬 상태에서 깊게 호흡해 보는 것이 좋다. 마음에 사물이나 그림을 떠올렸다면 눈을 감고 편안해질 때까지 집중한다.

4) 소리 집중법

소리에 집중하는 명상법으로 명상음악소리, 바람 부는 소리, 새들이 노래하는 소리, 나뭇잎이 서로 부딪치는 소리 등에 집중하며, 호흡을 하면서 진행한다. 소리의 음색과 다양한 높낮이, 리듬에 집중하다 보면 마치 음악소리처럼 들릴 수도 있다. 때로는 명상 테이프나 녹음된 자연의 소리 등을 이용할 수 있다.

5) 순간 명상법

매 순간을 그 자체로 인식하는 데 집중하는 것이 바로 순간 명상법으로 순간적으로 내 주위에서 일어나는 일들, 머릿속의 생각들, 느끼는 감정들을 관찰하는 것이다. 수련을 하다 보면 현상을 꿰뚫어 보는 통찰력을 계발할 수 없는데 저녁식사시간, 차를 마시거나 공원을 걸을 때 순간 명상을 즐길 수 있다. 자신이 경험한 특별한 순간에 집중하다 보면 전에는 전혀 인식하지 못했던 새로운 경험을 느낄 수 있게 된다.

6) 좋은 효과의 호흡법

호흡법은 이완을 기본으로 하는 가장 필수적인 요소이다. 호흡이란 자동적으로 진행되는 무의식적인 행동이기 때문에 대부분의 사람들은 자신의 호흡에 무신경하게 반응하게 된다. 호흡상태는 나의 감정과 마음을 반영한다.

사람들은 불안하거나 두렵고 긴장이 될 때 가볍고 빠른 호흡을 하게 되는데 이러한 호흡은 심신을 피곤하게 만들며 깊고 규칙적인 호흡은 자율신경계를 안정시킨다.

고르고 깊은 호흡은 횡격막을 자극시켜 부교감신경의 활동을 촉진하는데 부교감신경은 스트레스를 받을 때 흥분되는 교감신경의 활동을 가라앉히는 역할을 한다. 하루에 3~4번씩 정도로 1회에 5분 이상 깊고 규칙적인 호흡을 연습하면 된다.

단전호흡을 하면서 강제로 하복부를 움직이며 숨을 쉬는 것은 삼가하고 억지로 배를 크게 부풀리면서 숨을 들이쉬면 자신도 모르는 사이에 스트레스에 민감한 교감신경이 반응하게 된다. 자연스럽게 숨을 깊고 천천히 쉬면서 복식호흡을 해야 훨씬 더 명상에 몰입할 수 있다.

가능한 한 길고 자연스럽게 호흡하는 훈련을 하는 게 중요하다. 우선 허리를 곧게 펴고 의자에 편안히 앉아 코로 숨을 쉰다. 마치 코에서 가는 실이 나왔다 들어가는 것처럼 들숨과 날숨을 편안하고 고요하게 반복한다. 길을 걸어가면서, 의자에 앉아서, 전철이나 버스 안에서 등 언제 어디서든지 연습할 수 있다. 특히 목욕탕에서 할 수 있는 명상으로는 엄마 뱃속에 있는 것처럼 알몸으로 하는 명상이 최고의 효과를 가져온다.

2. 스트레스가 쌓일 때 하는 명상호흡

스트레스는 만병의 원인으로 알려져 있으며 현대는 스트레스의 시대라고 말할 정도로 현대인들이 생활 속에서 받는 스트레스가 심각하다. 심한 스트레스는 우리의 정신적인 안정을 깨뜨리고, 스트레스로 인해 불안감과 긴장감이 유발하여 큰 병의 발병 원인이 되기도 한다.

우리는 스트레스를 받을 때 흔히 열을 받는다고 말하는데 스트레스를 받게 되면 가슴 정중앙에 있는 기운의 통로가 막힌다. 스트레스는 심장의 화기를 단전으로 내려오지 못하게 하여 스트레스를 받으면 머리가 뜨거워진다.

스트레스의 원인은 다양하지만 외부적 요인과 내부적 요인이 있는데 자신의 스트레스가 내부에서 오는지, 외부에서 오는지를 알아내어 스트레스의 원인을 제거하는 것이 스트레스 해소에 가장 좋은 방법이다.

스트레스를 일으키는 모든 원인을 대비하거나 제거할 수는 없지만 평소에 사고방식, 습관 등을 바꾸어 스트레스 상황에 적절하게 대응하는 방법을 배워두면 스트레스를 극복할 수 있다. 스트레스를 극복하거나 줄일 수 있는 방법들을 소개하면 다음과 같다.

1) 스트레스 해소법

사람은 보통 1~2년에 한번 몸살을 한다고 한다. 몸살은 매일 피로가 쌓이기 때문인데 며칠 앓고 나면 거뜬해지는데 사람의 뇌는 그런 시스템이 없기 때문에 스트레스를 많이 받으면 뇌가 손상되어 정신이 이상해진다. 우리 몸에서 혈액을 가장 많이 사용하는 것이 뇌라고 할 수 있다. 1분에 약 750cc가 흐르기 때문에 양질의 에너지 공급과 휴식 명상이 필요한 것이다.

명상의 방법은 정신을 호흡에 집중하고 천천히 내쉬고 들이마시고를 거듭하여 집중하면 자연히 명상이 되는 것이며 뇌가 편안해져 기능이 회복된다.

그리고 손가락을 목젖에 대어서 소리를 '아~'라고 입으로 소리 내면 목이 울린다. 다른 한손을 펴서 머리 위로 올려 '아~'라고 소리 내면 머리는 울리지 않는다. 다시

'음~' 하고 입을 닫고 코로 소리를 내어 보면 머리가 울리는 것을 느낄 수 있다. 다시 '아~음~' 하고 소리를 내어 본다. '아~'는 목을 울려주고 '음~'은 뇌를 울려준다는 것을 알 수 있다. 뇌를 울려주면 울리는 만큼 엔도르핀이 많이 생성된다. 우리가 웃을 때 '씨익' 웃는 것보다 큰 소리로 '하~하~하~'라고 웃으면, 엔도르핀이 더 많이 분비되는 것과 같은 이치로 보면 된다.

따라서 뇌를 가볍게 울려주면서 호흡을 천천히 하면 뇌가 편안해지면서 스트레스가 해소되고 뇌기능이 활성화되는 명상이 된다.

이때 양 손바닥을 펴서 남자는 왼손을 오른손바닥에 올리고, 여자는 오른손을 왼손바닥 위에 올리면 되는데 편안하게 올리면 된다. 가슴을 펴고 귀가 어깨에 수직이 되도록 하여 먼저 숨을 천천히 들이마시고 내쉬고 할 때 배가 나오도록 한다.

다음은 뇌를 5회 천천히 울리도록 한다. "아~음~" 5차례 정도 계속 행하면 심신이 편안해질 수 있다.

2) 목욕할 때

피로와 스트레스로 뭉친 정신과 근육을 푸는데 따뜻한 물에 엄마의 뱃속에서 있는 것처럼 몸을 담아, 온몸의 근육을 이완시킨 후 명상호흡하면 스트레스 해소에 큰 도움을 준다. 목욕은 허브나 아로마 오일 등을 사용하면 더욱 좋고 식사 후 2~3시간 후 소화에 부담을 느끼지 않는 시간이 좋다.

3) 기체조

스트레스나 화가 났을 때 한숨을 크게 쉬거나 온몸 털기, 팔 털기, 손끝을 가볍게 털어주는 기체조를 하면 스트레스가 해소되고 기운과 기분이 호전된다([사진 1], [사진 2]).

가슴 펴기, 온몸 털기, 도리도리 등의 기체조는 뇌파진동을 통한 대표적인 스트레스 해소법으로 스트레스를 해소하는 기체조에는 복식호흡과 명상, 전신 두드리기가 있다.

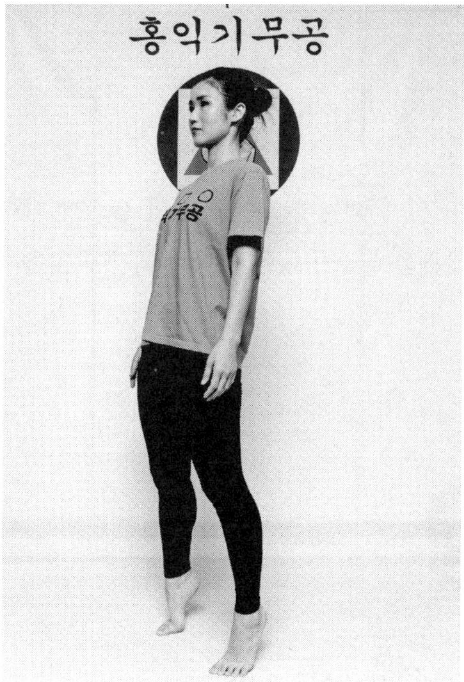

[사진 1] 온 몸 털기

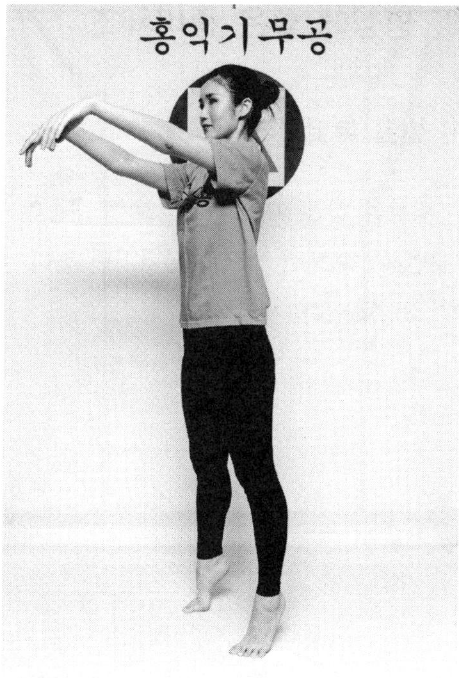

[사진 2] 팔 털기

4) 항상 마음을 단전에 둔다

심기혈정이란 마음이 있는 곳에 기가 있고, 기가 있는 곳에 피가 흐르고, 피가 있는 곳에 정이 있다는 뜻으로 "간절히 원하고 선택하면 이루어진다"는 두뇌운영의 원리라고 할 수 있다.

끌어당김의 원칙으로 마음을 어디에 두느냐에 따라 기가 결정된다는 것이며, 뇌를 통한 의식의 집중에 따라서 기가 움직인다는 것이다.

수련자가 고도의 경지에 이르면 자기 몸 안의 기운을 얼마든지 조절할 수 있게 되어 자기 몸 안의 오장육부나 그 밖의 신체 각 기관과 조직에 마음먹은 대로 기를 보낼 수 있고 신체의 특정 부위를 차게도 하고 따뜻하게 할 수도 있다. 또 몸 밖의 기를 불러오고 보내고 하는 것도 자유롭게 할 수 있게 된다. 그리고 의식의 수준에 따라서 기의 등급과 크기와 순도가 달라지며 기운공부는 마음공부와 함께 하고 자신의 뇌를 잘 활용하여야 좋은 효과를 볼 수 있다.

3. 명상에 좋은 준비체조

1) 발끝 부딪히기

명상을 하게 되면 가부좌로 오랫동안 앉아 있게 되는데 고관절 쪽의 통증을 미리 예방하기 위해서 발끝을 부딪치면 좋다. 무릎관절이 좋지 않은 사람은 의자에 앉아서도 할 수 있다([사진 3]).

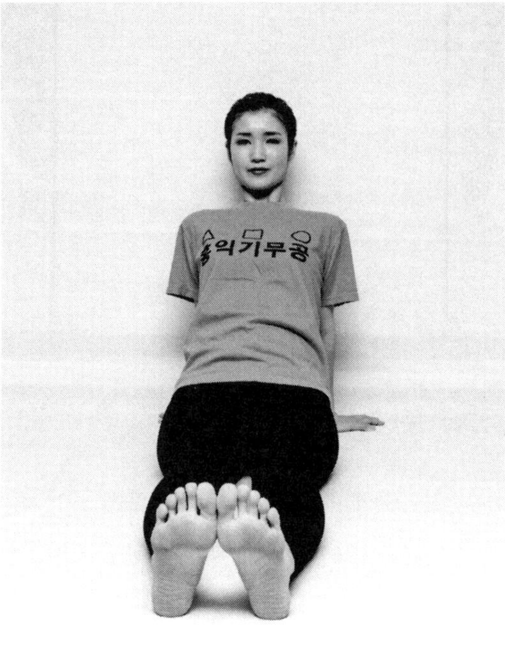

[사진 3] 발끝 부딪치기

2) 가슴 두드리기

가슴 두드리기는 명상을 할 때 호흡을 통해 집중력을 갖게 되는 것을 도와준다.

3) 단전 두드리기

단전 두드리기는 손바닥을 하단전(배꼽과 치골의 중간), 즉 아랫배를 가볍게 두드려주고, 두 손을 모아 가볍게 배꼽 위에 놓고 배를 당기고 내미는 동작을 반복하면 된다([사진 4]). 신장을 좋게 하기 위해서는 '쉬~' 소리를 내면 좋다. 어머니들이 아기들의 소변을 보게 할 때 '쉬~' 소리를 내는 것과 같은 이치로 생각하면 된다. '쉬~' 소리를 내게 되면 실제로 아랫배와 신장부분에 힘이 들어가는 것을 느낄 수 있다. 모든 물체는 두들겨주거나 움직여주면 열이 나는 성질이 있는데 우리 몸은 아랫배에 열이 나게 되면 건강하게 된다.

다음은 중단전(명치와 배꼽의 중간)을 풀어줘야 되는데 방법은 중단전을 가볍게 두드려주고, 두 손을 모아 따뜻해질 때까지 돌려준다.

다음은 상단전(가슴 중앙, 심폐소생술 자리)을 손가락 끝으로 가볍게 두들겨주거나 '아~' 소리를 내면서 하면 더욱 좋다. 상단전 두드리기는 특히 자가심폐소생술로도 활용할 수 있다.

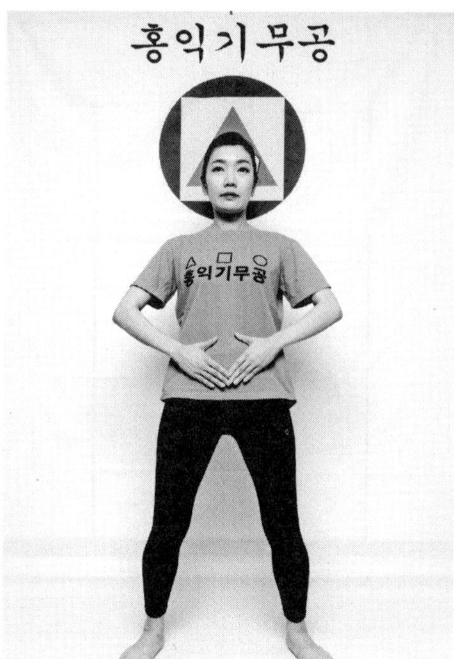

[사진 4] 단전 두드리기

4) 똑똑한 뇌 만들기

사람의 뇌는 하루에 약 5만 개 이상의 데이터를 처리한다고 하는데, 뇌는 불필요한 잡념까지도 비교하고 분석·판단하기 때문에 에너지가 많이 소모되고 스트레스를 많이 받게 되어 두통이 와서 뇌의 기능이 저하되는 요인이 된다. 똑똑한 뇌를 만들기 위한 간단한 방법으로 머리를 가볍게 좌우와 위아래로 흔들어주고 손가락 끝으로 머리를 가볍게 두드리면 뇌를 최적의 상태로 만들어준다.

앞의 단전 두드리기, 장운동, 가슴 두드리기, 뇌파진동의 준비체조를 열심히 하게 되면 뇌의 기혈순환이 원활해져서 명상을 하게 되면 뇌파가 안정되어 마음이 편안해져서 뇌의 상태가 최적화가 되어 창의력과 기억력이 좋아지고 자신이 능력이 극대화되어 원하는 일이 성취될 가능성이 높아진다.

2장 생활 복식호흡 수련법

1. 원리만 익히면 쉽게 즐길 수 있는 복식호흡

복식호흡은 총 3단계를 거치는데 각 단계마다 충분히 익숙해진 후에 다음 단계로 넘어가야 명상에 도움이 된다. 사람마다 다르지만 보통 한 단계에서 5~10일 정도 훈련하면 다음 단계로 넘어갈 수 있다.

1) 누워 수련하기

누워서 하는 자세(와공 : 臥功)로 몸이 피곤할 때나 수면을 취하고자 할 때에 활용한다([사진 5]).

① 얼굴을 위로 하여 똑바로 누워서 하는 수련법(앙와식)

② 몸을 좌우 측면으로 누워서 하는 수련법(측와식)

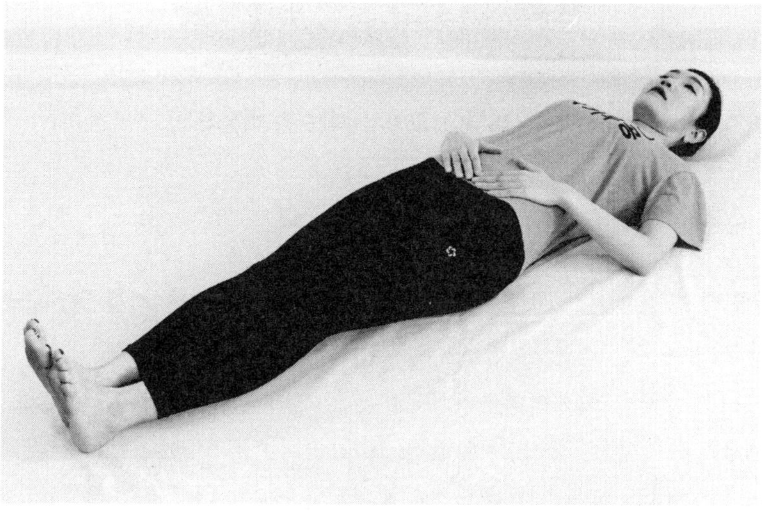

[사진 5] 누워 수련하기

2) 앉아 수련하기

앉아서 하는 자세(좌공 : 坐功)로 가장 흔히 사용하는 수련법이다([사진 6]).

① 의자에 앉아서 하는 방법(평좌식)

② 바닥에 앉아서 하는 방법(정좌식)

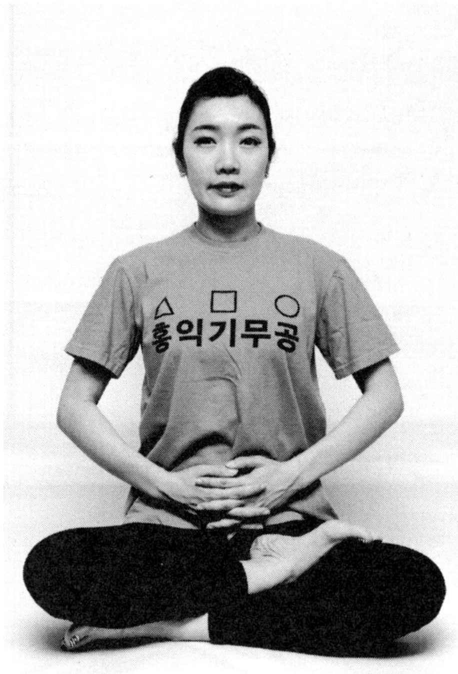

[사진 6] 바닥에 앉아서 하는 방법(정좌식)

3) 서서 수련하기

서서 수련하기(입공 : 立功)는 자연스럽게 서서 하는 자세로 기를 빨리 느낄 수 있으나 약한 사람은 어지러울 수 있으니 무리하지 않도록 한다.

① 자연식 : 양발을 어깨너비로 벌리고 등을 똑바로 하여 서 있는 자세

② 기마자세식 : 기마자세를 취하고 손을 자연스럽게 올리는 동작

③ 보행식 : 자연스럽게 걸으면서 움직이는 자세

2. 복식호흡단계

1) 1단계 : 누워서 복식호흡 수련법(와공)

① 편안한 복장으로 목과 등을 기댈 수 있는 의자에 앉거나 똑바로 눕는다. 집중이 잘 안 될 때는 주위 조명을 은은하게 낮춘다.

② 몸을 가볍게 풀어주고 눈을 살짝 감는다. 한 손은 배꼽 위에, 다른 한손은 가슴 위에 올려놓고 부드럽게 복식호흡을 하면서 과연 어떤 손이 움직이는지 한 번 몸으로 느껴본다. 가슴 위의 손은 움직이지 않고 배 위의 손이 움직이도록 복식호흡을 하는 것이 중요하다.

③ 다음은 가슴 위의 손은 내리고 배 위에만 손을 얹고 호흡을 하는데 내 배가 어떻게 부풀어 오르고 가라앉는지를 느끼면서 호흡을 하면서 가장 주의를 집중하는 것이 가장 중요하다. 익숙해지면 배 위의 손을 내려도 된다.

④ 초기에는 들이쉴 때 하나, 내쉴 때 둘, 이렇게 들숨과 날숨을 쉴 때 셋 넷 다섯 여섯 식으로 숫자를 세면서 호흡을 하되 숫자를 세는 속도가 일정해야 한다.

2) 2단계 : 앉아서 복식호흡훈련(좌공)

① 바닥에 또는 의자에 앉아서 온몸의 긴장을 푼다.

② 들숨과 날숨을 고르게 쉬도록 한다.

③ 배를 이용한 호흡이 어느 정도 익숙해지면 내쉴 때 속으로 "편안하다"라고 되뇌면서 온몸의 근육이 이완되는 느낌을 연상해 보자. 이때 어깨와 목의 힘을 빼면서 숨을 내쉬도록 한다.

④ 3분 정도 호흡하고 이것을 2회 반복한다.

⑤ 1일 2회씩, 한 번에 5~10분 정도, 가능하면 정해진 시간에 한다.

⑥ 매번 훈련을 마친 후 자신의 호흡상태를 기록해 두면 다음 번 명상수련할 때 효과적이다.

3) 3단계 : 5분 명상호흡법

복식호흡이 익숙해지면 하루를 시작하거나 마칠 때 혹은 스트레스로 뒷머리가 지끈거릴 때 5분 호흡을 하면서 명상에 잠겨본다.

① 앉거나 눕는 자세 등 편안한 자세를 취하면서 하면 된다.

② 눈을 감는다.

③ 복식호흡을 시작한다. 숨을 내쉬고 들이쉬는 것에 집중한다.

④ 먼저 숨을 길고 깊게 내쉬는 것부터 시작한다. 숨을 내쉴 때 하나 둘 셋을 세고, 들이쉴 때 하나 둘 셋 넷 다섯을 센다. 날숨은 짧게 들숨을 더 길게 하면 폐를 깨끗하게 하고 몸이 더 편안해지는 것을 경험할 수 있다.

⑤ 5분간 이렇게 호흡을 한 후 원래의 호흡으로 돌아간다. 눈을 떠보면 훨씬 기분이 나아진 것을 느낄 수 있다.

3장 생활 속 기무공 수련법

1. 도리도리 기공

뇌파에 진동을 주고 목이 뻐근할 때 짧은 시간에 할 수 있는 가장 효과적인 운동법이다. 요즘 직장인들과 학생들이 많이 행하는 운동으로 우리나라에서 어린 아기 때부터 해오던 전통건강체조로 효과는 뇌파가 안정되고 마음이 편안해진다.

● **동작방법**

① 자세를 편안하게 한 채 목을 좌우로 무한대로 움직인다.
② 뇌의 자연치유력을 깨운다고 생각하면서 가벼운 진동을 준다.
③ 편안해지면 서서히 동작을 멈추고 숨을 편안히 쉰다.
④ 눈을 지그시 내리뜨거나 감고 자신의 숨소리를 듣는다(집중이 잘되면 외부소리

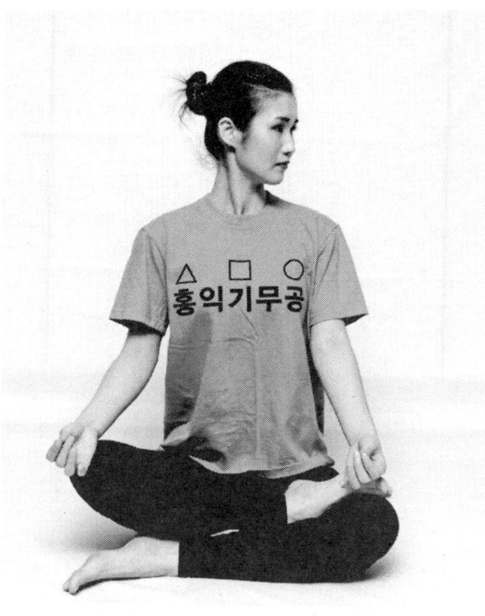

[사진 7] 도리도리 기공

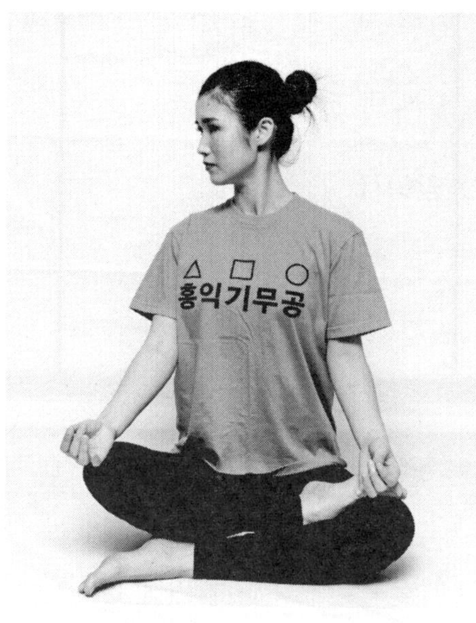

[사진 8] 도리도리 기공

가 들리지 않는다).

⑤ 숨이 들어오고 나가는 것을 가만히 느껴본다. 미세한 움직임까지 감지하면서 느낌을 그대로 받아들이면 점점 집중이 된다.

⑥ 정신집중을 도와주기 위해 하나 둘 셋을 세면 집중을 도와준다.

⑦ 앉은 자세에서 단전에 손을 얹고 해도 무방하다.

2. 아침 기공

1) 누워서

누운 채로 약 10초 정도 기지개를 확 편다.

● 동작방법

① 두 주먹을 가볍게 쥐고, 두 팔을 가지런히 위로 뻗고, 다리를 발가락 끝까지 쭉 뻗는다. 입도 '아~' 하고 최대한 크게 활짝 벌려준다.

② 기지개를 활짝 편채로 몸을 좌우로 5회 정도 흔들어준다.

③ 그리고 "아~ 잘 잤다~"라고 말해주면, 뇌가 말해준 그대로 믿고 기분이 상쾌해진다.

2) 앉아서

자리에 반가부좌로 앉아서 얼굴을 연7행 한다.

※ 연7행이란 연은 갈고 닦을, 7은 얼굴에 있는 7개의 굴(눈 2, 귀 2, 코 2, 입 1), 행은 마사지한다는 뜻이다.

● 동작방법

① 먼저 박수를 크게 24회 친다.

② 손을 36회 뜨겁게 비벼서, 먼저 감은 눈 위에 가져가 10초 정도 열감을 주고, 눈 위아래, 좌우로 연2행 한다.

③ 다음 손을 귀 위에 가져가 10초 정도 열감을 주고, 귀 위아래, 좌 우, 귓구멍까지 연2행 한다.

④ 다음 손을 코 위에 가져가 10초 정도 열감을 주고, 코 세로 위아래, 가로 인중 위, 코 좌우, 콧구멍까지 연2행 한다.

⑤ 다음 손을 입 위에 가져가 10초 정도 열감을 주고, 위아래 잇몸 돌아가며 입을 벌려 악관절까지 연1행 한다.

3) 뇌, 목, 어깨, 팔 기공

자리에 반가부좌로 앉아서 손을 36회 뜨겁게 비벼서 그 열감으로 행한다.

● 동작방법

① 머리 앞, 뒤, 좌, 우 쓸기

② 목 뒤에서 좌, 우, 앞까지 쓸기

③ 큰 헛기침 3회 하기

④ 어깨부터 팔과 손까지 두드린 후 정성스럽게 쓸어준다.

4) 배, 다리 발 기공

자리에 반가부좌로 앉아서 손바닥을 배꼽을 중심으로 36회 뜨겁게 비비고, 두 다리를 뻗은 후 그 열감으로 행한다.

● 동작방법

① 먼저 골반부터 다리와 발까지 두드린다.

② 다리 앞뒤, 좌우 그리고 발까지 정성스럽게 쓸어준다.

5) 서서 기공

자리에서 일어나 양손 깍지를 끼고 머리 위로 기지개를 한 번 더 켠 후, 좌우로 기울여 옆구리를 스트레칭한다. 기마자세를 취하면 더욱 좋다([사진 9]).

● **동작방법**

① 양 손가락 마주대고 각 12회씩 돌려준 후 양손을 허리춤에 얹는다.
② 머리를 앞뒤, 좌우 각 3회 흔들고, 좌우 도리도리 3회 흔든다.
③ 어깨부터
④ 옆구리
⑤ 허리
⑥ 엉덩이
⑦ 무릎까지 편안하게 좌우, 앞뒤로 2분 동안 스텝을 이동하며 춤추듯이 흔들어준다.

효과는 밤새 잠자던 온몸 세포가 깨어 활성화되어 상쾌한 기분이 되고 피부가 좋아짐을 느낀다.

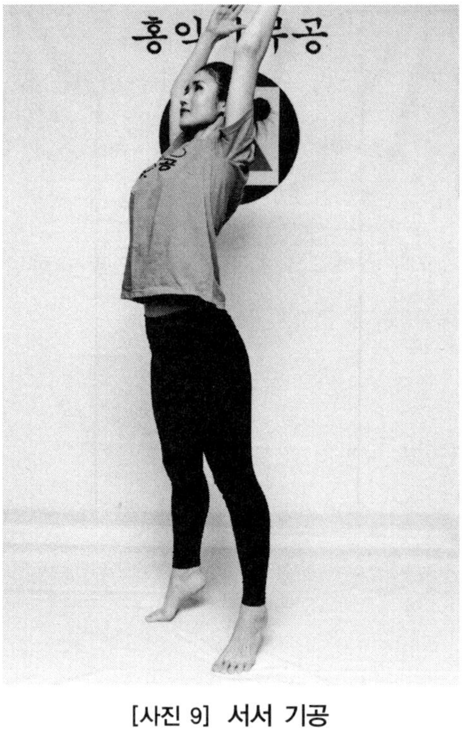

[사진 9] 서서 기공

6) 암시 기공

자신에게 긍정적인 암시로 다짐해 봄으로써 행복한 삶을 영위하는 방법이다.

"나는 오늘도 주어진 하루에 감사하고, 건강하게 살 수 있음에 대해 감사하고, 나는 행복한 사람이다. 그리고 나는 오늘 만나는 사람 모두에게 사랑과 봉사하는 마음으로 대하겠다"고 자신에게 말한다. 아침마다 5~10분 정도 아침 기공으로 행복한 하루를 보낼 수 있을 것이다.

3. 오장 기공법

오장 기공법은 경혈공과 비슷한 것으로 피로가 누적되어 각 장부에 심한 자극을 주게 되어 병적 현상을 나타낼 수 있는데, 이런 경우 각 장부를 풀어주는 방법으로 예부터 전해오는 오장도인법(五臟導引法)을 응용한 것으로서 간편하고 쉽게 따라 할 수가 있다. 그러나 질환이 심한 경우에는 먼저 전문의의 진찰이 필요함은 물론이다.

방법은 처음에는 각 경락을 따라서 가볍게 두들겨주고, 마찰해주고, 눌러주는 방법을 3~5회 함으로써 경락을 풀어준다. 또한 전신의 긴장을 풀고, 편한 마음으로 하며, 각 장기가 편해지는 명상을 하여 치료를 도와줄 수 있으며 각 경락의 흐름을 어느 정도 이해하고 있어야 한다.

1) 심(心)공

① 정좌하여 오른손으로 왼편 가슴에서 왼손바닥 가운데 손가락까지 심 경락을 따라서 가볍게 두들겨주거나 안마해주기를 3~5회 한다.

② 반대쪽도 같은 방법으로 행한다.

③ 양손을 합장하고 어깨를 들어 올리면서 견갑골을 움직여서 6회 운동을 한다.

④ 양손을 합장한 채로 깊은 호흡을 하며 마음이 편해지는 명상을 1~2분 한다.

2) 간(肝)공

① 책상다리를 하고 정좌하여 두 손으로 안쪽 넓적다리에서 엄지발가락 끝까지 힘 주어 꾹꾹 천천히 3~5번 주물러 몸을 부드럽게 만든다.

② 다음에는 왼손을 간 부위에 놓고 두 손을 교차시켜 가슴을 끌어안은 뒤 위를 쳐다보면서 3~5번 추켜올린다.

③ 그 자세에서 깊은 호흡을 하며 옆구리가 편해지는 명상을 1~2분 한다.

3) 비(脾)공

① 비 경락을 따라서 가볍게 두드려주고 눌러준다. 한쪽 다리는 뻗고 다른 한쪽 다리를 그 위에 올려놓는다. 팔을 쭉 펴서 엉덩이를 들어올린다. 이 동작을 3~5번 계속한다.

② 다음에는 팔을 뻗어 땅을 짚고 무릎을 대고 엎드리는데 네 발 달린 동물 같아 보이게 한다. 그리고 고개를 서서히 돌려 엉덩이 부분을 본다. 이것을 좌우로 3~5번 한다.

③ 그 자세에서 1분 정도 위나 장이 편해지는 명상을 한다.

4) 폐(肺)공

① 폐 경락을 따라서 가볍게 두들겨주고 문질러준다. 가볍게 주먹을 쥐고 반대편 어깨 너머로 힘껏 돌려 등줄기를 두드린다. 좌우 교대로 3~5번 계속한다.

② 무릎을 꿇고 정좌하여 단전으로 호흡을 깊이 들이마시고 서서히 내쉬면서, 양손을 뒤로 하며 큰절을 하듯이 허리를 구부려 방바닥에 이마가 닿도록 한다. 숨을 들이마시고 서서히 내쉬면서 일어날 때는 고개부터 바짝 치켜들고 나중에 서서히 허리를 편다.

③ 그 자세에서 가슴이 시원해지는 명상을 1~2분 정도 한다.

5) 신(腎)공

① 신 경락을 따라서 가볍게 두들겨주고 문질러준다. 바로 앉아서 두 손으로 양쪽 귀를 쓰다듬으면서 가슴에서 허리까지 쓰다듬어준다. 이를 3~5번 한다.

② 일어나서 양쪽 손은 허리에 놓고, 한쪽 다리를 들어 넓적다리가 수평을 이루게 하고 옆으로 젖힌 다음에 쭉 폈다가 제자리로 돌아가게 한다. 이를 3~5번 한다.

③ 양손을 허리에 댄 자세에서 허리가 편해지는 명상을 1~2분 한다.

4장 신선 체조 기무공 수련법

신선 체조 기무공은 홍익기무공 수련법의 한 방법으로 모두 21가지로 구성되어 있으며, 남녀노소 누구나 쉽게 시간 날 때마다 할 수 있는 생활 속의 건강 기무공 수련법이다.

신선 체조 기무공을 수련할 때 유의사항

자신의 병이나 취약한 부위를 염두에 두고 욕심내지 말고, 자기 몸에 맞게 적절하게 하며 절대로 무리하지 말아야 한다. 배운 대로 천천히 유연하게 수련하되 동작을 빨리 하거나 많이 하는 것보다는 정확하게 하는 것이 더욱 중요하다.

공통적 동작은 다음과 같다.

① 호흡은 편안하고 자연스럽게 한다.

② 좌측 동작을 먼저 하고 우측 동작을 나중에 한다(자기 몸을 앞에서 보았을 때 시계 방향 동작을 먼저 하고, 시계 반대 방향 동작은 나중에 한다).

1. 온몸 털기

● 동작

- 양다리를 어깨너비로 나란히(11자 모양) 벌리고 무릎을 펴도 되고 살짝 굽혀서 상체를 바로 세운다.
- 팔을 자연스럽게 늘어뜨리고 온몸에 힘을 뺀다.
- 물방울을 튕기듯 손을 가볍게 털어준다.
- 가볍게 무릎에 반동을 주면서 발뒤꿈치를 들었다 놓았다 한다([사진 10]).

■ 효과

- 상화(相火) 기운 강화(심포, 삼초)
- 온 몸의 탁기가 배출된다.

• 몸의 기혈순환을 촉진하고 관절을 풀어준다.
• 오장육부가 제자리를 찾아간다.

▲ 주의

• 온몸의 힘을 뺀다.
• 발바닥 용천으로 온몸의 탁기를 빼낸다고 강하게 의념한다.

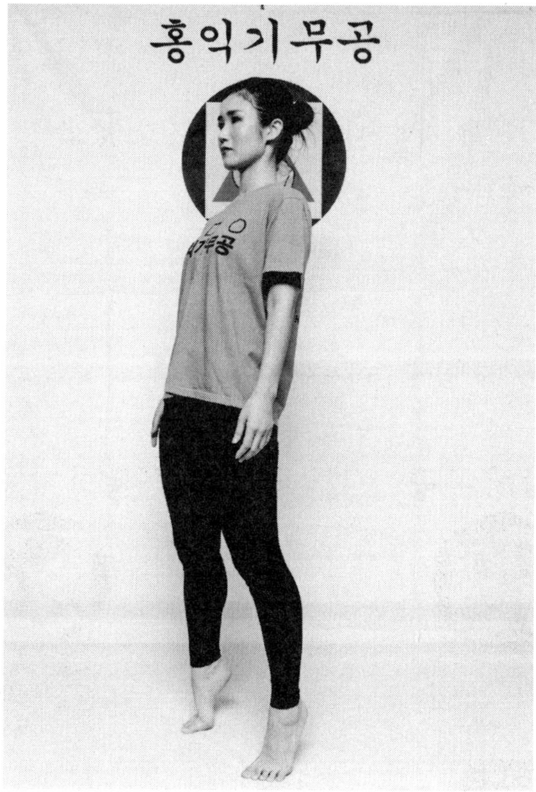

[사진 10] 온몸 털기

2. 팔 털기

● 동작

• 양다리를 어깨너비로 나란히(11자로) 벌리고 선 자세에서 또는 앉아서 할 수 있다.

• 양팔을 수평으로 들 수도 있으며, 양 가슴 앞에 두고 손을 힘껏 흔들고 터는 듯이 뿌리기를 50회 정도 반복한다. 독수리가 힘차게 날개짓을 하듯 하면 더욱 효과적이다.
• 손가락 끝까지 기운이 뻗치도록 의식을 집중한다([사진 11]).

■ 효과

• 화(火)기운 강화 (심장, 소장)
• 어깨의 관절을 풀어준다.
• 탁기가 배출되고 상체가 이완된다.
• 금(金), 수(水) 기운을 강화한다.(폐장, 대장, 신장, 방광)
• 기혈 순환을 촉진한다.
• 긴장이 풀린다.

▲ 주의

• 몸의 어느 부분에도 힘이 들어가지 않도록 한다.

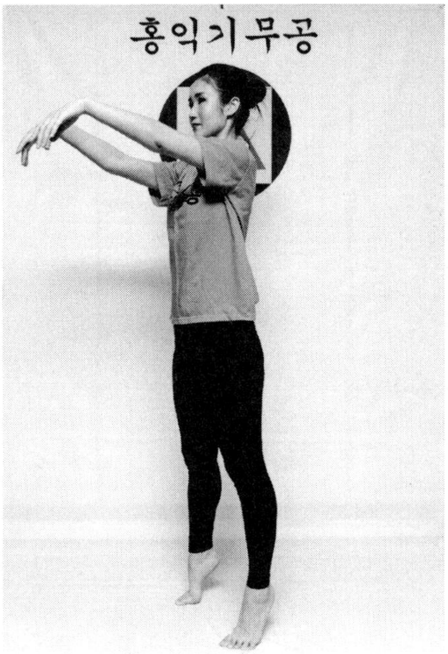

[사진 11] 팔 털기

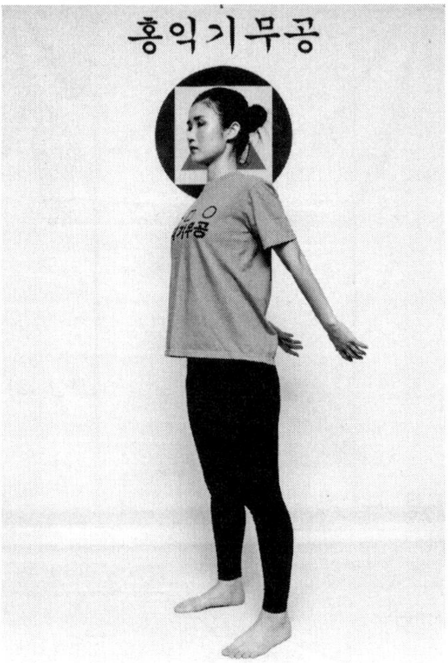

[사진 12] 몸통 돌리기

3. 몸통 돌리기

몸을 웅크리고 자거나, 한쪽으로 돌아누워 자고 났을 때와 평소 척추와 주변 근육을 유연하게 하며 상체근육이 뻐근할 때 도움이 되는 체조이다.

● 동작

- 발을 움직이지 않게 고정하고 양팔은 축 늘어뜨린 채, 팔과 몸통을 좌우로 부드럽게 돌리면서 긴장을 풀어준다. 이때 고개도 함께 돌린다([사진 12]).
- 호흡은 최대한 자연스럽게 한다.
- 의자에 앉아서 깍지 낀 손으로 앞으로 쭉 뻗는다.
- 깍지 낀 채 팔을 좌우로 돌려준다.
- 깍지 낀 손위로 쭉 뻗는다.
- 깍지 낀 채 팔을 좌우로 돌려준다.

■ 효과

- 금(金), 수(水) 기운을 강화한다(폐장, 대장, 신장, 방광).
- 뭉쳐 있던 근육을 풀어주면 몸이 한결 가벼워진다.

▲ 주의

- 몸의 어느 부분에도 힘이 들어가지 않도록 한다.
- 시선을 앞 정면에 고정한다.

4. 전후좌우 목운동

● 동작

- 양손을 자연스럽게 옆구리에 붙인 다음 목을 앞뒤로 숙였다 젖히기를 3회 반복한다.
- 왼쪽, 오른쪽으로 목 틀기를 3~5회 반복한다([사진 13], [사진 14]).

■ 효과

- 목(木), 화(火), 수(水) 기운을 강화한다(간, 담, 심장, 소장, 신장, 방광).
- 목뼈를 강화하고 목 근육의 뿌리를 풀어주어 목의 피로와 혈압을 예방한다.
- 만성두통이나 뇌질환에 효과적이다.
- 오십견치료에 좋다.

▲ 주의

- 상체와 어깨에서 힘을 뺀다.
- 앞으로 숙일 때는 경추 밑 부분을 당기듯이 한다.
- 뒤로 젖힐 때는 목을 반듯이 하고 경추 밑 부분에 자극이 가도록 한다.

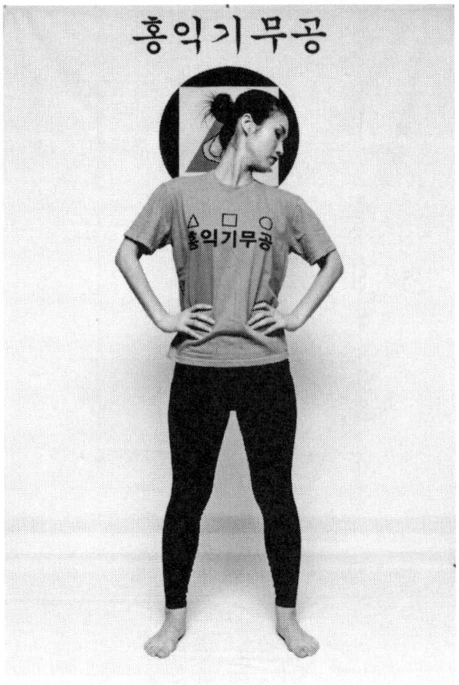

[사진 13] 전후 좌우 목운동

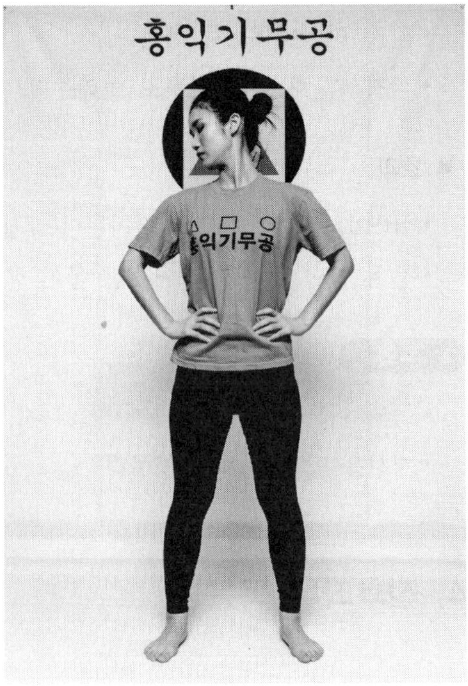

[사진 14] 전후 좌우 목운동

5. 목 젖히고 돌리기

평소 한파로 목, 어깨 통증이 더 심해지는 것을 막고 두통, 어지럼증을 예방하기 위해서는 외출 전·후 스트레칭과 마사지를 해주는 것이 큰 도움이 된다. 근육의 경직과 과잉 긴장을 해소하고 혈액순환을 도와 목, 어깨 통증을 예방할 수 있을 뿐만 아니라 목 주변 근육문제로 인한 두통과 어지럼증의 경우 상당부분 줄일 수 있다.

● 동작

- 앞뒤 목운동과 같은 자세(앉아서 하여도 됨)에서(목을 꺾지 말고) 목을 눕히듯이 왼쪽, 오른쪽으로 젖힌다. 3~5회 반복한다.
- 목을 시계 방향으로 크게 3~5회 돌리고, 시계 반대 방향으로 크게 3~5회 돌린다.
- 오른쪽 손바닥을 왼쪽 귀에 닿도록 하고 10초 정도 오른쪽 방향으로 천천히 당겨준다. 반대로도 행한다.
- 허리를 바르게 펴고 양손 깍지를 끼고 후두부에 댄 후에 5초 정도 목을 앞으로 숙인다.

■ 효과

- 목(木), 화(火), 수(水) 기운을 강화한다(간, 담, 심장, 소장, 신장, 방광).
- 목과 어깨 근육의 뿌리가 풀린다.
- 안구 근육이 풀린다.

▲ 주의

- 눈동자도 목의 방향 쪽으로 크게 돌린다.
- 목 뿌리인 경추 밑부분까지 자극이 가도록 천천히 크게 돌린다.

6. 어깨 돌리기

● 동작

- 양 손끝을 어깨에 대고 팔꿈치를 앞으로 쭉 뻗은 후, 원을 그리듯이 뒤로 3~5회, 앞으로 3~5회 돌린다([사진 15], [사진 16]).

■ 효과

- 화(火) 기운을 강화한다(심장, 소장).
- 오십견 등의 어깨치료에 좋다.
- 어깨 결림과 팔 저림이 없어진다.

▲ 주의

- 팔꿈치로 원을 최대한 크게 그린다. 팔꿈치가 위로 올라갈 때는 귀에 닿으면서 하늘에 닿는 기분으로, 뒤로 젖힐 때는 최대한 뒤로, 내릴 때는 아래로 당기듯이 한다.
- 힘을 최대한 빼고 하면 근육 긴장이 잘 풀린다.

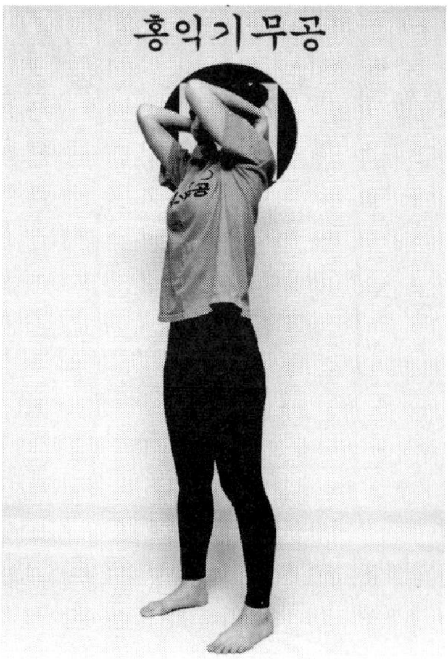

[사진 15] 어깨 돌리기

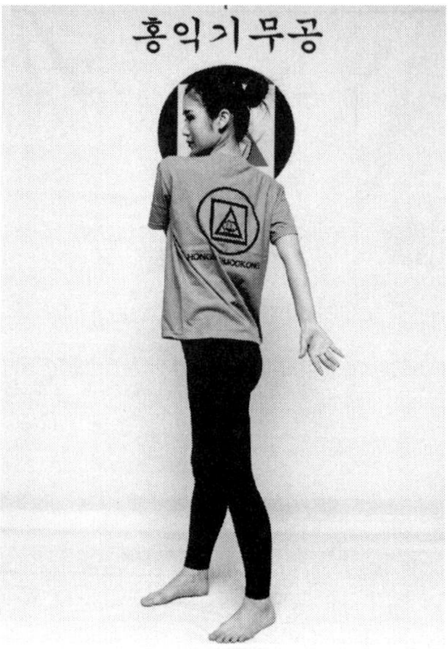

[사진 16] 어깨 돌리기

7. 어깨 털기

● 동작

- 양다리를 어깨너비로 나란히(11자로) 벌리고 선 자세에서
- 팔을 자연스럽게 늘어뜨리고 온몸에 힘을 뺀 다음
- 용천으로 몸의 탁기를 배출한다는 느낌으로 가볍게 어깨를 들었다 놓았다 한다.
- 어깨를 천천히 최대한 올렸다 내렸다를 반복해도 좋다([사진 17], [사진 18]).

■ 효과

- 화(火) 기운을 강화한다(심장, 소장).
- 오십견과 사십견이 풀어진다.
- 어깨 결림과 팔 저림이 없어진다.

▲ 주의

- 힘을 최대한 빼고 하면 근육 긴장이 잘 풀린다.

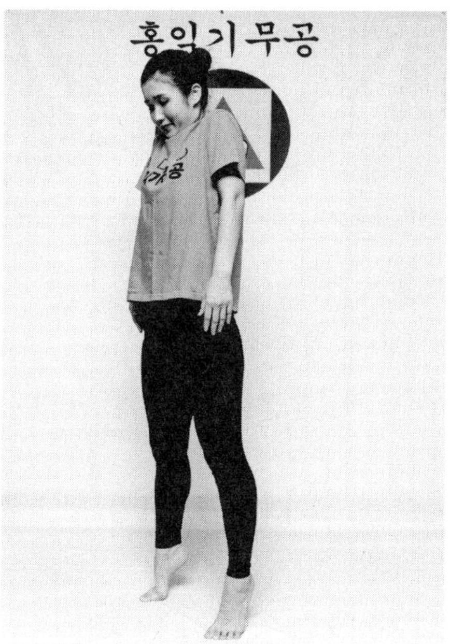

[사진 17] 어깨 털기

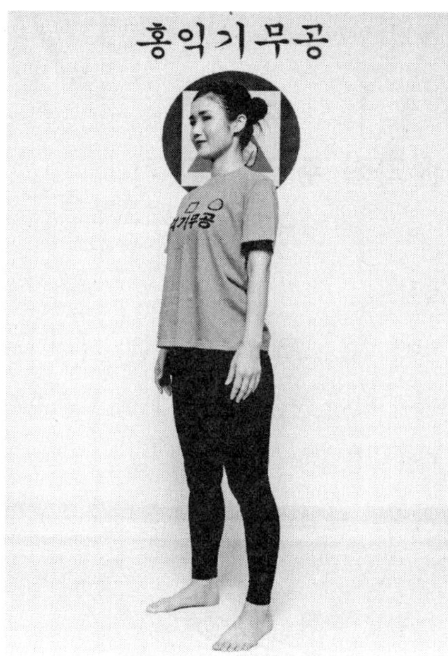

[사진 18] 어깨 털기

8. 허리 돌리기

● 동작

- 양손을 옆구리에 대고 처음에는 작게 하다가 점점 크게 원을 그리면서 왼쪽으로 3~5회, 오른쪽으로 3~5회 부드럽게 돌린다. 단전을 중심으로 두고 아랫배에 허리띠를 두르듯 돌아가는 기운을 따라 돌린다.
- 단전 깊숙이 숨을 들이마시고 멈춘 상태에서 하면 더욱 효과적이다.

■ 효과

- 수(水) 기운을 강화한다(신장, 방광).
- 허리를 중심으로 경직된 근육을 풀어주고 유연성을 길러준다.
- 몸 전체의 기혈순환을 촉진한다.

▲ 주의

- 무릎을 쭉 편 상태에서 돌려야 한다.
- 허리를 돌릴 때 발은 지면에 붙인다.
- 허리를 관찰하면서 허리가 최대한 돌려지는지 살핀다.

9. 손가락 쥐었다 펴기

● 동작

- 양다리를 어깨너비로 나란히(11자로) 벌리고 선 자세에서
- 가슴 앞에 양손을 가볍게 들고 손가락 쥐었다 펴기를 빠른 속도로 300회 정도 한다([사진 19]).
- 마치고 나면 양 손바닥을 마주보게 보여 손바닥 사이에 느껴지는 기운을 느껴본다.
- 가볍게 손목을 털어준다.
- 점차 횟수를 늘려서 하루에 1천 번 이상 하면 좋다.

■ 효과

- 상화(相火) 기운을 강화한다(심포, 삼초).
- 생명력, 저항력, 면역력이 강해진다.
- 주먹을 쥘 때는 임맥, 펼 때는 독맥이 순환된다.
- 손바닥 장심혈이 열리면서 기감(氣感)이 발달한다.
- 단전에 기운이 모인다.

▲ 주의

- 몸과 팔은 움직이지 말고 손가락만 쥐었다 폈다 한다.
- 의식은 단전에 둔다.

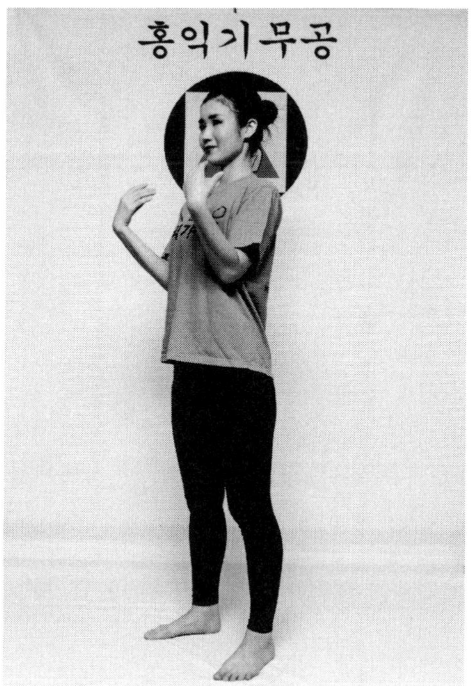

[사진 19] **손가락 쥐었다 펴기**

10. 단전 강화

● 동작

- 양다리를 어깨너비로 나란히(11자로) 벌리고 선 자세에서 양손을 단전 앞에 가볍게 놓는다.
- 호흡과 함께 단전 부위를 200~300회 정도 앞뒤로 움직인다.
- 마치고 나면 단전을 중심으로 배를 시계 방향으로 쓸어준다.

■ 효과

- 금(金) 기운을 강화한다(폐장, 대장).
- 아랫배에 기운을 모아 단전을 자리 잡게 하는 데 효과적이다.
- 단전이 강화된다.

▲ 주의

- 들숨 때는 내밀고 날숨 때는 넣는 동작을 호흡과 함께 정확하고 강하게 한다.

11. 앉았다 일어나기

● 동작

- 양다리를 어깨너비로 나란히(11자로) 벌리고 선 자세에서
- 앉았다 일어서기를 30회 정도 반복한다([사진 20], [사진 21]).

■ 효과

- 토(土) 기운을 강화한다(비장, 위장).
- 다리의 비경과 위경을 자극하여 비장, 위장을 강화한다.

▲ 주의

- 엉덩이가 장딴지에 닿을 정도로 앉는다.

• 뒤꿈치가 바닥에서 떨어지지 않게 한다.

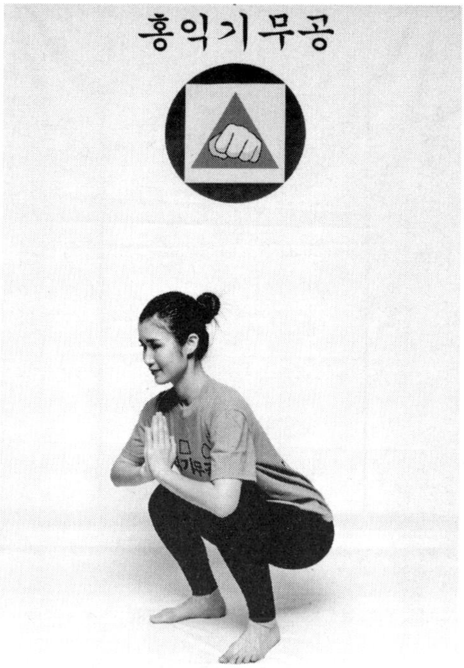

[사진 20] 앉았다 일어나기

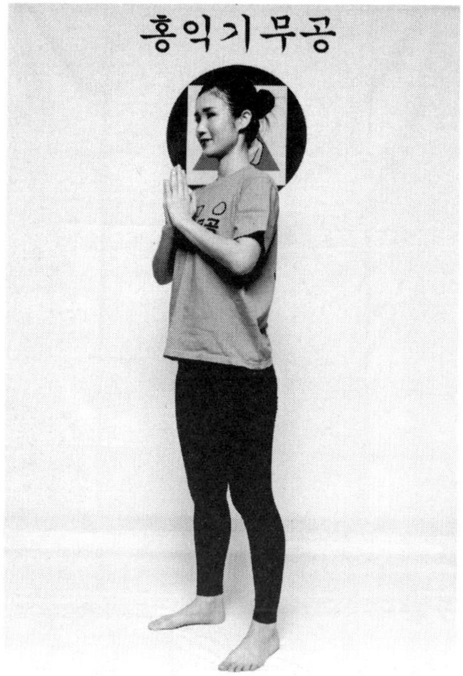

[사진 21] 앉았다 일어나기

12. 발끝 부딪히기

● 동작

• 앉은 자세에서 양발을 모아 앞으로 쭉 뻗고 발뒤꿈치를 붙인다.
• 양손은 뒤로 하여 바닥을 짚는다.
• 다리와 발끝을 움직이며 서로 부딪혀준다.
• 누운 채로 단전에 손을 올리고 해도 좋다([사진 22]).

■ 효과

• 토(土) 기운을 강화한다(비장, 위장).
• 상기된 기운을 내려주고 하체의 기혈순환을 촉진한다.

▲ 주의

- 반드시 무릎을 굽히지 않고 쭉 편 상태에서 해야 한다.

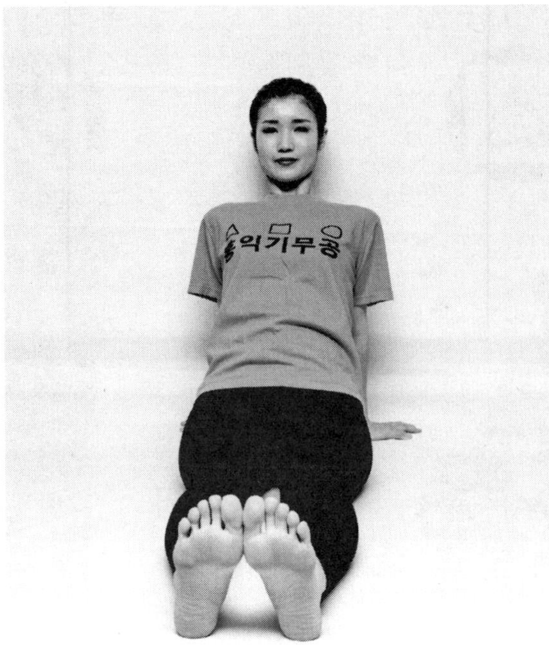

[사진 22] 발끝 부딪히기

13. 상체 옆으로 숙이기

● 동작

- 양발을 좌우로 넓게 벌린 상태를 취한다.
- 양손을 머리 위로 들어 올린다.
- 상체를 왼쪽으로 바짝 숙여 왼 발끝을 감싸 잡는다.
- 오른쪽으로도 같은 동작을 한다.
- 번갈아 가며 3회 정도 반복한다([사진 23], [사진 24]).

■ 효과

- 수(水) 기운을 강화한다(신장, 방광).

- 골반을 펴주고 유연성을 길러주어 좌골신경통을 예방한다.
- 신장기능을 자극하고 요통에 좋다.
- 목부분의 근육과 뼈를 강하게 한다.

▲ 주의

- 머리를 숙이지 않도록 한다.
- 무릎을 굽히지 않도록 한다.

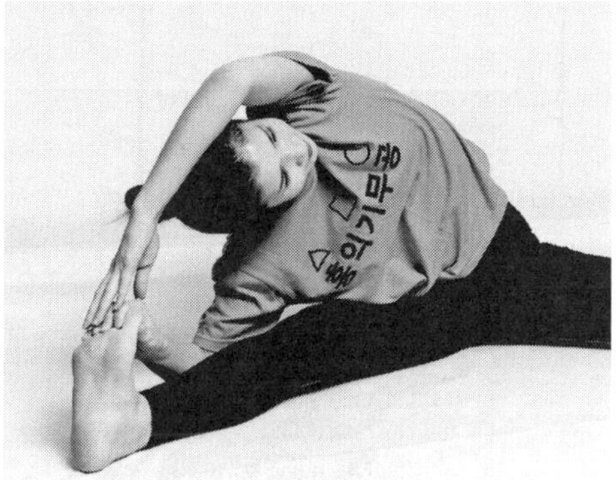

[사진 23] **상체 옆으로 숙이기**

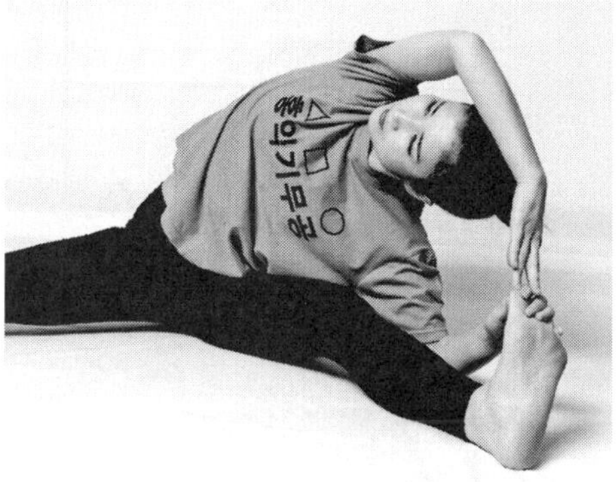

[사진 24] **상체 옆으로 숙이기**

14. 발가락 잡고 상체 숙이기

● 동작

- 앉은 자세에서 양 발바닥을 마주 보게 한다.
- 양손으로 발가락을 움켜잡은 후 무릎을 상하로 흔들어준다.
- 발가락을 바짝 끌어안으면서 상체를 앞으로 숙인다.
- 세 번을 숙이는데, 첫 번째 숙일 때는 앞을 보고 숙이고, 두 번째 숙일 때는 고개를 왼쪽으로 틀면서 숙이고, 세 번째 숙일 때는 고개를 오른쪽으로 틀면서 숙인다([사진 25], [사진 26]).

■ 효과

- 금(金), 수(水) 기운을 강화한다(폐, 대장, 신장, 방광).
- 단전의 힘을 길러준다.
- 척추를 곧게 펴주고, 목의 기능을 강화한다.
- 요통, 치질, 대장질환에 좋다.

▲ 주의

- 허리를 편 상태에서 한다.

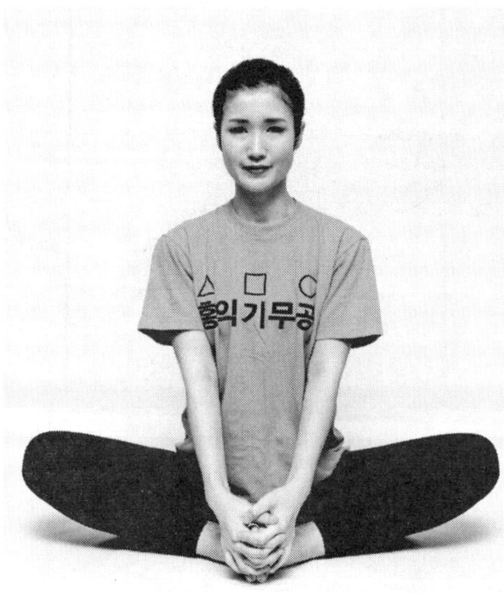

[사진 25] **발가락 잡고 상체 숙이기**

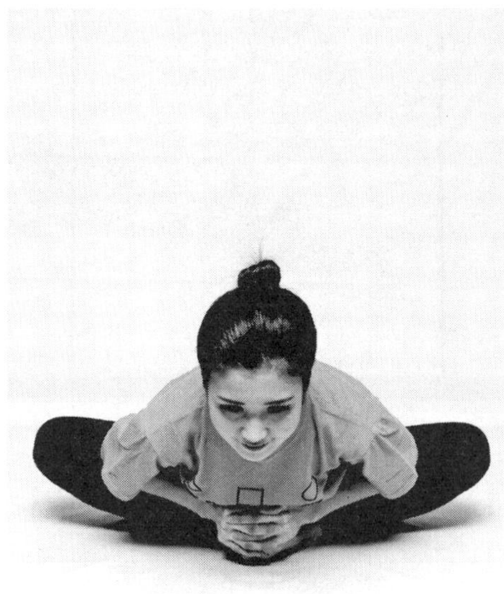

[사진 26] **발가락 잡고 상체 숙이기**

15. 무릎 잡고 뒤로 구르기(굴렁쇠)

● 동작

- 양손을 깍지 끼어 무릎을 바짝 끌어안는다.
- 상체를 뒤로 넘겨 어깨가 바닥에 닿도록 한다.
- 뒤로 넘어간 힘의 반동으로 앞으로 구른다.

• 5~10회 반복한다([사진 27], [사진 28]).

■ 효과

• 척추와 대추혈 등을 자극하여 오장육부의 기능이 원활해진다.
• 자율신경이 강화되어 신경쇠약, 위장병, 대장증후군 등이 좋아진다.
• 몸과 머리가 튼튼해진다.
• 목과 허리 질병과 통증을 완화시킨다.

▲ 주의

• 깍지 낀 손으로 무릎을 놓치지 않는다.
• 허리를 최대한 둥글게 하여 척추 마디마디에 자극이 가도록 한다.
• 머리가 땅에 부딪히지 않도록 주의한다.

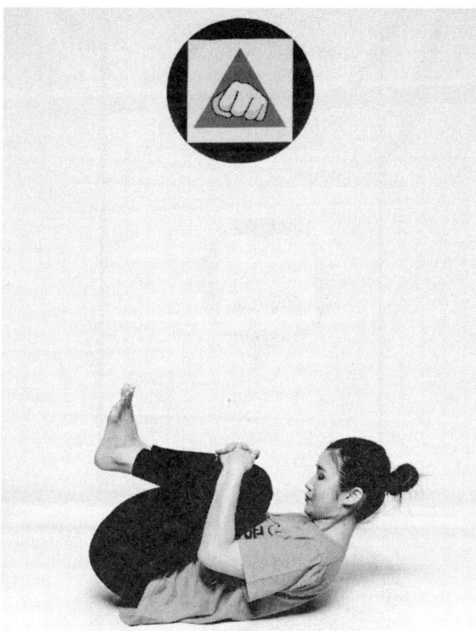

[사진 27] 무릎 잡고 뒤로 구르기

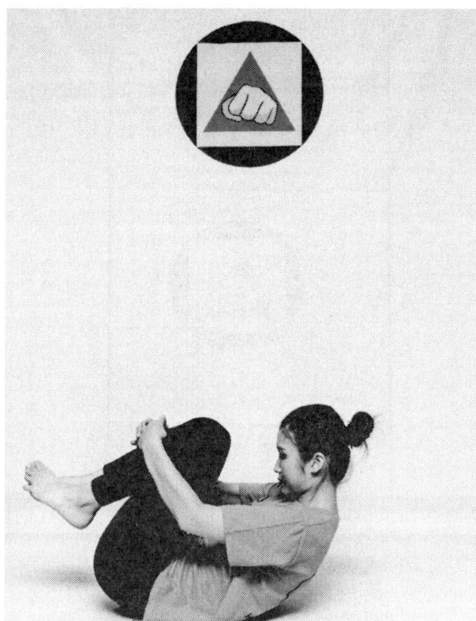

[사진 28] 무릎 잡고 뒤로 구르기

16. 머리 위로 다리 넘기기(쟁기자세)

● 동작

- 반듯하게 누워 숨을 고른다.
- 숨을 들이마시며 다리를 머리 뒤로 넘겨 바닥에 닿게 한다.
- 손바닥을 위로 한 채 양팔은 바닥에 놓는다.
- 다리를 무릎을 세운 후, 접었다 펴는 자전거 타기 동작을 50회 정도 해준다.
- 5~10분 정도 한다([사진 29], [사진 30]).

■ 효과

- 척추와 목이 유연해진다.
- 뇌 척수신경이 강화된다.
- 등 뒤, 어깨, 팔 근육이 강화된다.
- 목 디스크 통증을 완화시킨다.
- 위장과 몸속 장기의 처짐을 방지한다.

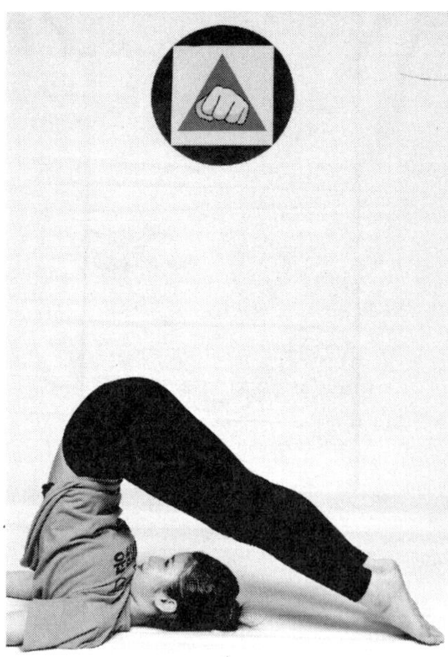

[사진 29] 머리 위로 다리 넘기기

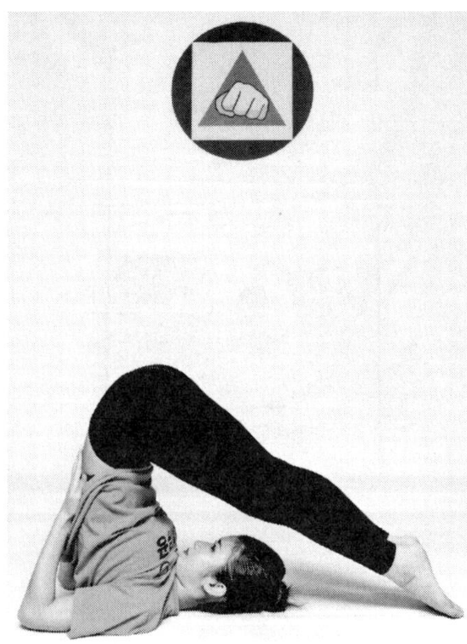

[사진 30] 머리 위로 다리 넘기기

17. 항문 조이기

● 동작

- 편안하게 누운 상태에서 양손을 가볍게 단전 위에 올려놓는다.
- 항문에 힘을 주면서 안으로 당겼다 풀어주기를 천천히 반복한다.
- 처음에는 10회 정도하다가 점차 횟수를 늘려서 한다([사진 31]).

■ 효과

- 금(金), 수(水) 기운을 강화한다(폐장, 대장, 신장, 방광).
- 기운이 빠져나가는 것을 방지한다.
- 신장질환과 직장암을 예방한다.
- 치질을 예방하고 치료한다.
- 정력과 성기능을 강화한다.

▲ 주의

- 의식을 집중하여 항문 근육만 움직여주고, 겉으로 보아서 몸의 움직임이 없어야 한다.

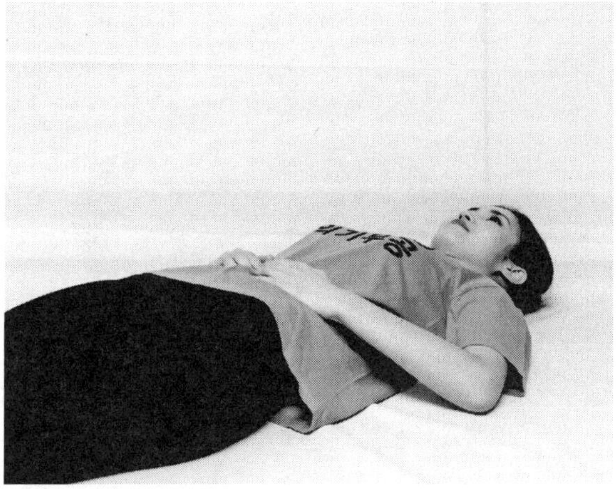

[사진 31] 항문 조이기

18. 내장에 기 모으기(축기)

● 동작

- 와공자세에서 숨을 들이쉬면서 배를 최대한 부풀린다.
- 숨을 멈추고 배 전체를 위 아래로 내밀었다 넣었다 한다.
- 빠르게 20회 정도 한 후 숨을 내쉰다.
- 3회 정도 행한다([사진 32]).

■ 효과

- 금(金) 기운을 강화한다(폐장, 대장).
- 장부를 자극하여 기능을 강화한다.
- 굳어진 장(腸)을 풀고 연동운동을 촉진함으로써 서서 생활하면서 생기는 장의 기능장애를 해소한다.
- 변비 해소, 숙변 제거, 소화기능 향상에 효과적이다.

▲ 주의

- 아랫배와 윗배를 다 같이 내밀었다 넣었다 하며 떨어준다.

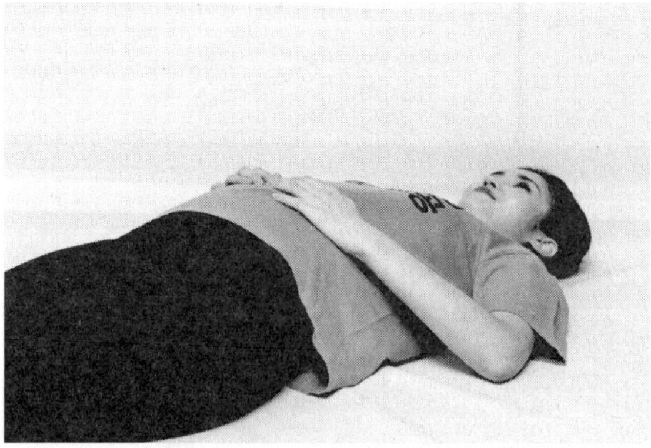

[사진 32] 내장에 기 모으기

19. 온몸 두드리기

● 동작

- 서혜부를 양 손바닥으로 가볍게 두드리는데 36~50회 정도를 기본으로 행한다.
- 배 부위는 배꼽을 중심으로 시계 방향으로 두드리면서 내장을 36~50회 정도 자극한다.
- 오른손으로 왼쪽 겨드랑이를, 왼손으로 오른쪽 겨드랑이를 36~50회 정도 가볍게 두드린다.
- 오른손으로 왼쪽 가슴을, 왼손으로 오른쪽 가슴을 36~50회 정도 두드리며 아래로 쓸어내린다.
- 머리를 좌우로 흔든다. 목과 양쪽 어깨를 풀어준다.
- 엎드린다. 이때 머리를 들고 있기가 불편하면 누워도 되는데, 눕기 불편한 쪽으로 돌리며 눕는다.
- 백회를 양 손끝으로 톡톡 친다(36~50회 정도).
- 옥침을 양 손끝으로 톡톡 친다(36~50회 정도).
- 대추를 오른손 중지로 시계 방향으로 문지른다(36~50회 정도).
- 신장 부위를 손등으로 두드린다(36~50회 정도).
- 선골을 왼 손바닥으로 두드린다(36~50회 정도 [사진 33]).

■ 효과

- 상화(相火) 기운을 강화한다(심포, 삼초).
- 두드리기를 통해 신경세포를 강화하고 온몸의 혈(穴)을 열어준다.
- 몸의 막힌 곳이 풀리고 정체되었던 기혈이 순환된다.

▲ 주의

- 심장에서 먼 곳부터 두드린다.
- 몸을 아끼며 보호하는 마음으로 두드린다.
- 너무 세게 두드리지 말고 시원한 느낌이 들 정도로 한다.
- 의식은 두드리는 부분에 둔다.

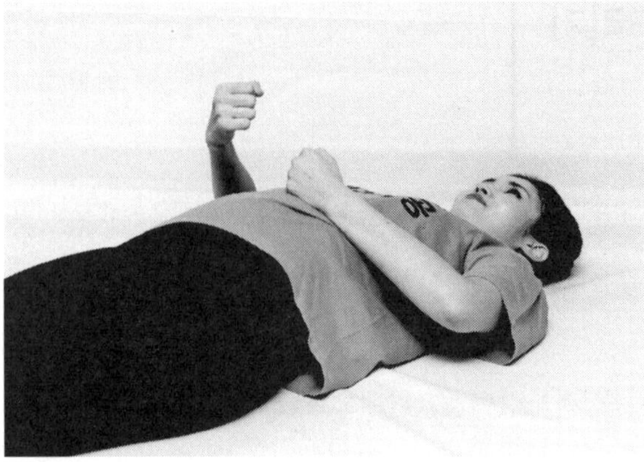

[사진 33] 온몸 두드리기

20. 양 발목 잡고 배 구르기(활자세)

● 동작

- 엎드린 채로 등 뒤에서 양손으로 양 발목을 잡는다.
- 손으로 발목을 당겨 배 부분만 바닥에 닿도록 들어올린다.
- 앞뒤로 흔들흔들 반동을 준다([사진 34]).

■ 효과

- 가벼운 디스크, 내장하수, 생리불순, 방광경 활성화, 자궁병, 소화력 증진, 비만, 알코올성 지방간 제거에 효과가 있다.
- 척추, 흉골, 늑골, 대퇴골 등이 강화되며 근육과 정동맥 신경이 원활해진다.
- 만성 편도선염 완화와 면역력을 강화한다.

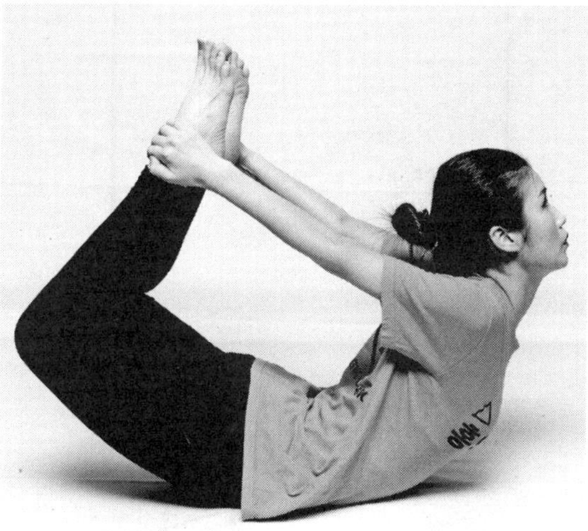

[사진 34] 양 발목 잡고 배 구르기

21. 모관운동

모세관을 줄임말로 모관이라고 한다. 혈액순환의 원동력인 모세혈관망은 팔다리에 70%가 몰려있는데 손발의 모세혈관기능을 높이면 당연하게 혈액순환이 활발하게 된다. 따라서 말초신경과 중추신경이 제 기능을 다하게 되며 동시에 정신작용의 기능도 적절하게 된다.

● 동작

- 바로 누워 팔과 다리를 심장보다 곧게 위로 뻗어 올린다.
- 고개는 들고 허리는 바닥에 붙인다. 발바닥은 수평으로 한 채 양발을 허리만큼 벌린다. 손바닥은 서로 마주보게 한 채 어깨만큼 벌린다.
- 이 상태로 팔과 다리를 1분 정도 덜덜 흔들어준다.
- 팔다리에 기운이 쫙 뻗치도록 '쿵' 하고 바닥에 떨어뜨린다.
- 이렇게 떨어주고, 떨어뜨리는 동작을 3~5회 정도 반복한다([사진 35]).

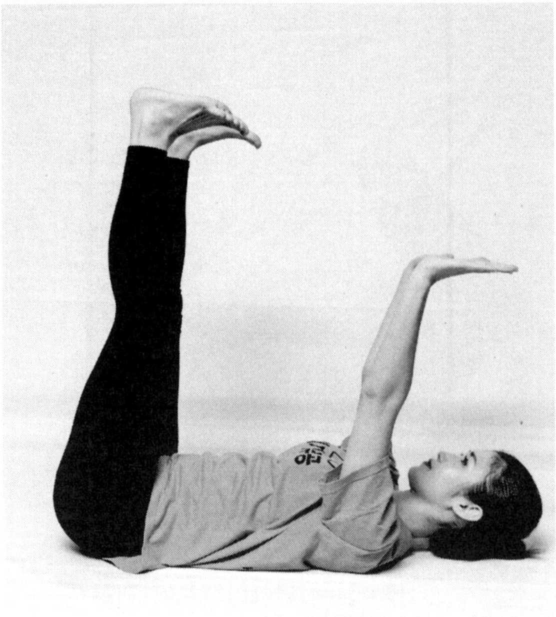

[사진 35] 모관운동

■ 효과

- 상화(相火) 기운 강화(심포, 삼초)
- 몸, 특히 손・발에 진동을 주어 모세혈관의 혈액순환을 촉진한다.
- 나빠진 발을 교정하는 최선의 방법이다.
- 고혈압, 심장병, 관절염에 좋다.

▲ 주의

- 힘을 뺀 상태에서 흔들어야 한다.
- 흔들 때 팔과 다리를 구부리지 않아야 한다.
- 1분 이상 하여야 효과가 있다.

5장 건강 기무공 수련법 (경혈 마찰법)

건강 기무공(경혈 마찰법)은 홍익기무공의 수련방법 중의 하나로써 모두 24가지 수련법으로 구성되어 있다. 남녀노소 누구나 쉽게 행할 수 있으며, 혼자서도 수련이 가능하다. 특히 건강관리에 시간에 없는 직장인들이나 학생들에게 잠시 휴식을 취하는 동안 수련할 수 있으며, 그리고 비교적 시간적 여유가 많은 노년층에게는 질병의 예방과 치료가 가능하다.

건강 기무공(경혈 마찰법)을 수련할 때 유의사항

각 동작에 호흡과 의념이 배합되어 있지는 않으나 수련 중에는 항상 고르고 조용한 호흡에 유의하여야 하며, 의념은 항상 안마 부위나 동작 부위에 집중시켜 잡념을 배제하도록 해야 한다. 마찰과 안마 동작은 처음엔 부드럽고 약하게 하다가 점점 강도를 더해 가는 것이 원칙이다.

공통 동작은

① 1, 2, 3번 손가락 끝으로 경혈점에 5~10회 두드리기

② 양 손바닥 문지르기
양 손바닥을 꼭 붙여서 36회 세게 문질러서 손바닥에 있는 장심이라는 혈에 기를 모은다. 각각의 경혈 마찰을 하기 전에 반복적으로 동작을 한다.

다음의 24가지 공법은 모두 행하여도 좋고 그 중 몇 가지만 골라서 해도 되며, 몇 가지를 하고 쉬었다가 계속하여도 된다. 효과는 혈액순환이 개선되어 건강과 혈색, 피부가 좋아진다.

1. 바르게 앉기

바르게 앉기(靜坐 : 정좌)는 몸과 마음을 닦는 방법의 하나로 두 손을 마주 잡고 조용히 앉아서 정신을 통일하고 복식호흡을 하여, 정신의 수양과 신체의 건강을 꾀하

는 가장 기본적인 수련방법이다. 수행방법으로는 앉은 자세인 자연반좌식을 취한다([사진 36], [사진 37]). 의자에 앉아 평좌식을 취할 수도 있다.

눈을 가볍게 감고 또는 가늘게 뜨고 잡념을 물리치면서 정신을 안정시킨다. 양손의 엄지손가락으로 나머지 네 손가락을 가볍게 주먹을 쥐듯이 감싸서 좌우 대퇴 위에 얹고 자세를 바로 잡는다. 입은 다물고 혀끝은 윗잇몸과 윗어금니가 만나는 안쪽에 살짝 올려붙인 채 단전(배꼽 아래 약 2.5cm)에 정신을 집중하고 조용히 50번 호흡을 한다(처음 행할 때나 시간이 없을 때는 반으로 줄여서 하여도 된다). 호흡이 끝나면 혀끝을 아래로 내린다.

초보자는 자연호흡법을 해도 무방하지만 호흡법을 익힌 사람은 심호흡법이나 복식호흡법으로 진행할 수 있다. 모든 수행의 일차적인 기본은 자세를 바르게 하여야 하는데 수행을 하는 자세는 척추를 반드시 하고 등에 널빤지를 붙인 것처럼 곧게 세우고 두 다리와 엉덩이가 정삼각형을 유지하도록 자세를 잡는 것이 가장 중요하다. 또한 머리의 정수리와 회음혈(성기와 항문 사이)을 일직선상에 놓이도록 해야 한다.

그리고 처음 배우는 사람은 무릎을 꿇고 할 수도 있다. 무릎을 꿇고 앉으면 단전에 중심이 잡히고 허리가 반듯하게 펴지기 때문이다(각자의 신체적 조건에 따라 가부좌 자세도 가능하다). 이러한 자세로 수행을 계속하다 무릎이 저려올 경우에는 평좌나 가부좌로 바꾸어주어도 된다. 자세를 바꿀 때는 척추가 수직이 되도록 유지하면서 천천히 그리고 최대한 움직임을 삼가면서 바꾸어야 한다.

이렇게 수행공부를 계속하면 저절로 수승화강(水昇火降 : 인체의 신장(腎臟)은 수(水)기운을 맡아 있고, 심장(心臟)은 불기운을 맡아 있다. 그런데 수행을 잘하게 되면 수기는 위로 올라가고 화기는 아래로 가라앉아 이상적인 균형상태를 유지하게 되는 현상)이 일어나서 무릎을 꿇고도 보통 2~3시간은 무리 없이 수행이 가능하다.

■ **효능** 정좌는 건강공의 연공을 위한 준비동작이지만, 정좌만으로도 이산화탄소 배출과 산소의 충분한 흡입으로 묵은 것을 뱉어내고 새로운 것을 들이마시는(吐古納新) 효과가 있으며 가만히 앉아 있어도 정신이 안정되며 잡념이 없어진다. 마음이 느긋해져서 원기를 북돋우며 온몸의 혈액순환을 개선하여 어혈을 해소시키는 효능이 있다.

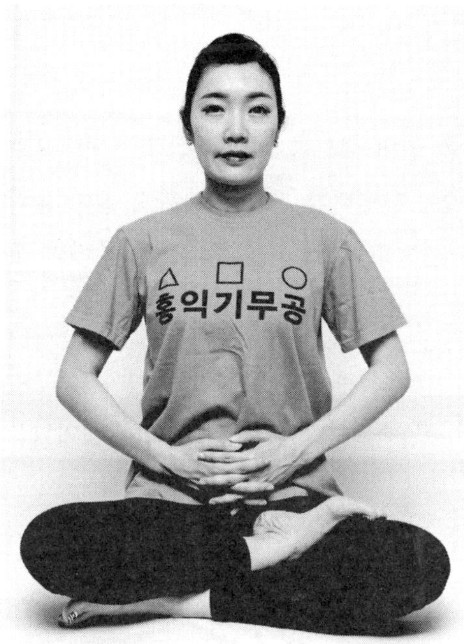

[사진 36] 앉은 자세(반좌식)

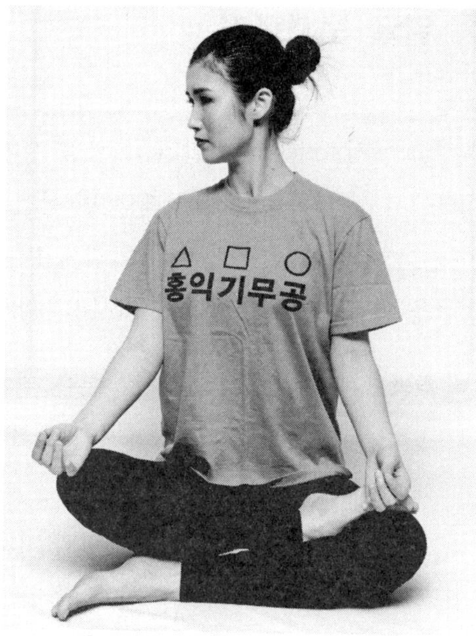

[사진 37] 가만히 앉아 있기(반좌식)

2. 정수리 비비기

양손을 비빈 후 손끝으로 이마 끝에서 머리 뒤로 훑어 넘긴다. 이때 손안의 가득한 기운이 머리를 시원하게 해준다고 상상한다.

■ **효능** 머리에 흐르는 독맥, 방광경, 담경 등의 주요 경락을 잘 흐르게 하여 두통, 어지럼증, 고혈압을 치유하며 탈모 예방에 좋다.

3. 뒷머리 비비기

양손을 비빈 후 뒷머리를 마찰한다. 이때 왼손은 머리를, 오른손은 대추혈 부분을 마찰한다.

■ **효능** 탁한 기운을 제거하여 두통을 없애고 머리를 맑게 해주는 효과가 있다.

4. 얼굴 문지르기

얼굴 문지르기(擦面 : 찰면공)는 양 손바닥을 열이 나도록 비빈 후, 그 손바닥으로 이마에서 코 양쪽을 거쳐 아래턱 밑 목까지 쓸어 내렸다가 다시 이마까지 쓸어 올리기를 36회 행한다. 이때 얼굴을 감싸 덮는 느낌으로 약간 힘을 준다. 얼굴 비빈 후 얼굴을 손바닥으로 두드려준다([사진 38]).

■ **효능** 얼굴의 경락은 대부분은 위에서 아래로 흐르고 있는데 이 방향으로 마찰하면 기의 순환이 원활해져 얼굴이 빛나고 주름이 사라진다. 아침에 일어났을 때나 세수 전후에 하면 좋다.
얼굴을 문지르면 얼굴의 음경락과 기가 잘 소통되어 안면의 혈액순환을 촉진시키므로 증강되며 피부의 노화를 방지하므로 안색이 좋아지고 윤기가 돌게 된다.

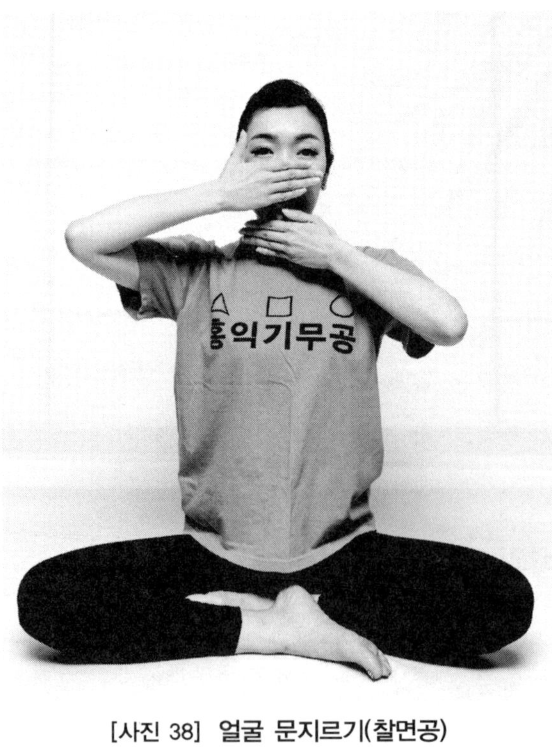

[사진 38] 얼굴 문지르기(찰면공)

5. 눈 비비기

눈 비비기(目功 : 목공)는 양손을 비빈 후 중지와 약지로 눈 주변을 안쪽에서 바깥쪽으로 마찰한다. 마찰되어 열이 난 엄지손가락과 검지손가락 등 쪽을 눈 안쪽의 청명(睛明)이라는 경혈점을 마찰한다. 눈을 감고 양쪽 눈두덩을 양손 엄지손가락 제1관절 돌기부로 가볍게 좌우로 마찰하기를 18회 행한다. 엄지손가락 제1관절 돌기부로 양쪽 눈썹을 좌우로 가볍게 마찰하기를 18회 행한다([사진 39], [사진 40], [사진 41]).

그 다음 양눈을 가볍게 감고서 양쪽 안구를 둥글게 돌리는데 왼쪽으로부터 천천히 돌리기를 18회 행하고 반대 방향으로도 18회 행한다.

손을 비벼서 눈 주변의 혈자리를 지압하고, 눈 둘레의 뼈를 눌러준다. 손을 비벼서 2, 3, 4 손가락으로 눈동자를 지그시 좌우로 돌리면서 눌러주고, 눈동자 돌리기 상하, 좌우, 좌로 돌리기, 우로 돌리기를 각 10회 이상 빠르게 행한다. 손을 비벼서 손바닥 장심으로 눈동자를 꾹 눌러준다.

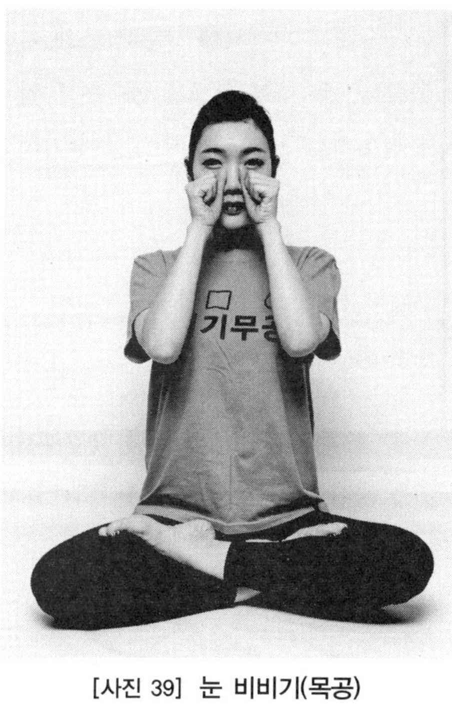

[사진 39] 눈 비비기(목공)

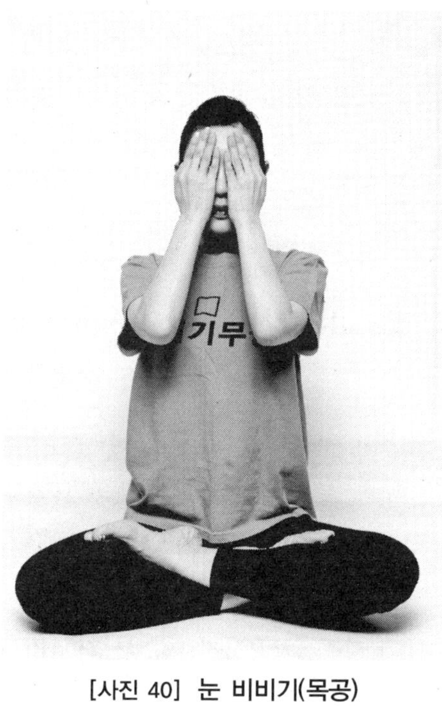

[사진 40] 눈 비비기(목공)

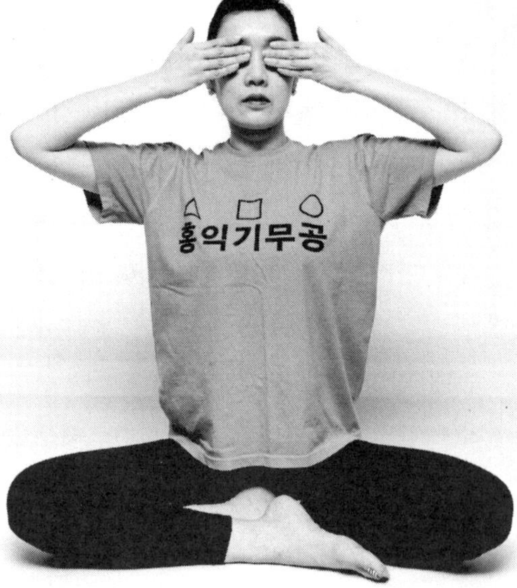

[사진 41] 눈비비기(목공)

■ **효능** 눈 마찰을 통해 눈 주위의 경락을 두루두루 자극하면 눈썹은 곱게 자라고 눈은 항상 윤기가 돌고 빛난다. 눈의 충혈을 해소하여 피로를 풀어주고 안구와 안근의 움직임을 부드럽게 하여 시력을 향상시킨다. 눈병과 가성근시의 예방과 치료에 유효하다.

6. 코 비비기

코 비비기(擦鼻功 : 찰비공)의 방법은 양손을 비빈 후 중지로 코의 양쪽 바깥부분을 마찰한다. 양손 엄지손가락 제1관절(끝의 관절)을 약간 굽히고 제1관절과 제2관절 사이 손가락 등 쪽을 서로 비벼 마찰시켜 열이 나게 한다.

뜨거워진 양손 엄지손가락 등 쪽으로 코 양쪽을 아래위로 가볍게 마찰하기를 18회 행한다([사진 42], [사진 43], [사진 44]).

■ **효능** 콧날개에는 코를 주관하는 영향(迎香)이라는 중요 경혈이 있는데 코가

막혀 답답할 때 이 부분을 마찰하면 즉효가 있다. 상기도(上氣道)의 저항력을 증강시켜 감기를 예방하며 코의 만성병과 만성비염, 알레르기성 비염 등의 치료에 효과가 있다. 코막힘 증상에는 빠르게 효과를 나타낸다.

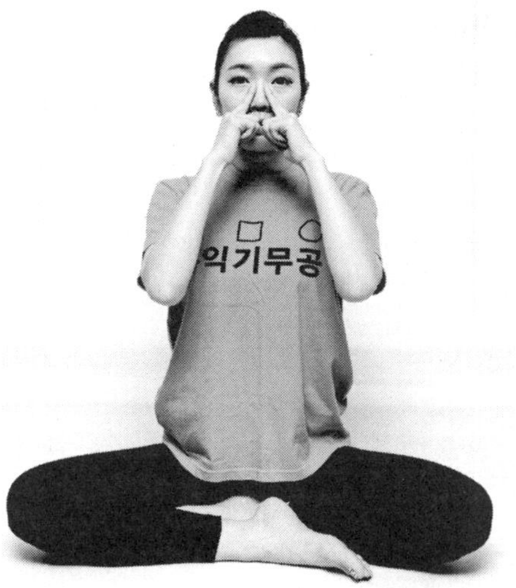

[사진 42] 코 비비기(찰비공)

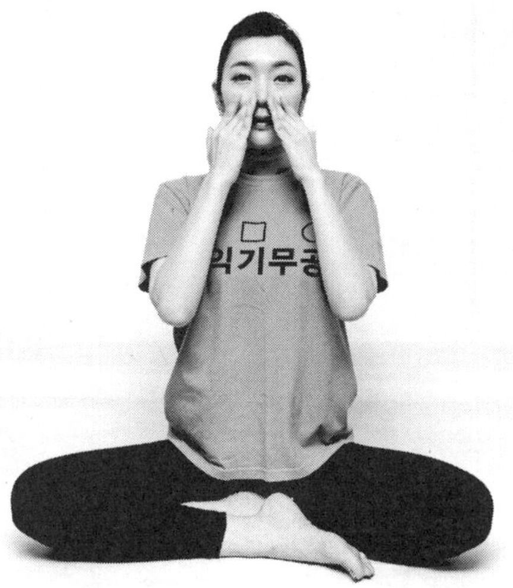

[사진 43] 코 비비기(찰비공)

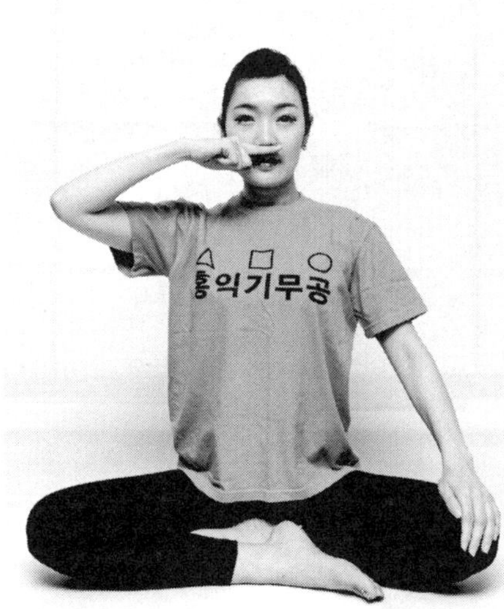

[사진 44] 코 비비기(찰비공)

7. 인중 비비기

인중 비비기의 방법은 검지로 인중을 좌우로 마찰하는데 이때 남자는 왼손, 여자는 오른손으로 한다([사진 45]).

■ **효능** 코밑의 중요한 경혈 세 개를 마찰하면 코막힘이나 감기에 효과가 있으며 요통도 예방한다.

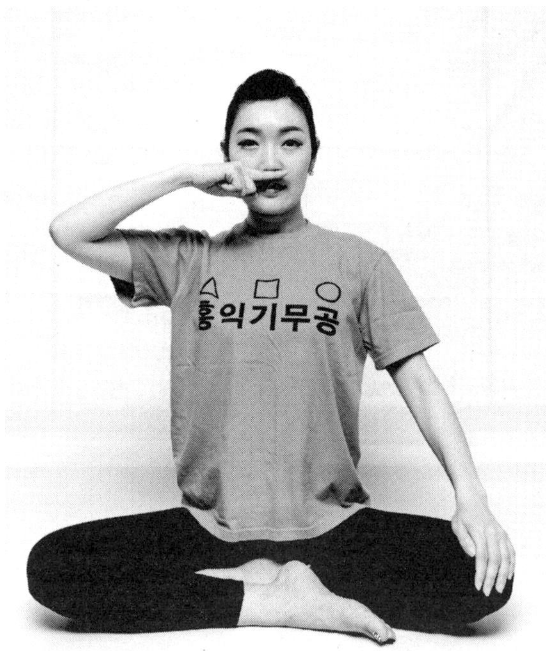

[사진 45] 인중 비비기

8. 귀 비비기

귀비비기(耳功 : 이공)의 방법은 다음과 같다.

① 귀 비비기는 양손을 펴서 비빈 후 검지와 중지로 좌우 귀 주변과 귓바퀴를 아래위로 가볍게 마찰하기를 18회 행한다.

② 다시 비빈 후 손바닥 전체로 귀 전체를 앞에서 뒤로 쓸어준다.

③ 다시 비빈 후 다섯 손가락으로 귀 전체를 골고루 마사지한다.

④ 다시 비빈 후 귀를 위・옆・밑으로 3~4회씩 당겨준다.

⑤ 검지로 귓구멍을 막은 채 살며시 돌려준다.

⑥ 양손으로 귓바퀴를 얼굴 쪽으로 덮어 누른 후 집게손가락을 가운데 손가락 위에 겹쳤다가 힘주어 미끄러뜨리며 귀 뒤의 후두골을 가볍게 탁치기를 24회 행한다. 검지로 귓구멍을 막았다가 갑자기 뗀다. 이때 펑하는 소리와 함께 귀가 뚫리는 것을 느낄 수 있다([사진 46], [사진 47], [사진 48]). 이때 귓속이 땡땡 울리므로 명천고(鳴天鼓)라고 부르기도 한다.

■ 효능 귀는 인체의 축소판이어서 잘 마찰하면 전신이 건강해진다. 요즘 유행하는 이침도 이러한 원리이다. 가벼운 귀울림은 귀 마찰만 열심히 해도 치료된다. 귓바퀴를 안마하면 청각신경을 자극하여 흥분성을 높임으로 청력이 좋아지며 이명(귀울림), 난청의 예방과 치료에 효과가 있다.

명천고는 대뇌에 온화한 자극이 전달되므로 순환중추와 호흡중추를 자극하여 심폐기능을 개선함과 동시에 현기증, 두중감(머리가 무거움), 두통해소에도 도움이 되며 노인성 건망증과 치매에 효과를 볼 수 있다.

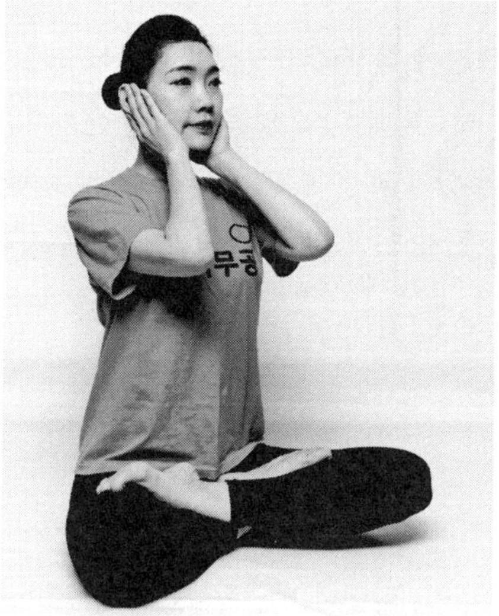

[사진 46] **귀 비비기(이공)**

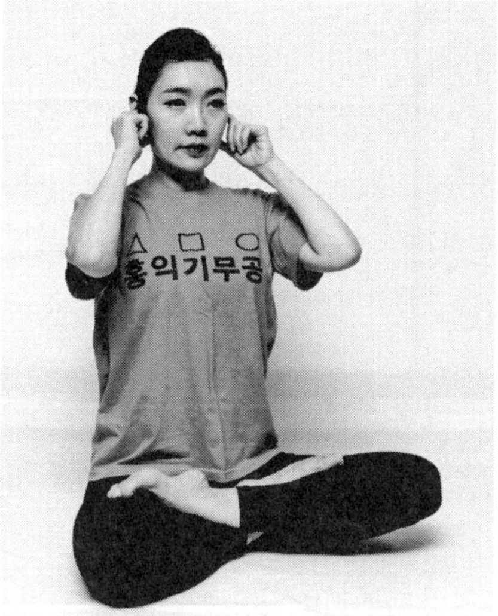

[사진 47] **귀 비비기(이공)**

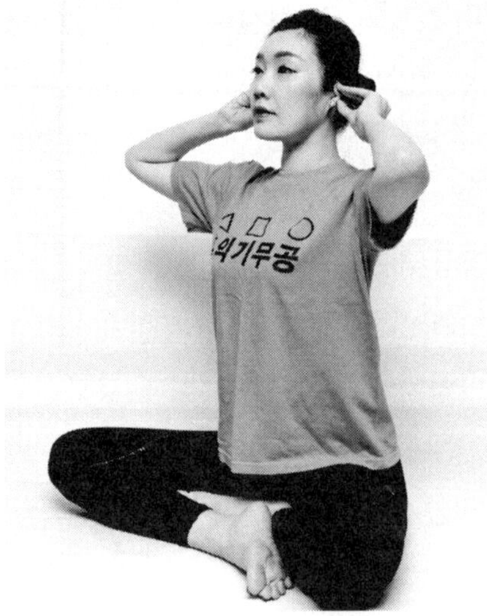

[사진 48] 귀 비비기(이공)

9. 치아 부딪치기

치아 부딪치기(叩齒功 : 고치공)는 한쪽 손 또는 양손으로 아래위 잇몸을 골고루 지압하기를 36회 행한다. 정신을 집중하면서 아랫니와 윗니를 딱딱 가볍게 맞부딪치기를 36회 행한다. 이때 반사적으로 타액선의 분비를 자극하여 소화기능을 강화한다.

■ **효능** 이와 잇몸에 자극을 주어 모세혈관이 확장되어 잇몸의 어혈이 해소되고 치은염, 치은궤양, 치은농양과 같은 병이 치료되며 이와 잇몸이 모두 튼튼해진다. 잇몸의 병은 나쁜 피가 잇몸에 그냥 맺혀 있기 때문에 생기는 병이므로 이만 열심히 닦는다고 해서 낫지는 않는다. 잇몸에 자극을 주어 기혈의 흐름을 원활하게 하는 일이 무엇보다 중요하다.

10. 혀 돌리기

혀 돌리기(舌功 : 설공)는 혀끝으로 윗니 바깥쪽, 아랫니 바깥쪽, 윗니 안쪽, 아랫니 안쪽을 가볍게 문지르는데 왼쪽을 18회 행하고 나서 같은 요령으로 오른쪽을 18회 행한다. 혀끝은 안쪽 윗잇몸에 붙이고 혀뿌리에 정신을 집중하면서 타액이 입안 가득히 분비되기를 기다린다.

■ **효능** 타액분비가 활발해지므로 인후건조, 인후염이 예방 및 치료되며 입 안이 쓰거나 입에서 냄새가 나는 데에 효과가 있다.

11. 침 삼키기

침 삼키기(嗽津功 : 수진공)는 설공에서 모아진 타액을 입안에서 입안을 가시듯이 꿀꺽꿀꺽 하기를 36회 행한다. 타액을 세 번에 나누어 조용히 삼킨다. 이때 타액이 천천히 아래로 내려가서 단전에 이르는 것으로 상상한다.

■ **효능** 서양의학에서도 위액분비 증가, 소화기능 개선, 식욕증진, 영양흡수 촉진의 효과가 있으며 인체를 젊게 회복시키는 작용이 있음이 확인되었다. 또한 중국에서는 당뇨병을 기공으로 치료하는 과정에서 타액분비가 증가됨에 따라 혈당과 요당이 감소하는 현상을 발견하였다. 그러므로 수진공은 당뇨병의 예방, 치료에도 도움이 된다.

12. 목 버티기

목 버티기(項功 : 항공)는 양손 손가락을 깍지 끼어 뒷머리를 감싸듯 하고서 천천히 고개를 앞으로 수그렸다 폈다 하기를 3~9회 행한다. 이때 양 손으로 머리를 앞쪽으로 누르고 머리는 쳐들려고 저항에 못이기는 듯이 하면서 마지못해 수그리는 듯이 한다. 손을 비벼서 목둘레를 비벼주고 턱 아래의 목은 아래에서 위로 쓰다듬어준다([사진 49], [사진 50]).

■ **효능** 목과 어깨의 혈액순환을 촉진하여 어깨 결림, 현기증을 낫게 한다. 그러나 혈압이 매우 높아서 뇌졸중(뇌출혈, 뇌경색)의 염려가 있는 사람은 항공을 하지 않는 것이 안전하다.

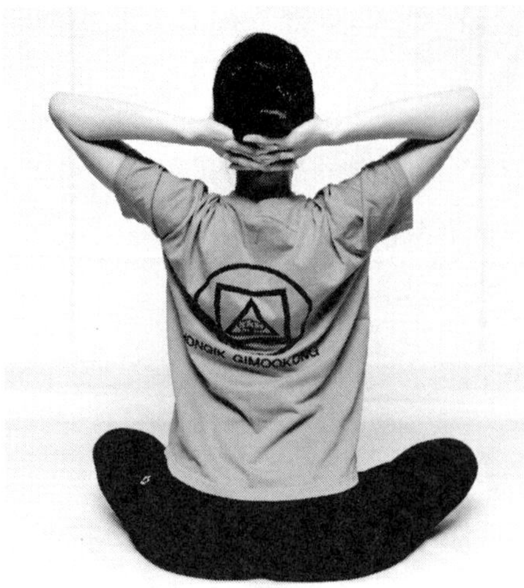

[사진 49] 목 버티기(항공)

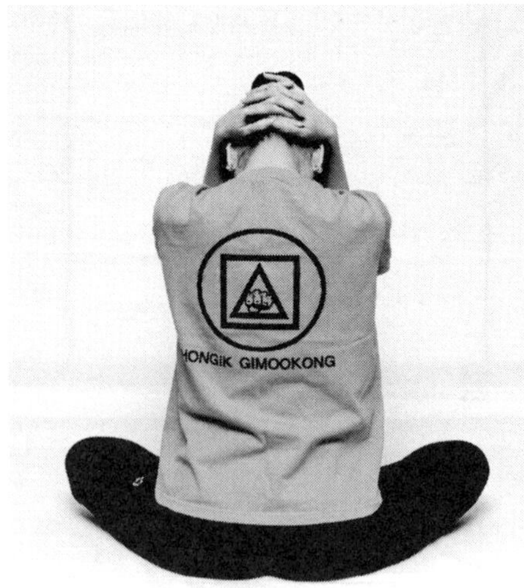

[사진 50] 목 버티기(항공)

13. 목 돌리기

목 돌리기(首功 : 수공)는 턱을 약간 당기듯이 하여 머리를 곧바로 세운 채 얼굴을 천천히 좌우로 돌리기를 24회 행한다([사진 51], [사진 52]).

■ **효능** 동맥경화를 예방하며 비위의 기능을 강화한다. 두통에도 효과가 있다.

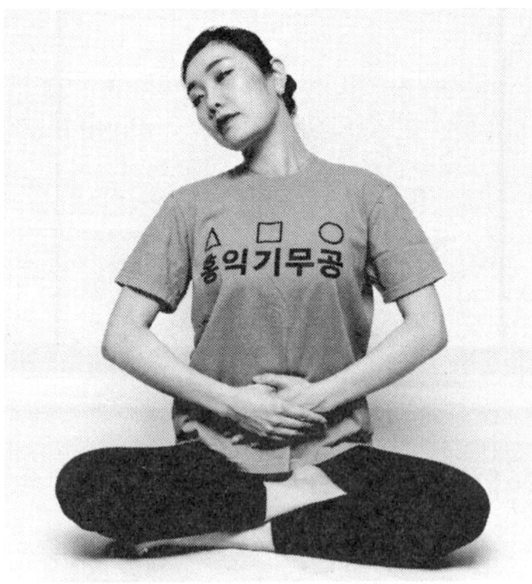

[사진 51] 목 돌리기(수공)

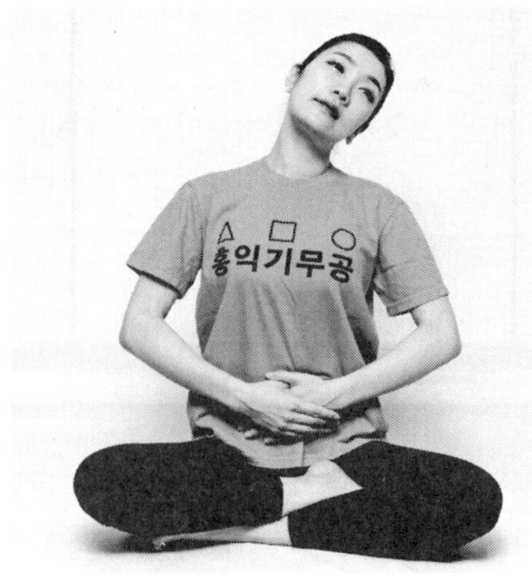

[사진 52] 목 돌리기(수공)

14. 어깨 주무르기

어깨 주무르기(柔肩功 : 유견공)는 우선 왼손으로 오른쪽 어깨를 주무르기를 18회 행한다. 다음은 오른손으로 왼쪽 어깨 주무르기를 18회 행한다. 어깨와 팔을 골고루 두드려준다([사진 53], [사진 54]).

■ **효능** 어깨를 부드럽게 하여 울혈을 해소하고 어깨 결림, 견관절 주위염 예방에 효과가 있다.

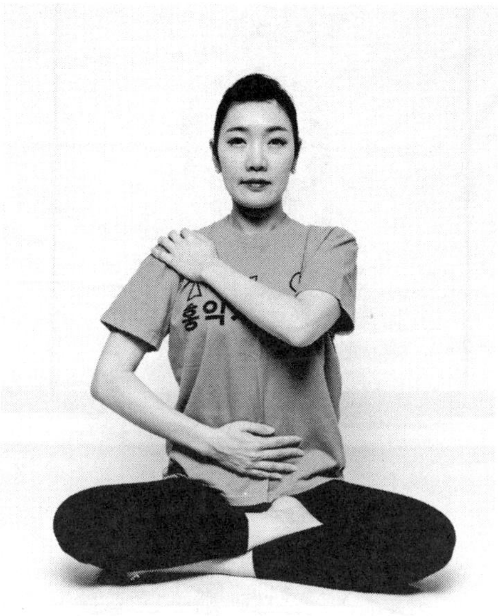

[사진 53] 어깨 주무르기(유견공)

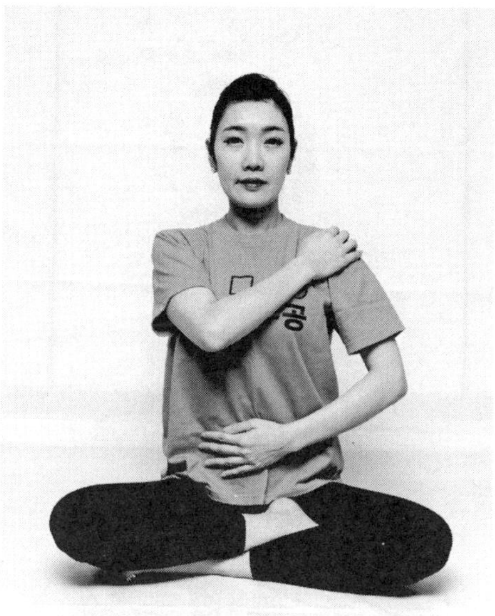

[사진 54] 어깨 주무르기(유견공)

15. 가슴, 배 문지르기

가슴, 배 마찰법의 방법은 양손을 비빈 후 오른손으로 오른쪽 가슴에서 왼쪽 아랫배까지 대각선으로 마찰한다. 다음은 양손을 비빈 후 왼손으로 왼쪽 가슴에서 오른쪽 아랫배까지 대각선으로 마찰한다([사진 55], [사진 56]).

■ **효능** 심장, 위, 폐 등의 내장을 골고루 자극하여 건강하게 만든다. 병을 앓고 있거나 몸이 약한 사람은 2주 정도만 해도 몸이 달라짐을 느낀다.

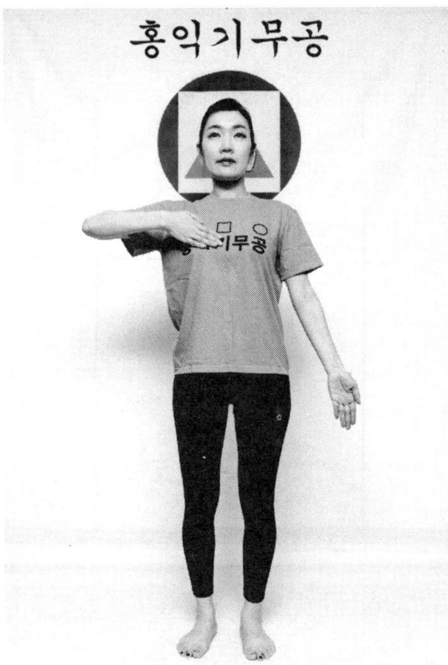

[사진 55] 가슴, 배 문지르기

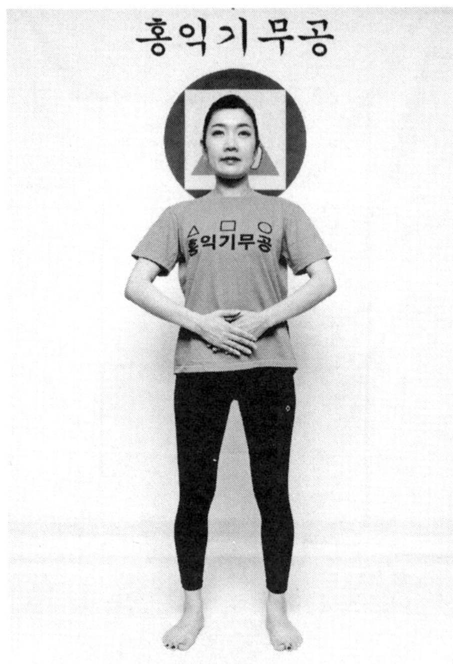

[사진 56] 가슴, 배 문지르기

16. 허리 문지르기

허리 문지르기(搓腰功 : 차요공)는 열이 날 때까지 양손바닥을 마찰하여 그 손을 뒤로 돌려 허리를 아래위로 문지르기를 18회 행한다. 손바닥과 주먹으로 허리 두드리기도 한다([사진 57]).

■ **효능** 신을 튼튼하게 하므로 요통, 생리통에 유효하며 수진공을 병행하면 정력감퇴, 성 관련 신경장애 등에 효과가 나타난다.

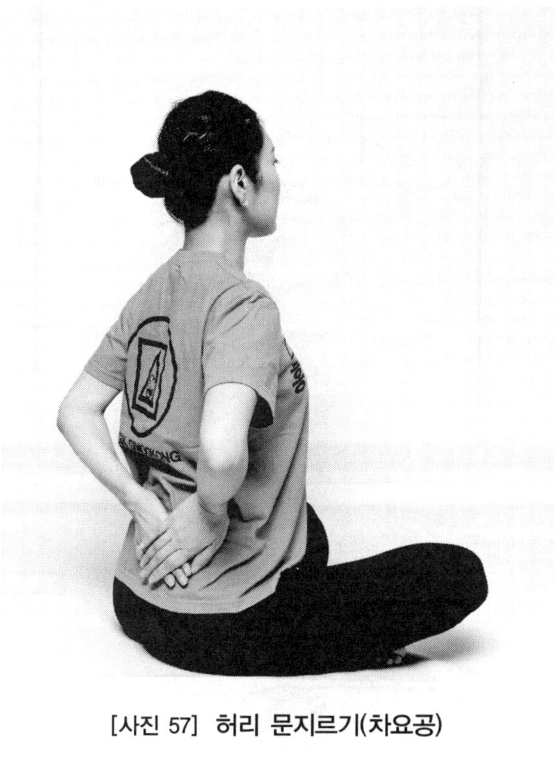

[사진 57] **허리 문지르기(차요공)**

17. 허리 돌리기

허리 돌리기(和帶脈功 : 화대맥공)는 양손을 겹쳐 하복부에 갖다 대고 상체를 회전시키는데 왼쪽에서 오른쪽으로 돌리기를 16회 행한다. 오른쪽에서 왼쪽으로 돌리기를 16회 행한다. 몸통을 일으킬 때는 들숨, 몸통을 수그릴 때는 날숨을 쉰다([사진 58]).

■ **효능** 허리를 튼튼하게 하고 신장을 강화하며 위장의 활동을 촉진시켜 소화, 흡수를 돕는다. 허리 뒤쪽의 경혈과 신장을 두루 자극하여 허리를 연하고 부드럽게 만들어 굳어진 허리나 뜨끔해서 움직이지 못하는 증상에 효과적이다.

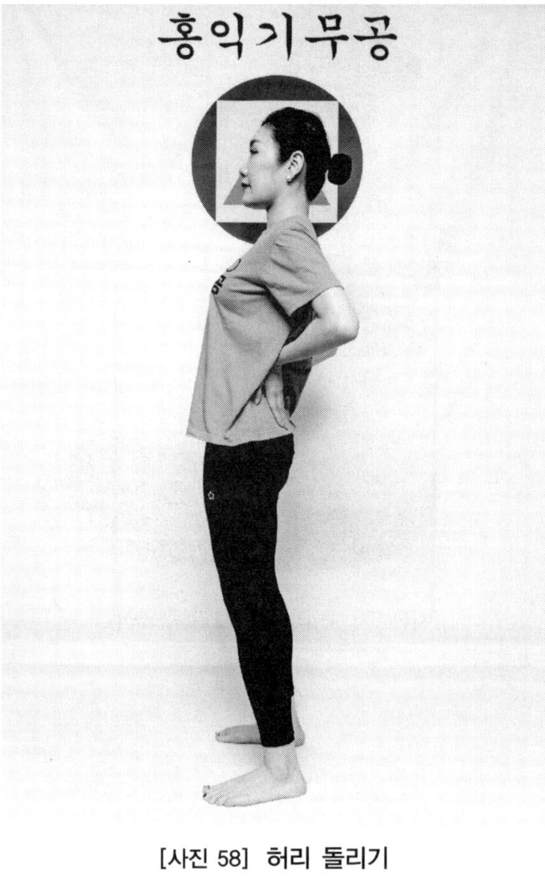

[사진 58] 허리 돌리기

18. 옆구리운동

옆구리운동(夾脊功 : 협척공)은 엄지손가락을 감싸서 주먹을 쥐고 팔꿈치를 직각이 되게 굽히고서 양팔을 기관차 피스톤 모양 앞뒤로 바뀌어 엇바꾸어 천천히 움직이면서 양어깨 끝을 회전시키기를 18회 행한다([사진 59]).

■ **효능** 어깨 관절과 주위 근육의 활동력을 증진시키고 내장기능을 강화하는 효과가 있다.

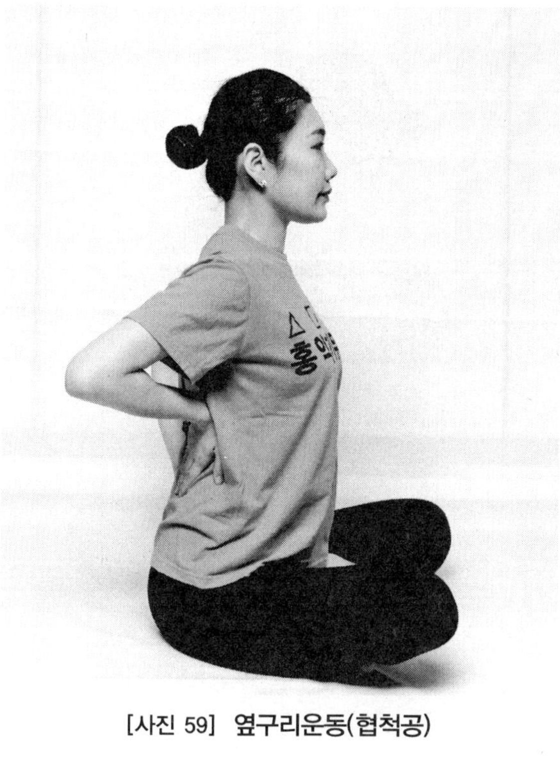

[사진 59] **옆구리운동(협척공)**

19. 꼬리뼈 문지르기

꼬리뼈 문지르기(搓尾骨功 : 차미골공)는 양손 집게손가락과 가운데 손가락을 합쳐서 미골 양쪽 부위를 아래위로 문지르기를 36회 행한다([사진 60]).

■ **효능** 항문 주위의 신경을 자극하여 그 부위의 혈액순환을 촉진시킴으로써 탈항과 치질 등을 예방하고 치료한다.

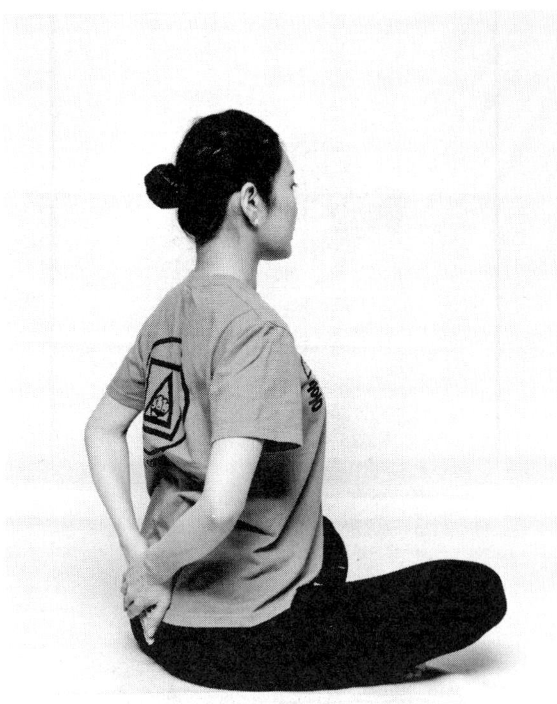

[사진 60] 꼬리뼈 문지르기(차미골공)

20. 단전 비비기

단전 비비기(擦丹田功 : 찰단전공)는 양손바닥을 비벼서 열이 나게 한 후 먼저 손바닥으로 연동방향을 따라 단전 주위를 시계방향으로 돌리면서 비빈다.

대장의 연동 방향은 오른쪽 하복부, 오른쪽 상복부, 왼쪽 상복부, 왼쪽 하복부로 해서 오른쪽 하복부로 돌아온다. 다시 손바닥이 열이 나도록 비벼서, 같은 요령으로 이번엔 오른손바닥을 단전에 대고 그 위에 왼손을 얹어서 단전 주위를 둥글게 문지르기를 100회 행한다. 문지르는 방향은 왼손의 경우와 같다([사진 61], [사진 62]).

만약에 발기불능, 조루증, 유정 등이 있으면 양손바닥을 열이 나게 맞비비고 나서 한쪽 손으로 음낭을 감싸 쥐고 다른 한 손으로 단전을 문지르기를 81회, 그 다음 손을 바꾸어 81회 행한다.

■ **효능** 배꼽 아래 단전은 몸속 기(氣)를 저장하는 중심점으로 남성은 정력이 세지고 여성은 아랫배가 따뜻해져 여성병이 치유된다. 위장과 소장, 대장에 자극을 주어 소화, 흡수작용을 강화하므로 체력이 강화된다. 헛배 부르고 변비에도 좋다.

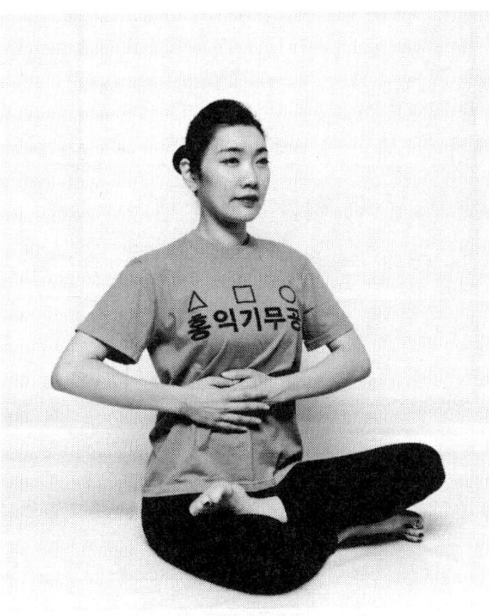

[사진 61] 단전 비비기(찰단전공)

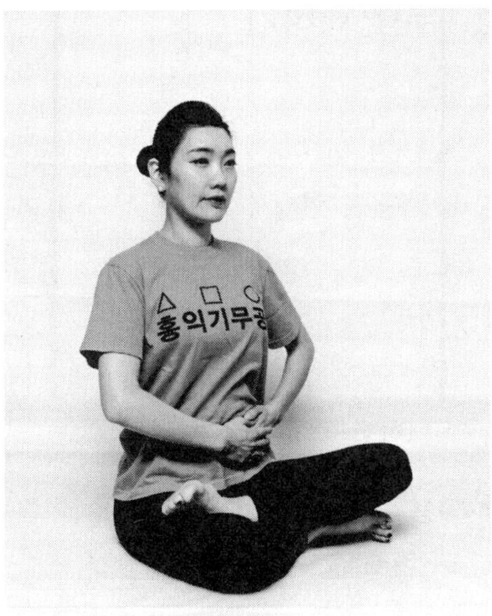

[사진 62] 단전 비비기(찰단전공)

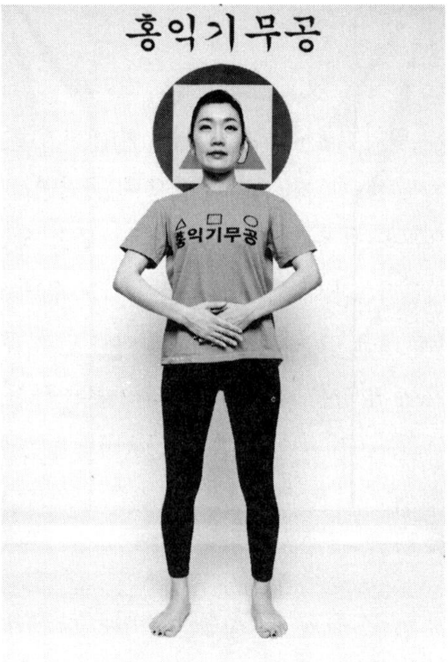

[사진 63] 단전 비비기(찰단전공)

21. 무릎 비비기

무릎 비비기(揉膝功 : 유슬공)의 방법은 무릎을 세워 앉은 자세에서 양손을 비빈 후, 양 무릎을 안에서 밖으로 동시에 회전마찰로 문지르기를 100회 행한다.

양손을 비빈 후 정강이 아래위를 쓸어주는데 이때 손가락은 경골 안쪽, 손바닥은 경골 바깥쪽을 동시에 마찰한다.

무릎을 포개 앉은 자세에서 양손을 비빈 후, 양쪽 발바닥을 마찰한다([사진 64], [사진 65], [사진 66]).

■ **효능** 다리의 힘을 기르고 다리의 냉기(차가운 기운)를 제거하여 무릎 관절염의 예방과 치료에 도움이 된다.

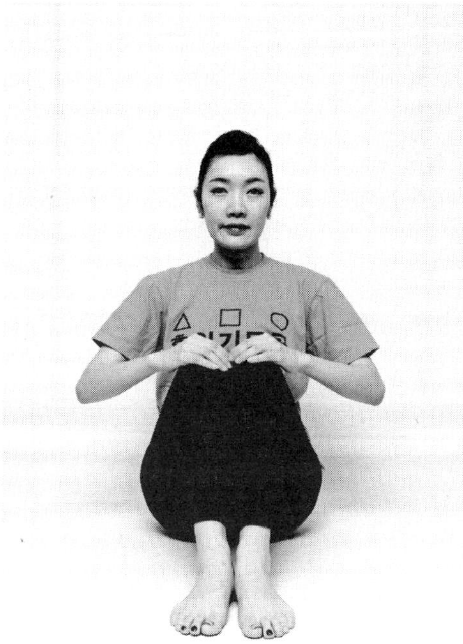

[사진 64] 무릎 비비기

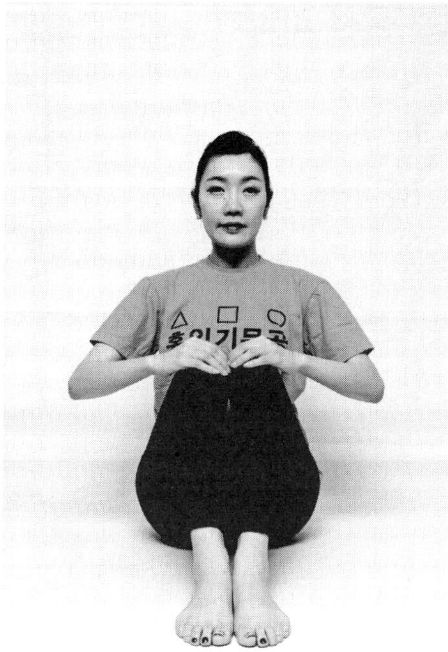

[사진 65] 무릎 비비기

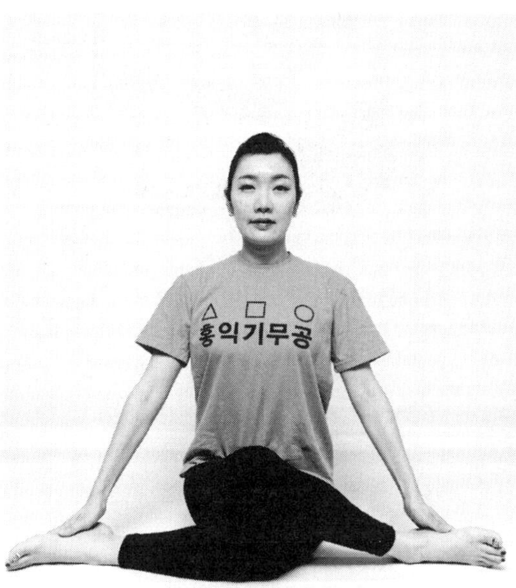

[사진 66] 무릎 비비기

22. 용천 비비기

용천 비비기(擦湧泉功 : 찰용천공)는 왼손 집게손가락과 가운데 손가락으로 오른발 용천혈 마찰하기를 100회 한다. 오른손으로 왼발의 용천혈 문지르기를 100회 행한다([사진 67]).

■ **효능** 심장과 신장기능을 조절하고 정력을 회복시키며 현기증을 낫게 한다.

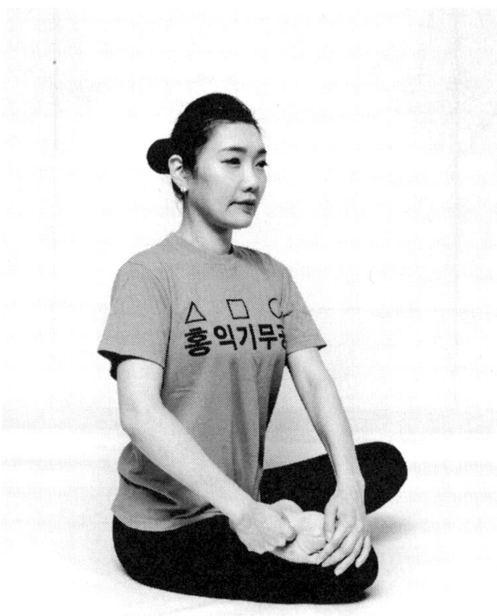

[사진 67] 용천 비비기(찰용천공)

23. 가슴 펴기

가슴 펴기(伸展功 : 신전공)는 가볍게 주먹을 쥔 양손을 앞쪽으로 어깨 높이까지 올려 좌우로 크게 펼치기를 16회 행한다. 양팔을 펼칠 때 들숨, 앞으로 되돌릴 때 날숨을 쉰다([사진 68]).

■ 효능 폐활량을 증진시켜 폐가 좋아진다.

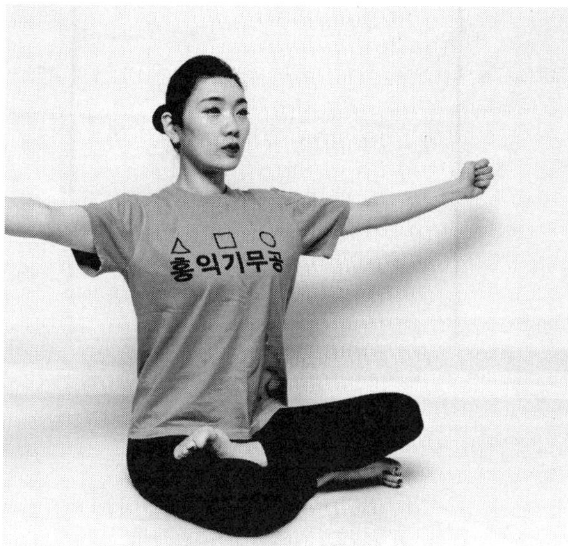

[사진 68] 가슴 펴기(신전공)

24. 길쌈 매기

길쌈 매기(織布功 : 직포공)는 양다리를 가지런히 앞으로 뻗고 앉되 발가락 끝은 위를 향하도록 세운다. 양손바닥을 앞쪽으로 밀어내듯 하면서 상체를 앞으로 굽힌다. 이때 날숨을 쉰다. 양손을 몸 쪽으로 당기면서 상체를 일으킨다. 이때 들숨을 쉰다. 이렇게 몸을 굽혔다 폈다 하기를 30회 행한다([사진 69]).

■ **효능** 이 공법은 등, 허리, 다리의 경락을 신장하여 기혈의 순환을 촉진시킴으로써 노화현상을 예방하고 요통을 치료하는 효과가 있다.
각 절의 동작횟수가 각각 달라서 기억하기가 어렵겠지만 횟수는 너무 구애받지 않아도 된다. 각자의 신체상태를 감안하여 융통성 있게 하면 된다.

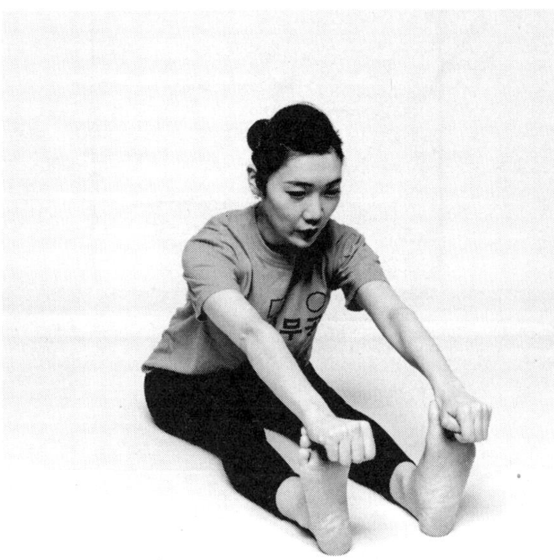

[사진 69] **길쌈 매기(직포공)**

건강 기무공(경혈 마찰법)은 앞의 24가지를 처음부터 끝까지 다 수련하여도 되며, 이 중에서 몇 가지만 선택하여 수련하더라도 마지막에는 반드시 처음의 바로 앉은 자세(정좌)로 돌아가서 잠시 호흡을 고르고 나서 수련을 마무리하도록 터득하여야 한다.

제 5 부

홍익기무공 동방선학(東邦仙學)

得은 本有요 失은 本無라
얻게 된다면 본래 있던 것
잃게 된다면 본래 없던 것

1 지감수련(감정 조절법)

오감, 육감으로 변화하는 마음의 주인이 되어라.

동방선학 지감수련으로 인간의 모든 감정, 즉 희(喜 : 기쁨), 노(怒 : 분노, 화), 애(愛 : 슬픔), 락(樂 : 즐거움), 애(愛 : 좋아함, 사랑함), 오(惡 : 싫어함, 미워함), 욕(慾 : 욕망, 의욕)의 일곱 가지 감정을 조절한다. 인생의 성공과 실패를 결정짓는 것도 바로 이 일곱 가지 감정이 좌우한다.

우리를 나락으로 떨어뜨리는 것은 감정이다. 출세할수록 인간은 잘난 척 으스대고 싶어지고 타인을 막 대하고 싶어진다. 그런 감정을 조절하지 못하다 보면 적을 만들게 된다. 자만에 사로잡히다 보면 어느 순간 실수하게 되고 생각지도 않은 데서 오점을 남기게 된다.

부자로 사느냐 가난하게 사느냐 역시 감정에 의해서 많이 결정되는데 주식이건 부동산이건 가격이 오르면 욕망에 사로잡혀 더 오를 것이라는 기대감 속에 팔지 않는다. 반면 폭락하면 두려움 속에서 포기하게 된다. 흔히 행위중독이라고 불리는 도박, 쇼핑, 게임, 섹스에 사로잡히면 돈도 돈이지만 인생이 비참해지고 아무리 똑똑한 사람도 감정에 지배당해서 몰락하게 된다.

더군다나 주관적 행복과 불행의 대부분은 결혼생활, 부모와의 관계, 자녀와의 관계, 외로움, 소외감, 따돌림 같은 사적인 부분에 의해서 좌우된다. 아무리 남들이 보기에 출세하고 성공했더라도 개인적으로 불행하면 결국 실패한 인생이다.

자녀가 좋은 대학에 진학하고 일류 직장에 다니더라도 부모와의 관계가 원만하지 않다면 결과적으로 불행하다 할 수 있다. 그런 개인적인 영역은 얼마나 똑똑하냐가 아니라 얼마나 감정을 잘 조절하느냐에 의해서 좌우된다.

우울증에 걸리면 의욕이 상실되고 하고 싶은 욕구도 사라지고 죽고 싶은 기분이 들고 집중력이 저하되어 멍한 기분이 든다. 특히 지적능력도 감정이 이성을 지배하게 된다. 상황을 판단하고 통제할 수 있는 지적능력이 성장할수록 감정을 조절하기 쉽다.

1 기감(득기) – 氣感(得氣)

① 그림과 같은 자세를 취하고 다음과 같이 상상한다.
② 내 몸은 가는 그물망으로 만들어진 텅 빈 공간이 된다.
③ 손바닥을 통해 밝은 빛의 바람이 불어 스며들어 온몸을 환한 빛으로 채운다.
④ 스며드는 빛의 느낌을 오감, 육감을 통해 느껴본다(촉감, 시각, 후각, 미각, 청각, 느낌으로).

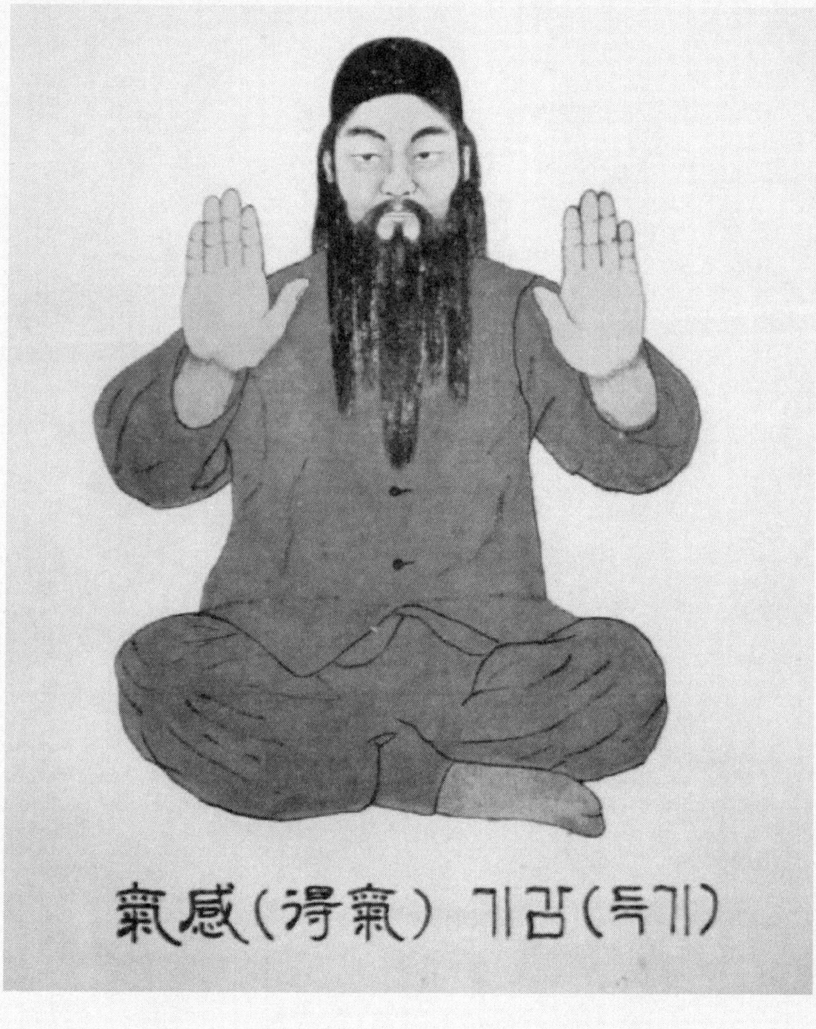

2 기감(행기) – 氣感(行氣)

① 그림과 같은 자세를 취하고 다음과 같이 상상한다.
② 손바닥을 중심으로 들숨과 함께 기운이 들어오고 날숨과 함께 기운을 밖으로 내보낸다.
③ 손바닥의 느낌을 오감, 육감을 통해 느껴본다(촉감, 시각, 후각, 미각, 청각, 느낌으로).

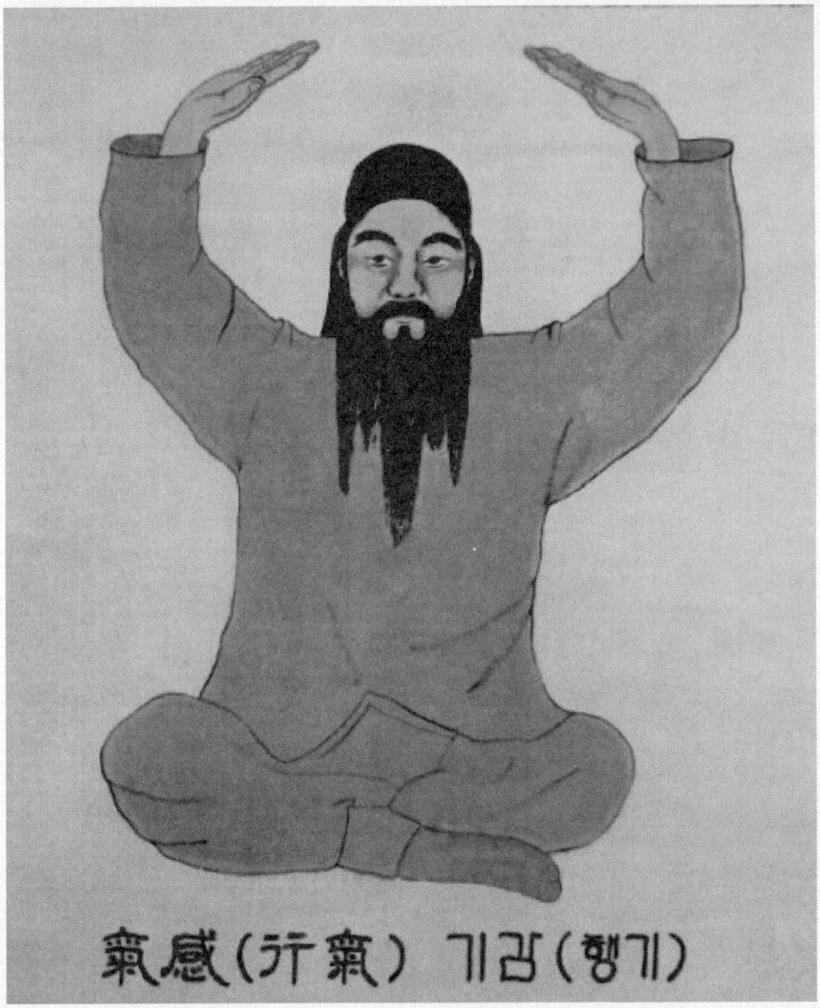

氣感(行氣) 기감(행기)

3 기감(축기) – 氣感(畜氣)

우주를 받아들여 내 안에 우주를 깨운다.

① 그림과 같은 자세를 취하고 다음과 같이 상상한다.

② 의식은 아랫배(단전)에 둔다.

③ 손바닥을 통해 빛의 기운이 들어와 아랫배에 모여들어 작은 태양이 내 안에 떠오른다.

④ 점점 밝아지는 빛을 오감, 육감을 통해 느껴본다.

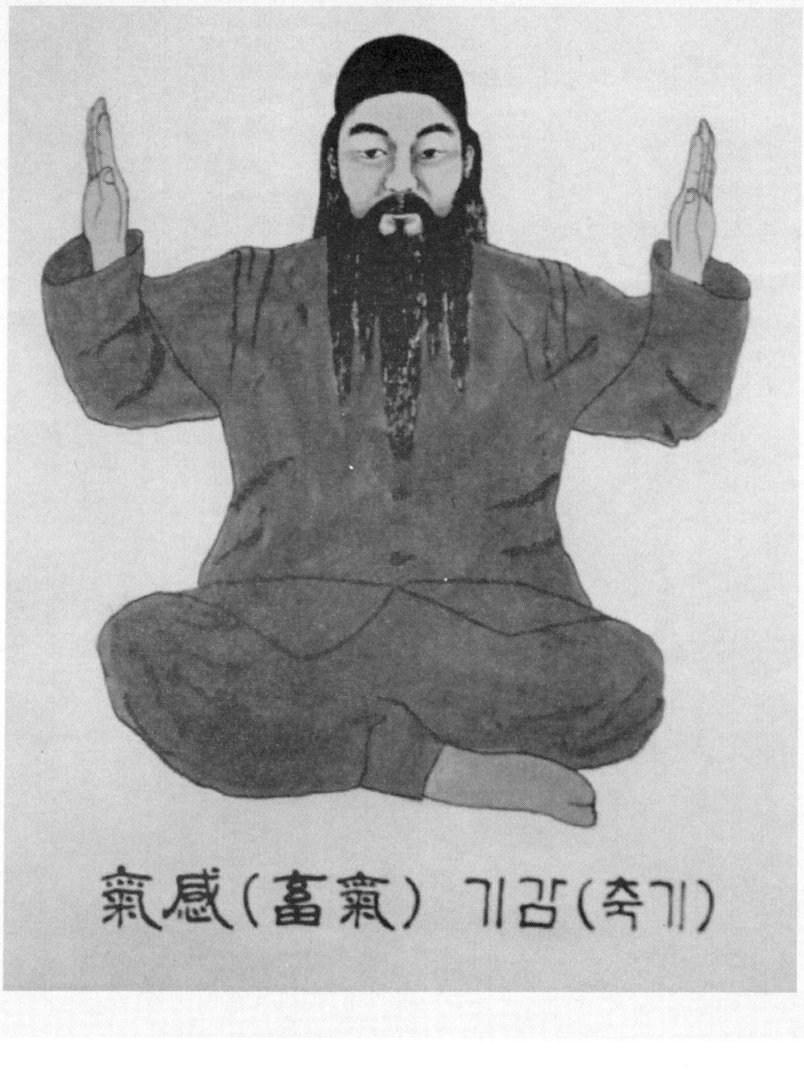

2 동방단전연법

호흡을 바탕으로 기운을 자유자재로 운용하라.

숨은 생명의 시작과 끝이며,
우주에너지 기(氣)를 받아들여
내안의 우주를 깨우는
최고의 방법은 호흡(呼吸)이다.

먼저 비워내는 호(呼)가 중요하다.
악(惡)한 마음을 비워내고
맑지 않은 탁한 기운을 비워내고
작은 나의 두려움으로 행한
부끄러운 행위들을
즉시 비워내어
과거는 깨끗이 지워진다는 마음으로
긴 숨을 내쉬라.

흡(吸)은 새로운 우주의 진기를 받아들여
내 안의 주인인
참 나를 깨우는
성스러운 의식이 된다.
선한 본마음을 회복하고
맑은 기운을 받아들여 깨워내며
두려움 없는 마음으로
이 순간 새로운 참사람이 되어
새 삶을 시작하는 통과의례가 됨을
깊이 이해하라.

1 단전연법(丹田練法)

기의 운용은 단전에 빛으로 시작되고 운용된다.

① 그림과 같은 자세를 취한다.

② 호흡에 대한 의미를 항상 확인한다.

③ 호흡은 자연스럽게 하면서 점차 길게 운용한다.

④ 이 수련은 몸을 이완시키고 기운을 정화하기에 좋다.

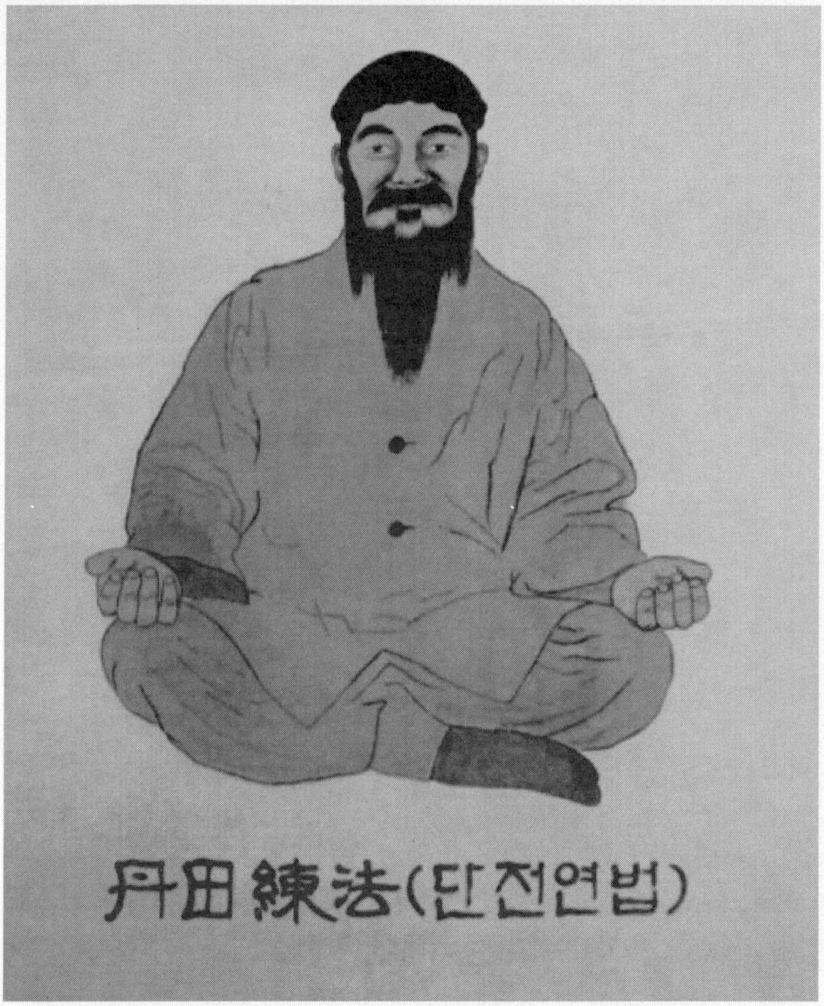

2 수자공(數字功)

모든 수련은 집중과 이완이다.

여기서는 집중을 통해 의식과 기운을 단전에 통합한다.

① 그림과 같은 자세를 취하고, 의식은 단전에 둔다.

② 동일한 속도로 1에서 100까지 반복적으로 숫자를 센다.

③ 빠르기를 조절하여 다양하게 운용할 수 있다.

④ 집중력을 기르고, 외부의 탁기를 차단하며, 인체의 자연 치유력을 증대시킨다.

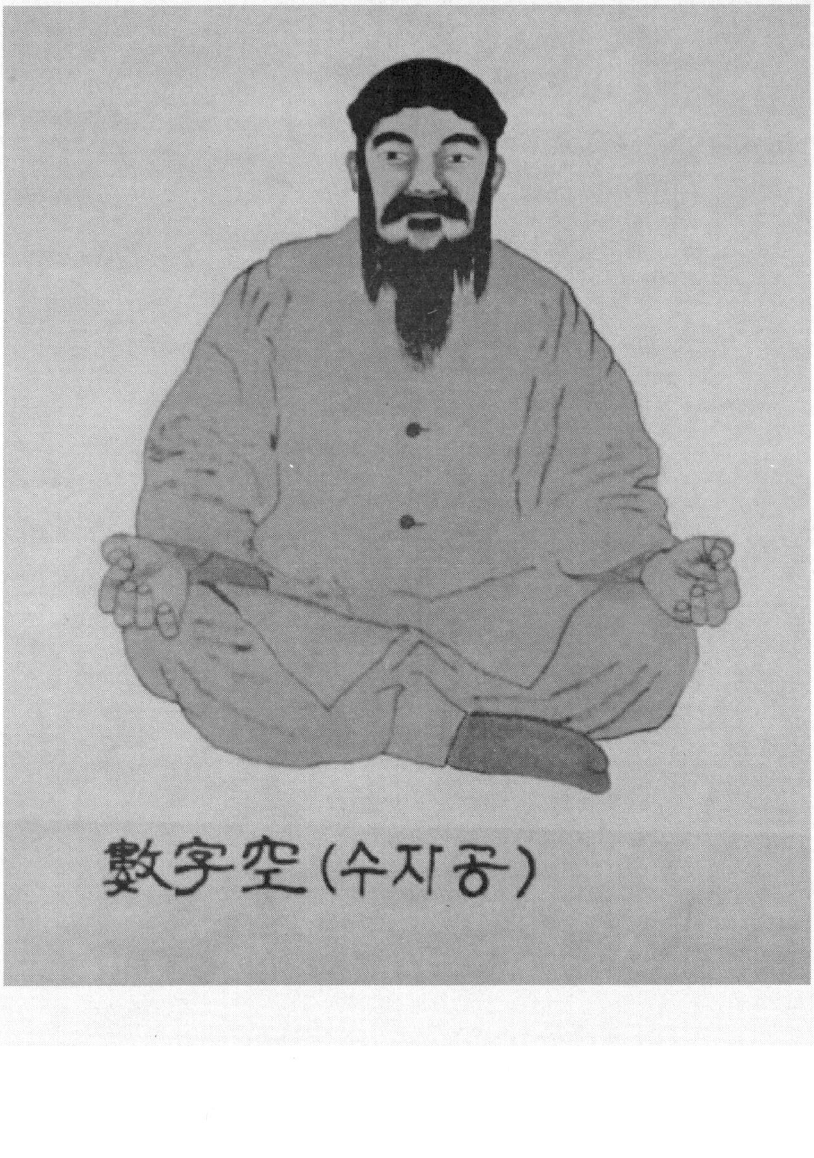

3 귀일청정공(歸一淸淨功)

초보자에게는 좀 어려운 자세다. 마치 벌 받는 듯한 이 자세를 통해 잘못한 아이에게 왜 어른들이 무릎을 꿇도록 했는지를 이해할 수 있으며, 윗사람 앞에서 이러한 자세를 해야 했는지를 이해할 수 있다.

들끓는 마음이나 오기심이 일어난다면 이러한 자세를 통해 청정한 마음으로 다가가는 노력을 해볼 필요가 있을 것이다.

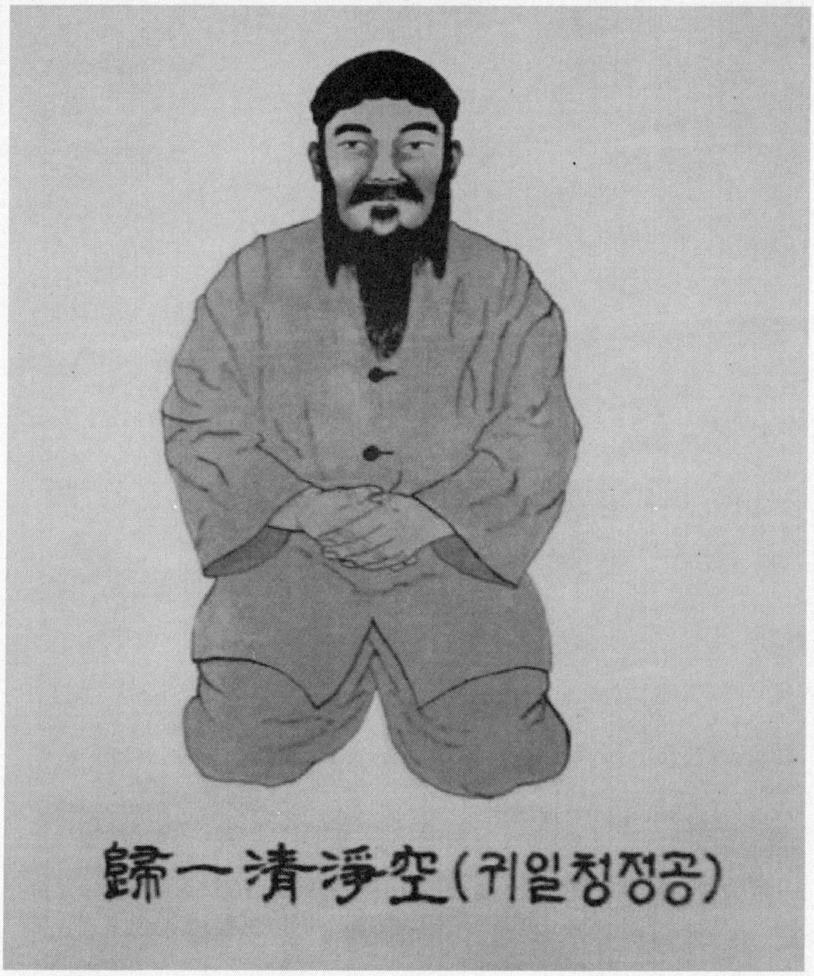

4 합장합척법(合掌合陟法)

중단전을 강화시킬 수 있는 이 수련법을 통해 심장질환, 폐질환을 개선할 수 있는 효과를 가져올 수 있으며, 사랑의 상처를 치유하거나 사랑이 부족한 환경에서 성장한 사람의 마음을 치유할 수 있다.

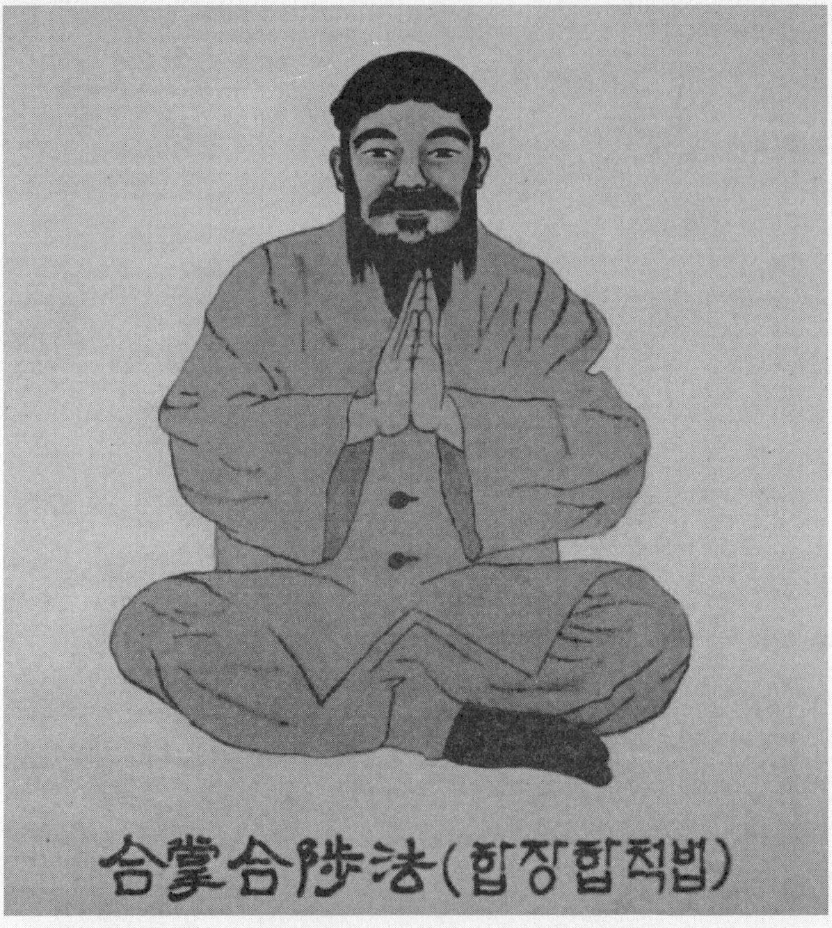

5 주천반운법(周天搬運法)

상체의 기운을 극대화시키고 활성화시키는 이 수련법을 통해 현실 속에서 잃어버린 꿈을 회복하는 데 도움을 받을 수 있다면 이 수련이 가진 가치 가운데 중요한 하나를 얻은 것이라 할 수 있다.

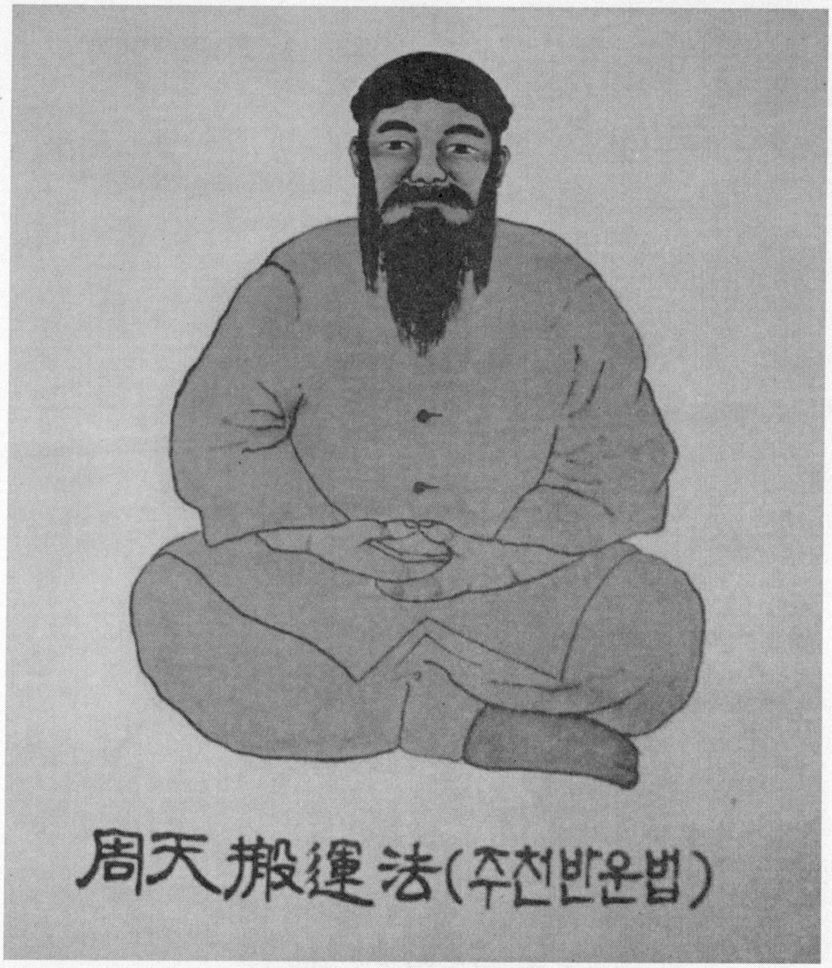

6 원방각수련법(圓方角手練法)

'원'은 둥근 하늘(天)을 나타내며 '방'은 네모난 땅(地)을 상징하며 '각'은 사람(人)의 머리와 두 다리를 나타낸다. 하늘의 이치가 사람에게 그대로 적용되고 원방각의 세 가지 방법이 모든 호흡법의 대종(大宗)을 이룬다. 공력을 높일 수 있는 수련법이나 위험이 뒤따르기도 한다.

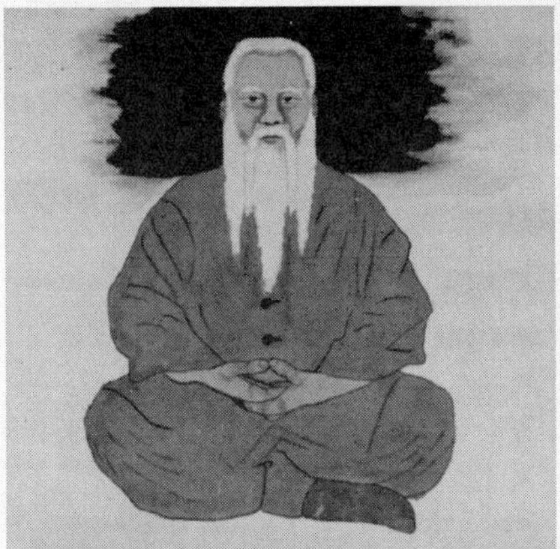

圓方角手練法(一式)
원방각 수련법(1식)

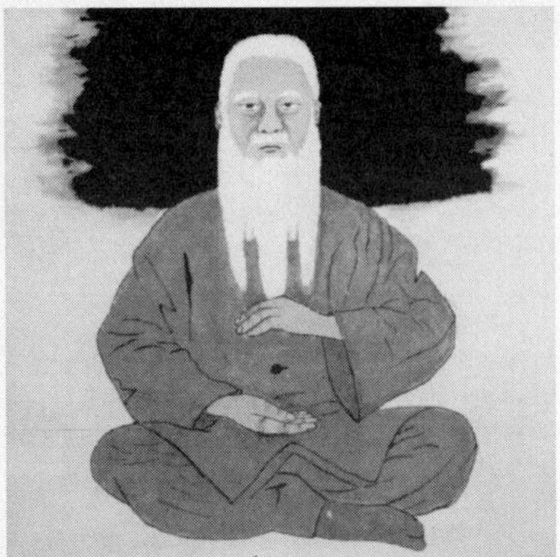

圓方角手練法(二式)
원방각 수련법(2식)

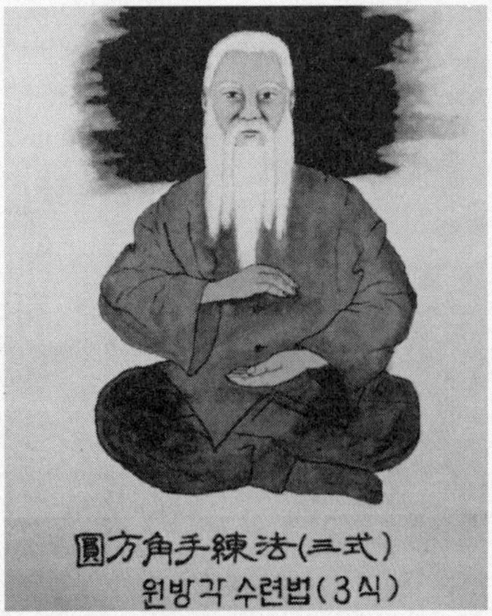

圓方角手練法(三式)
원방각 수련법(3식)

7 여의주수련법(如意珠手練法)

스트레스와 위장병이 심한 사람은 용이 구름 위에서 여의주를 돌리듯이 의지를 굳건하게 하는 수련법으로 식탐과 욕정을 조절할 수 있으며 위, 소장, 대장, 담 등 소화기관이 튼튼해지고 몸의 균형감각을 높여준다.

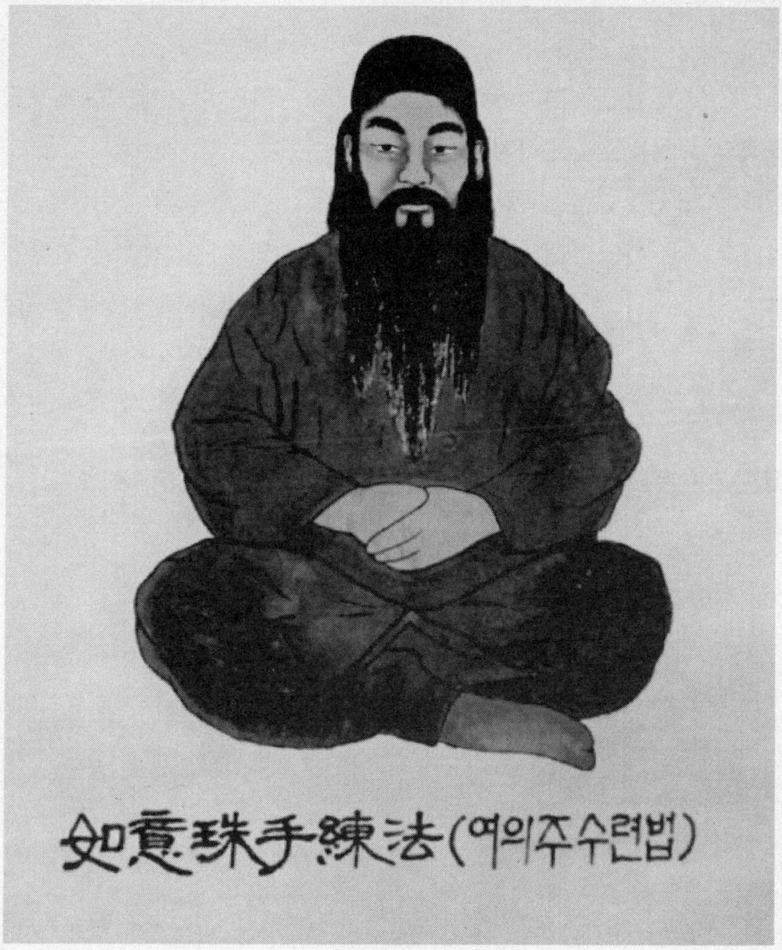

3 단동십훈

단동십훈(檀童十訓 : 유아교육과 뇌건강에 좋은 기공)이란 단군시대부터 전해져 내려온 전통육아법으로 우리의 전통 속에는 선인의 숨겨진 가르침이 면면히 스며들어 있다. 우리는 성장기에 할머니 또는 어머니가 자식들에게 짝짜쿵을 시키며 재롱이 늘어감을 흐뭇해했다. 천진무구한 어린이들을 달래고 놀리는 단순한 행동에 무궁무진한 교훈이 포함되어 있음을 감탄하지 않을 수 없다.

수리(數理)로 풀어낸 천부경(天符經), 삼일신고(三一神誥) 등의 우주관을 신체의 언어에 접목시켜 지금까지 맥이 끊이지 않은 것은 우리 민족의 지혜로운 선견지명이다.

단군(檀君)의 십계명(十誡命)은 선조들의 숨은 노고 끝에 1962년 성문각 발행, 휴계(休溪) 안명선(安明善) 저(著) '빛나는 겨레의 얼'이라는 책자에 소개되었다.

1. 도리도리(道理道理 : 길 도 또는 도리 도, 깨달을 리)

도리도리(道理道理)는 머리를 좌우로 흔드는 것인데, 이것저것 생각해 보니 천지(天地)의 만물(萬物)이 무궁무진한 도리로 생겨나는 것이니 너도나도 도리로 되었음을 잊지 말라는 것이다. 또한 머리를 좌우로 흔드는 것은 좌선우선(左線右線)을 가르침이니 너와 나의 과거와 미래를 가르침인 것이다.

이는 인간이 해야 할 도리와 앞만 보지 말고 주위도 살펴가며 살아가라는 가르침이기도 하다.

■ 효과 유연한 목과 뇌에 기혈순환을 원활히 하는 뇌호흡의 효과가 있다.

2. 지암지암(持闇持闇 : 가질 지, 어리석을 암) – 줄여서 잠잠 또는 잼잼

지암지암(持闇持闇)은 두 손을 내놓고 다섯 손가락을 쥐었다 폈다 하는 것인데, 쥘 줄을 알면 놓을 줄도 알고, 아무거나 쥐지 말고 가려 쥐라는 가르침이다. 그윽하고 무궁한 진리는 창졸간(創卒間)에 알 수 없는 것이니 듣고, 생각하며 깨달아야 한다는 의미가 포함되어 있다.

■ **효과** 손과 팔에 힘을 기르고 손바닥 펌프작용으로 상체 기혈순환을 원활히 하는 효과가 있다.

3. 불아불아(弗亞弗亞 : 아닐 불, 버금(두 번째) 아)

불아불아(弗亞弗亞)는 어린아이의 어깨를 잡고 일으켜 허리를 좌우로 흔들며 '불아불아' 부르는 동작인데, 그 의미는 하늘에서 땅으로 내려오는 것이 불(弗)이요, 땅에서 하늘로 올라가는 것을 아(亞)라 하는 것이니 사람으로 땅에 내려오고 신(神)이 되어 하늘로 올라가는 무궁무진(無窮無盡)한 생명을 가진 나(我)를 예찬하고 너는 이 세상에서 두 번째가 아닌 첫째 가는 사람이라고 아이의 자긍심을 가르친다.

또한 시상시상(侍想侍想 : 모실 시, 생각할 상)은 앉아서 두 손을 잡고 앞뒤로 가볍게 당겼다 놓았다 끄덕끄덕 하는 것인데, 사람의 형체와 마음은 태극(太極)에서 받았으며, 기맥(氣脈)은 하늘에서 받고 신체(身體)는 지형(地形)에서 받은 것이므로 네 몸을 귀하게 여겨 처신하라는 가르침이다.

■ **효과** 발과 다리에 힘을 기르고 허리와 하체 기혈순환을 원활히 하는 효과가 있다.

4. 곤지곤지(坤地坤地 : 땅 곤, 땅 지) – 곤은 밭이며 만물을 성장시킴

곤지곤지(坤地坤地)는 오른손 집게 손가락으로 왼쪽 손바닥을 찍는 것인데 땅의 이치를 본받아 남을 도우며 덕을 쌓고 지암지암한 이치를 깨달아서 곤지곤지로 돌아오라는 것이니 건천, 즉 하늘의 이치를 깨닫거든 사람과 만물이 서식(棲息)하는 곤지도(坤地道)에 입각하며 천지간의 무궁무진한 조화를 이내 몸에 갖춤으로써 깨달으라는 의미와 만물을 성장시키는 땅의 귀중함과 우주의 섭리를 깨우치라는 가르침이다.

■ **효과** 손바닥 중앙 심장, 폐 혈자리를 자극하여 심폐강화와 기혈순환을 원활히 하는 효과가 있다.

5. 아함아함(亞含亞含 : 버금 아, 머금을 함) – 여기서 亞는 뜻이 아닌 상형 글자의 모양

아함아함(亞合亞合)은 손바닥으로 입을 막았다 떼는 것을 반복하면서 소리를 내는 것인데 두 손을 가로 모아 아자(亞字)의 형국이니, 이것이 천지 좌우의 체국(體局)이며 아군아제(亞君亞帝)를 이 몸에 모시었다는 의미인 것이다.

亞자는 두 손으로 입을 막은 것 같은 글자로, "한 번 입 밖으로 내뱉은 말은 주워담을 수 없으니 말조심하라"는 가르침이다. 어른이 기침하듯 '어험' 하는 의미 속에 단속의 의미가 있다.

■ **효과** 숨을 참았다가 내뱉는 끊어 숨쉬기효과로 폐기능강화와 복식호흡을 하는 효과가 있다.

6. 짝짜꿍 짝짜꿍(作作弓 作作弓 : 지을 작, 활 궁)

짝짜꿍 짝짜꿍은 흥겹게 두 손바닥을 마주치며 소리 내는 것인데 "작궁을 짓다", 즉 '작궁'이라고 하는 흥겨운 춤을 춘다는 뜻으로 작작궁은 천체(天體)의 조작(造作)이다. 양손바닥을 맞부딪혀 천지조화 이치를 깨닫고, 춤을 추듯 신바람 나게 살아가라는 가르침이다.

활 궁자를 등지어 두 개 쓰고 밑에 일자를 그으면 아자(亞字)가 되니 활 두 개에 화살 하나를 위에 놓은 것이요, 두 손을 마주잡으면 아자(亞字)의 형국이 되니 천지좌우의 체궁(體弓)이요, 태극(太極)의 궁궁을을(弓宮乙乙)이라 하늘에 오르고 땅으로 내려 사람으로 오고, 신(神)으로 가는 이치를 깨달았으니, 작궁무(作弓舞)나 추어 보자는 의미가 들어 있다.

■ **효과** 목 속 모든 장기(오장육부)를 자극하여 장기기능을 향상시키는 효과가 있다.

7. 깍꿍(覺躬 : 깨우칠 각, 몸 궁)

손으로 눈을 가렸다가 떼면서 '깍꿍'이라고 한다. 너 자신을 깨달아라. 즉 "자신의 장단점을 알고 특히 단점을 고쳐라"는 가르침이다.

■ **효과** 눈동자와 눈 주위 혈자리 자극, 눈에 기혈순환을 강화하여 눈기능을 좋게 하는 효과가 있다. 자아 형성기의 교육방법이다.

8. 어비어비(業非業非 : 업 업, 아닐 비, 달리 '애비 애비') – 업은 범어 발음을 그대로 쓰며 뜻은 선악의 소행

어비어비(業非業非)는 어린아이가 해서는 안 될 짓을 할 때, 손을 좌우로 흔들며 무언가를 못하게 하면서 무서운 시늉을 한다. 무서운 것을 가르치는 것인데 사람은 누구나 하늘의 뜻에 따라 활동을 하며 살아가라는 뜻이며 하늘의 뜻이 아니면 하늘이 벌을 준다는 뜻이다. 커서도 모든 일을 할 때 도리에 어긋나, 업을 짓는 짓을 해서는 안 된다는 가르침이다.

■ **효과** 손목을 흔들어주면 어깨가 가벼워지고, 상체 기혈순환을 원활히 하는 효과가 있다.

9. 섬마섬마(西摩西摩 : 서녘 서, 문지를 마)

섬마섬마(西摩西摩) 하는 것은 어린아이를 일으켜 세우며 서라는 말인데 어린아이의 두 발을 한 손 위에 올려놓고 아이를 공중에 띄우고 좌우로 중심을 잡아 흔들기도 한다. 걸음마를 위하여 아이가 설 수 있도록 도와주는 동작이다. 남이나 부모에게 의존하지 말고 스스로 몸과 마음을 연마하여 일어나 자기 삶을 굳건히 개척해 나가라는 가르침이다.

건운(乾運)에서 곤운(坤運)으로 돌아설 때는 정신문명인 강상(綱常)의 이치만으로는 안 되는 것이니 섬마도(西卍)에 입각하여 물질문명을 받아들여 동양의 정신문명 바탕 위에 물질문명을 받아들여 잘 발전시키라는 심오한 뜻이다.

■ **효과** 하체의 힘과 중심잡기를 강화하는 효과가 있다.

10. 질라라비훨훨(支娜阿備活活) - 질병을 무찌르고 훨훨 건강하게 자라라는 의미

질라라비훨훨은 설둥말둥 한 어린아이의 팔을 잡고 일으켜 세워, 나비처럼 날개짓하는 동작으로 함께 팔을 훨훨 치며 춤추는 것인데 질라라비활활의(支娜阿備活活議)는 천지자연의 모든 이치를 깨우치고 지기(地氣)를 받은 영과 육신이 활활(活活) 자라나서 작궁무(作弓舞)를 추어가며 다같이 즐겁게 살아가라는 가르침이다. 이것을 종합하여 보면, 인간의 존엄성을 강조하는 동시에 이지적(理智的), 진보적(進步的), 활동적(活動的), 낙천적(樂天的)인 정신이 포함되어 있음을 알 수 있다.

■ **효과** 전신의 힘과 기혈의 순환강화, 영혼을 맑게 하는 효과가 있다.

| 저자소개 |

정두진

수성대학교 보건복지경영과 교수(경영학 박사)
상명대학교 대학원 연구교수
(사)한국치매예방학회 · 국민건강복지협의회 회장
(사)한국 MICE 산업진흥재단 원장
(사)국제봉사단체 '자비의 빛' 이사장
독도사수대학연맹 회장
(사)홍익기무공협회 연구원장

이지영

(사)동방선도총본산 대표
(사)한국야생초연구재단 이사장
(사)홍익기무공협회 회장
자연기공협회 회장
혈도요법학회 학회장
(사)한국치매예방학회 · 국민건강복지협의회 자문교수
2013 산청세계전통의약 엑스포 기체험수련장 교수

제해철

선린대학교 국방체육전공 교수
경찰대학 무도복싱 심사관
(사)한국치매예방학회 · 국민건강복지협의회 교육부회장
(사)홍익기무공협회 교육원장
(사)세계전통호국무예총연맹 경북본부장
대한민국 무예대상 수상
(사)한국음악저작권협회 작사 및 작곡가

홍익기무공

2019년 3월 2일 1판 1쇄 인쇄
2019년 3월 5일 1판 1쇄 발행

저 자 | 정두진 · 이지영 · 제해철
발행인 | 이수영
발행처 | 도서출판 청람
서울시 마포구 독막로 288(대흥동, 세양상가 109호)
전 화 | 02)3272-2601~2
팩 스 | 02)3272-2603
이메일 | crbooks@daum.net
홈페이지 | http://www.crbooks.co.kr
등 록 | 2000년 8월 26일 제6-0509호

ISBN 978-89-5972-692-9 03510 [정가 18,000원]